Pati Valpati

Schlechtes Vorbild, gute Vibes

PATI VALPATI

SCHLECHTES VORBILD GUTE VIBES

RATGEBER GEGEN RATSCHLÄGE

riva

Bibliografische Information der Deutschen Nationalbibliothek
Die Deutsche Nationalbibliothek verzeichnet diese Publikation in der Deutschen National-
bibliografie. Detaillierte bibliografische Daten sind im Internet über http://dnb.d-nb.de
abrufbar.

Für Fragen und Anregungen
info@rivaverlag.de

Verweise
1 https://de.wikipedia.org/wiki/Vernunft (zuletzt aufgerufen: 08.06.2022)
2 https://www.duden.de/rechtschreibung/Vernunft (zuletzt aufgerufen: 08.06.2022)
3 https://de.wikipedia.org/wiki/Erwachsener (zuletzt aufgerufen: 08.06.2022)

Originalausgabe
2. Auflage 2022
© 2022 by riva Verlag, ein Imprint der Münchner Verlagsgruppe GmbH
Türkenstraße 89
80799 München
Tel.: 089 651285-0
Fax: 089 652096

Redaktion: Mirka Uhrmacher
Umschlaggestaltung: Marco dos Santos
Autorinnenabbildung S. 319: © Hendrik Gergen
Satz: Achim Münster, Overath
Druck: GGP Media GmbH, Pößneck
Printed in Germany

ISBN Print 978-3-96775-014-0
ISBN E-Book (PDF) 978-3-96775-016-4
ISBN E-Book (EPUB, Mobi) 978-3-96775-015-7

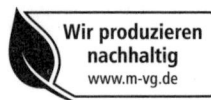

Weitere Informationen zum Verlag finden Sie unter

www.rivaverlag.de

Beachten Sie auch unsere weiteren Verlage unter www.m-vg.de

Inhalt

Im Anfang war ...

... die Erkenntnis. Und zwar die Erkenntnis darüber, dass ich mich mit rekordverdächtiger Konsequenz an die Ratschläge, die ich (meist ungebeten) an Leute in meinem Umfeld verteile, selbst niemals halten würde. Je länger ich darüber nachdachte, woran das liegen könnte, desto klarer kristallisierten sich folgende zwei Möglichkeiten heraus:

1. Ich bin eine menschliche Katastrophe
2. Meine Ratschläge sind inhaltliche Katastrophen

Dass ich selbst eine Katastrophe bin, war natürlich keine Option, also beschloss ich trotz noch fehlender Beweise, dass es Letzteres sein musste. Aber auch das stellte mich nicht wirklich zufrieden, weil das bedeutete, dass meine Ratschläge keine Daseinsberechtigung hatten. Und eine solche Schmach konnte ich ja schlecht auf mir sitzen lassen. Daher weitete ich meine Fragestellung aus. Was, wenn nicht nur meine, sondern Ratschläge *grundsätzlich* zu nichts zu gebrauchen waren? Da ich nicht die Einzige war, die sich nicht an sie hielt, sondern alle anderen es anscheinend auch nicht taten, lag das ja nahe.

Dankbar nahm ich diese Ausrede an und war bereit, sie mit Freude gnadenlos auszuschlachten, um mein mögliches Fehlverhalten auf irgendetwas zurückführen zu können, das definitiv *nicht* in meinen Verantwortungsbereich fällt. Die Ratschläge, mit denen man täglich wie mit Kackehäufchen von Schimpansen im

Affenhaus beworfen wird, sind immerhin so zahlreich, dass sich daraus doch irgendetwas machen lassen musste, das *mich* entlasten würde.

Genau hieraus entwickelte sich das Konzept dieses Buches: Den alltäglichen Ratschlägen unserer Zeit mal so richtig tief in der Nase herumzupopeln und herauszufinden, mit welchem durdachten Hinterhalt ich sie erfolgreich in die »nicht allgemeingültig«-, oder in manchen Fällen sogar in die »einfach nur Scheiße«-Ecke drängen könnte. Ein Ratgeber gegen Ratschläge. Und es zeigte sich: Das ging tatsächlich. Denn immerhin habe ich es geschafft, dieses Thema über ganze fünfzehn Kapitel hinweg auszuweiden.

Natürlich konnte ich in diesem Buch nur eine exemplarische Auswahl an Ratschlägen betrachten. Da draußen treiben einfach zu viele ihr Unwesen, um alle angemessen und mit umstrittenen Methoden in einem spärlich beleuchteten Verhörraum zu vernehmen. Dafür habe ich aber versucht, eine möglichst breite Palette auszuwählen. Es werden Ratschläge inspiziert, die man im Freundeskreis gibt oder bekommt, solche, die einem eher von der eigenen Sippschaft entgegengefeuert werden, aber auch den abstrakten Forderungen der Gesellschaft wird ins von Zahnstein geplagte Maul geschaut. Es wird sich guten, gut gemeinten, aber auch richtig beschissenen Ratschlägen gewidmet, die ich jedoch in allen Fällen gleichermaßen auf ihre potenziell heimtückischen Absichten untersuchen werde. Gleichzeitig findet sich zu jedem Ratschlag die Erklärung, wieso es

1. manchmal gar nicht möglich ist, sich an ihn zu halten,
2. vielleicht gar nicht so schlecht ist, sich nicht an ihn zu halten,
3. absolut verständlich wäre, ihn und seinen Allgemeingültigkeitsanspruch in die Tonne zu treten.

Dieses Vorgehen ermöglicht es nicht nur, mich selbst zu entlasten, sondern es liefert darüber hinaus auch noch allen notorischen Ratschlagverweigerern und -verweigerinnen ein ganzes Arsenal an guten Begründungen für ihr *angeblich* wenig vorbildliches Verhalten. Und ein solcher Katalog an Gegenargumenten zu populären Ratschlägen ist in meinen Augen bitter nötig. Manchmal scheint es nämlich, als werde das Befolgen von Ratschlägen geradezu als Rückgrat einer funktionierenden Gesellschaft angesehen. Als gäbe es eine allgegenwärtige Instanz, die jeden Tag riesenkreuzwedelnd die Hamburger Mönckebergstraße herunterläuft und predigt, dass man vernünftig, grundsätzlich *toll* und vor allem ein gutes Vorbild zu sein hat. Für wen genau, das tut nichts zur Sache. Irgendwer findet sich immer. Selbst wenn man sich tatsächlich in der wünschenswerten Lage wiederfinden sollte, nicht andauernd vom eigenen Umfeld als Poster auf die Vorbildlichkeitswand geklebt zu werden, wird die Gesellschaft ihre Pflicht als Partycrasher wie immer ernst nehmen und ein Nachbarskind, den Hamster der kleinen Schwester oder ein paar fremde Menschen im Internet hervorzerren, denen man als Vorbild Modell stehen soll.

Ich, der schon vor Jahren klargemacht wurde, dass spätestens die Entscheidung, mir die Brüste machen zu lassen, der ultimative Ritterschlag zum schlechten Vorbild war, frage mich aber, ob es wirklich so schlimm sein kann, *nicht* konstant die vorbildliche Heldin spielen zu wollen und stattdessen ein bisschen mit dem Gedanken zu züngeln, auf der deutlich entspannteren Seite der Antiheld*innen herumzuhängen. Ist es wirklich so dramatisch, als Ratschlagignorierendes schlechtes Vorbild durch die Welt zu spazieren, wenn es, mal abgesehen von Partys unter der Woche und einer kostenlosen Lebensration abfälliger Blicke, auch noch so viele weitere Vorteile mit sich bringt?

Während sich Held*innen durch ihre Perfektion auszeichnen, sind es bei Antiheld*innen ihre moralischen Fehlleistungen, die sie zu dem machen, was sie sind. Sie mögen vielleicht häufig zweifelhafte Motive an den Tag legen und okay, manchmal bauen sie auch *wirklich* problematische Scheiße, aber dafür können sie folgende Dinge vorweisen, die meiner Meinung nach viel wesentlicher sind als die Fähigkeit, perfekt zu sein:

1. Sie tragen *immer* die besseren Outfits
2. Sie haben *viel* coolere Namen (Lord Voldemort, Cruella de Vil, Deadpool, Darth Vader, Sauron, Bellatrix Lestrange, Der Hackfleisch hassende Zerhacker, Dr. Drakken)
3. Wenn sie fragwürdige Dinge tun, stehen sie wenigstens dazu

Sie tragen immer die besseren Outfits

Ich glaube, diesen Teil müssen wir gar nicht ausdiskutieren. Jede*r, der oder die jemals einen Barbie-Film gesehen hat, wird nach der letzten warmen Hipp-Mahlzeit zugeben müssen, dass die Bösewicht-Colourways (Grün und Lila) einfach viel mehr *Fashion* sind als die ewigen Pastell-Kombos der Held*innen der Barbie-Filme.

Sie haben viel coolere Namen

Mal abgesehen davon, dass Antiheld*innen und Bösewichte ganz ohne Probleme das »Ich habe nur einen Vornamen wie Rihanna«-Ding durchziehen können, lassen sich bei ihnen auch außergewöhnlich viele Adels- und Akademikertitel finden. Nach deutscher

Logik kann Letzteres ja nur für ihre edle Abstammung und ihre Intelligenz sprechen, woraus ich schlussfolgere, dass ein Bösewicht und somit ein schlechtes Vorbild zu sein sich als gar keine *so* dumme Entscheidung erweisen kann.

Wenn sie fragwürdige Dinge tun, stehen sie wenigstens dazu

Während Superman wahrscheinlich niemals zugeben würde, dass er nach getanem Weltretten auch mal einen schönen Zigarillo schmökert, würde sich niemand wundern, wenn Sauron im Berliner Grill Royal eine Line Koks vom Nachtischtablett schnieft. Daraus lässt sich ableiten, dass:

1. auch gute Vorbilder nicht die Ausgeburt der Perfektion sind und sie ihren Held*innen-Status nur so lange behalten dürfen, wie sie ihre mittelmäßigen bis schlechten Entscheidungen geheim halten (Zigarillos) oder sie als gut verkaufen (niemand wirft Superman zum Beispiel vor, dass er bei seiner Schlacht mit [hier Bösewicht einfügen] die Häuser unschuldiger Zivilisten zerstört),
2. von schlechten Vorbildern eh nur Schlechtes erwartet wird und daher niemand von ihren schlechten Entscheidungen schockiert, dafür aber umso mehr von ihren guten Entscheidungen beeindruckt ist.

Da Punkt 2 für mich nicht nur machbarer klingt, sondern auch deutlich entspannter, habe ich mich dafür entschieden, den mir von fremden Menschen im Internet verliehenen Titel als »schlechtes Vorbild« vollständig anzunehmen und mit diesem Buch einen Wegweiser für alle zu verfassen, denen die Skepsis anderer ebenfalls besser schmeckt als durch vorgetäuschte Vorbildlichkeit erplünderte Akzeptanz.

Genau genommen ist das Ziel dieses Buches, ein paar weniger Ficks zu geben. Denn wenn man den Forderungen nach fehlerloser Vorbildlichkeit irgendwann mit Gleichgültigkeit ins gestresste Gesicht blicken kann, realisiert man, wie viel einfacher das Leben sich auf einmal leben lässt.

Das hier ist ein Buch, mit dem ich allen, vor allem mir selbst, nahelegen will, dass einen die ganzen kleinen oder großen Fehler, die man tagtäglich so macht, und diese ganzen vermeintlich *sehr wichtigen* Ratschläge, die man beizeiten (oder auch häufiger) ignoriert, nicht zu einer schlechten Person machen, sondern lediglich zu einem ziemlich normalen Sterblichen.

Wenn es neben dieser semioriginellen und pseudonoblen Intention in diesem Buch noch etwas zu finden gibt, dann ist es vor allem:

1. eine beachtliche Menge an Schimpfwörtern (meistens *Scheiße* oder Variationen davon),
2. eine stattliche Anzahl an Listen (die hauptsächlich dafür da sind, damit ich selbst den Überblick behalte),
3. der Beweis dafür, dass sich hinter jedem Ratschlag eine kleine, große oder mittelgroße Lüge oder zumindest ein zwielichtiges Motiv versteckt, was die Frage berechtigt macht, ob die meisten klassischen Ratschläge ihre Relevanz als gesellschaftliche Wegweiser nicht schon vor langer Zeit für zwei Tequila und eine Dose Spezi in einem lokalen Wettbüro verhökert haben.

Jetzt, wo meine Absichten hoffentlich etwas deutlicher geworden sind, möchte ich noch einige Worte oder eher einige Beschwerden über den Schreibprozess an sich verlieren.

Dass Schreiben eine einsame Beschäftigung ist, ahnte ich, aber wovon ich keine Ahnung hatte, war, wie absolut undankbar es ist, jemanden nach Feedback zu einem eigenen Buch zu fragen. In dem Fall, in dem das lesende Gegenüber, von dem man sich hilfreiche Anmerkungen erhofft, physisch anwesend ist, sitzt man blöd daneben, während er oder sie schmökert, und hofft stirnrunzelnd und fingerknabbernd, so bald wie möglich irgendein Zeichen von Belustigung, beeindrucktem Erstaunen oder einem aus der nahen Zukunft zuwinkenden Pulitzer-Preis in seinem Gesicht erkennen zu können. Stattdessen besteht die Rückmeldung nur selten aus etwas Spektakulärerem als einem angedeuteten Mundwinkelzucken oder einem milde belustigten Schnauben.

Ist das lesende Gegenüber räumlich von einem selbst getrennt und macht sich ohne den warnenden Blick des Schreibenden im Nacken ein gemütliches Schäferstündchen mit dem Buchauszug, fällt die Resonanz grundsätzlich noch spärlicher aus. In 99 Prozent geilt sich die lesende Person so daran auf, einen Rechtschreibfehler oder ein fehlendes Komma gefunden zu haben, dass sie vergisst, dass ihre eigentliche Aufgabe darin besteht, ganz objektiv zu berichten, warum genau das gerade die geilste Scheiße war, die sie jemals lesen durfte.

Mal im Ernst: Wenn jemand einem einen selbst gebackenen Kuchen oder ein selbst gebasteltes Nudelgemälde zeigt, bekommt man ja wenigstens, je nach Qualität des Objekts, ein wohlwollendes »Wow, ist das lecker!« oder ein mitleidiges »Ich weiß, dass der Tod deines Vaters dich sehr mitgenommen hat, aber hast du schon mal darüber nachgedacht, dir deswegen Hilfe zu holen?« zugesteckt. Ich hingegen bekam nur ungebetene Kommentare zu Satzzeichen. Daher möchte ich hier noch mal sagen: Ihr wart mir alle keine Hilfe. Danke für nichts.

Aber das war nicht der einzige Punkt im Schreibprozess, der mich immer wieder abwägend am Rande einer Klippe hat stehen lassen. Die andere Schwierigkeit war der Fakt, dass es anscheinend *unglaublich* lange dauert, die eigenen relativ unspektakulären, aber dafür hoffentlich sehr nachvollziehbaren Lebenserfahrungen zu Papier zu bringen, wenn man mittelmäßig intelligent und überdurchschnittlich häufig traurig ist. Ich fände es an dieser Stelle toll, euch erklären zu können, dass mich nur harte Arbeit und Durchhaltevermögen an mein Ziel geführt haben, dieses Buch zu beenden, aber das wäre eine miese Lüge. Tatsächlich habe ich zwei Jahre für die vorliegenden zweihundertundeinbisschen Seiten gebraucht, weil ich ein inkonsequentes, leicht ablenkbares und labiles kleines Schweinchen bin.

Das Schlimmste daran, zugeben zu müssen, dass ich über zwei Jahre an diesem Buch geschrieben habe, ist, dass die Leute bestimmt glauben werden, dass es deswegen ein ganz besonders *gutes* Buch sein muss. Einfach zu verschweigen, wie lange ich mal mehr, mal weniger konsequent mein Gehirngut niedergetippt habe, ist aber auch keine Option, da ich mir ansonsten eine andere Ausrede für meine Sozialphobie der letzten 24 Monate überlegen müsste. Da lässt »Ich habe ein Buch geschrieben« es zumindest kurz so klingen, als wüsste ich, was ich mit meinem Leben anfange, und ist somit die wünschenswertere Alternative.

Als ich im April 2020 angefangen habe, dieses Buch zu schreiben, lebte ich tatsächlich in der Illusion, dass ich höchstens drei Monate brauchen würde, um es fertigzustellen. Spulen wir vor zum Frühjahr 2022, zu dem Zeitpunkt, an dem diese Worte mit letzter Kraft aus meinem Gehirn kriechen und ich immer noch auf demselben Sofa sitze, mit demselben Verlangen, doch *endlich* mal fertig zu werden, aber irgendwie auch *hoffentlich nie* fertig zu werden, weil ich voller Panik dem Tag entgegenblicke, an dem ich mir an einem Mittwochnachmittag irgendwo einen Aperol reinzische und mein Gewissen nicht von dem Gedanken belastet wird, dass ich gerade doch eigentlich mein Buch weiterschreiben müsste. Aber irgendwas muss ja in meinem Lebenslauf stehen, also habe ich den Bums hier doch widerwillig nörgelnd abgegeben. Und auch wenn es eine ganze Pandemie, mehrere Kriegsausbrüche, eine Kim-Kardashian-Scheidung und vierundachtzig »Keine Sau wird jemals dieses Buch lesen wollen«s gebraucht hat: Meine Mutter sitzt jetzt ziemlich sicher gerade in irgendeinem süßen veganen Café und drückt ihrer litauischen Freundin Birutė aufs Auge, was für ein *tolles* Buch ihre zweitliebste Tochter geschrieben hat (Birutė wird nie wirklich wissen, ob das Buch nicht doch bloß eine Sammlung der dümmsten Dinge ist, die ein Mensch jemals gedacht hat, weil sie kein Deutsch spricht). Und allein dafür war es das schon wert.

Sei ein*e
gute*r Freund*in

Nur wenige Dinge können einen so effektiv ins soziale Abseits kata-pultieren wie die Eigenschaft, eine schlechte Freundin oder ein schlechter Freund zu sein. Eine schlechte Schwester oder ein schlechter Bruder zu sein ist eine Sache. Geschwister hat man sich immerhin nicht selbst ausgesucht, man wird einfach eines Tages – ganz ohne Mitspracherecht – für immer dazu verdammt, sich mit ein paar zwielichtigen Kreaturen um den knusprigen Ofenkäserand und den Platz als Lieblingskind zu streiten. Da kann man auch mal zuschlagen. Verbal natürlich.

Freund*innen dagegen sucht man sich selbst aus. Man pflückt sie wie erlesene Erdbeeren vom Freundschaftsstrauch und ent-scheidet dann, dass man mit *diesen* Menschen den Rest des Lebens oder zumindest den Rest des momentanen Lebensabschnitts ver-bringen möchte. Man wählt höchstpersönlich aus, bei wem man sich ausheult, wenn man wieder erst drei Tage vor der Deadline mit der Uni-Hausarbeit angefangen hat, bei wem man zukünftig auf der Couch nächtigt, wenn man sich um fünf Uhr morgens aus der Woh-nung ausgesperrt hat, und mit wem man sich die letzte Jägermeis-ter-Cola-Mische teilt, weil man gemeinsam das ganze Geld für Avo-cado-Toasts und Soja-Lattes verbraten hat.

Grundsätzlich sind diese Menschen, in Fachkreisen auch *Freund*innen* genannt, Leute, die man nicht unbedingt enttäuschen möchte und mit denen man es sich auch nicht unbedingt verkacken will. Man mag sie in der Regel ja recht gerne und gedenkt, sie für einen möglichst langen Zeitraum zu behalten.

Daher ist es auch naheliegend, dass sich der Ratschlag »Sei ein*e gute*r Freund*in« von einer stinknormalen Empfehlung zu einem ungeschriebenen Gesetz hochgeschlafen hat. Niemand muss ihn aktiv ins Ohr geraunt bekommen, um zu wissen, dass ein*e gute*r Freund*in zu sein tatsächlich eine grundsätzlich gute Lebensphilosophie ist.

Es gibt nur eine winzig kleine Schwierigkeit bei der Befolgung dieses Ratschlages: Woher weiß man eigentlich, was einen guten Freund oder eine gute Freundin im 21. Jahrhundert (angeblich) auszeichnet?

Um herauszufinden, welche Fehltritte eine Person (zu Recht) zur Abtrünnigen des Gartens der sozialen Kontakte machen, habe ich daher mal bei *meinen* auserwählten Freund*innen herumgefragt. Als Ergebnis ist diese nützliche Liste entstanden:

Nützliche Liste von Dingen, die ein guter Freund oder eine gute Freundin anscheinend mit sich bringen sollte, um sich guten Gewissens als solche*r bezeichnen zu dürfen

- Die Fähigkeit, gut zuhören zu können
- Das Vermögen, hilfreiche Ratschläge zu geben
- Der Wille, das Gegenüber nicht zu kritisieren
- Die Bereitschaft, immer ehrlich zu sein
- Das hellseherische Talent, um zu merken, wenn es dem Gegenüber schlecht geht
- Die Gabe, möglichst schnell auf Nachrichten zu antworten

- Die Hilfsbereitschaft, dem Gegenüber beim Kotzen die Haare zu halten
- Die Bereitwilligkeit, das Gegenüber so zu akzeptieren, wie es ist

Was erst mal wie die Anforderungen für ein Stipendiat an der Hebammenschule klingt, sind tatsächlich nur allgemein etablierte und auf den ersten Blick durchaus legitim wirkende Erwartungen an Freundschaften. (Als »legitim« gilt in diesem Zusammenhang natürlich alles, was ich persönlich legitim finde. Die Liste erhebt keinerlei Anspruch auf Vollständigkeit und zählt zudem eh nur die Punkte auf, die meiner Argumentation dienen. Mein Buch – meine Regeln.)

Wenn ich mir diese Liste aber gründlicher durchlese, macht sich in mir ein mulmiges Gefühl breit. Ich realisiere, dass nur wenige Punkte darauf zweifelsfrei mit *meinen* Fähigkeiten als guter Freundin übereinstimmen. Tatsächlich könnte diese Liste in meinem Fall *nicht weniger* zutreffend sein. Mir schießen sofort Dutzende von Situationen durch den Kopf, in denen ich laut dieser Aufzählung definitiv eine schlechte Freundin war:

- Alle Situationen, in denen ich nicht gut zugehört habe
- Alle Situationen, in denen ich Ratschläge gegeben habe, die wenig hilfreich waren
- Alle Situationen, in denen ich mein Gegenüber kritisiert habe
- Alle Situationen, in denen ich nicht ganz ehrlich war
- Alle Situationen, in denen ich nicht auf wundersame Art und Weise *gemerkt* habe, dass es meinem Gegenüber schlecht ging
- All die zahllosen Situationen, in denen ich nicht schnell auf Nachrichten geantwortet habe

- Die Situation, in der ich zwar bereit war, meinem Gegenüber beim Kotzen die Haare zu halten, aber dann selbst kotzen musste, weil ich es so eklig fand

Bedeutet das nun, dass ich mich schon mal präventiv von der Vorstellung verabschieden kann, jemals den Ansprüchen meiner Freund*innen gerecht zu werden? Heißt das, dass alle meine Freundschaften, die mal waren, aber nicht mehr sind, keinem rein zufälligen »Es hat sich halt verlaufen« zum Opfer fielen, sondern eher von einem »Gott sei Dank bin ich dieser unproduktiven und wirklich armseligen Freundschaft noch knapp entkommen« beendet wurden? Bin *ich,* die ohne ihre Freund*innen nur ein Häufchen emotionaler Schutt wäre, diese *eine* Person, mit der man auf keinen Fall befreundet sein sollte, weil eine Freundschaft mit ihr ein sicheres Ticket für den Zug in Richtung Langzeittherapie ist?

Um diese Fragen beantworten zu können, ist erst einmal eine ausführliche Analyse meiner vermeintlichen Freundschaftsfehltritte nötig.

Die Fähigkeit, gut zuhören zu können

Generell würde ich behaupten, dass ich als recht gute Zuhörerin durchgehe. Ich habe kein Problem damit — oder im Idealfall sogar Spaß daran —, stundenlang mit einer Freundin zu analysieren, ob das fehlende zweite »e« im »Lieb dich« ihres Lebensabschnittsgefährten bedeutet, dass er bald Schluss machen wird, oder ob der Grund für seine digital-verbale Kälte ein spontan klemmendes »e« auf seiner Tastatur sein könnte. Auch wenn es um so spannende Themen wie das erste Treffen einer Freundin mit einem Tinder-

Date geht, möchte ich wirklich *jedes* Detail wissen. Ich nehme wahrhaftig Anteil, höre zu und stelle die richtigen und wichtigen Fragen: »Wie, die Jeans, die er anhatte, war stonewashed? War die eher Troy-Bolton-in-High-School-Musical-mäßig oder Maluma 2015? Da waren Schlitze drin?! Dann probier es doch lieber noch mal mit dem Typen, der seinen Nachbarn die McDonalds-Gutscheine aus dem Briefkasten klaut.«

Wie man hier bereits erahnen kann, wird es beim zweiten Punkt auf der Anforderungsliste, nämlich »hilfreiche Ratschläge geben«, in meinem Fall vielleicht etwas kritisch. Aber dazu kommen wir gleich. Bleiben wir erst mal beim Zuhören, bevor wir zum Antworten kommen, denn hier liegt mein erstes Defizit: Egal, wie sehr ich versuche, meinen Freund*innen und ihren Problemen *immer* aufmerksam und produktiv zuzuhören, gab es leider mehr Situationen, als ich aufzählen kann, in denen die aufgebracht argumentierende Stimme meines Gegenübers vollständig von der »Crazy Frog«-Titelmelodie in meinem Kopf übertönt wurde. Weil ich abgelenkt war (Videos von kleinen Hunden mit schiefen Zähnen), weil ich mit meinen Gedanken bei Hector Bellerin war (er spielt [bestimmt] *tollen* Fußball und hat [definitiv] *tolle* Haare), weil die Katzen gerade irgendwas sehr Niedliches oder sehr Ekliges getan haben (sich erst das Arschloch und dann das Gesicht putzen) oder weil ich Hunger hatte. Das ist nicht besonders schmeichelhaft, aber selbst der empathischste, sensibelste, achtsamste und geduldigste Mensch der Welt (der ich keinesfalls zu sein behaupte) schaltet irgendwann ab, wenn sich das Gespräch zum dreiundzwanzigsten Mal darum dreht, dass ein Verflossener es gewagt hat, das Passwort des gemeinsamen Netflix-Accounts zu ändern. Zuhören ist nämlich nur halb so erfüllend, wenn die Kommunikation einseitig bleibt. Und spätestens wenn man das Gefühl hat, dass die eigenen Probleme, die auch etwas Zuhörerei gebrauchen könnten (»Wie bringe ich meine Katzen dazu, die Reihenfolge ihrer Putzrituale zu überdenken?«), konstant von den banalen Wehwehchen der anderen übertönt werden, entwickelt sich das Zuhören vom selbstverständlichen Freundschaftsbonus zur qualvollen Freundschaftspflicht.

Bevor man sich also selbst in die Schlechte*r-Freund*in-Box steckt, weil man nicht zu jeder Tages- und Nachtzeit Spaß daran finden kann, den endlosen Monologen der engsten Vertrauten voller Spannung zu lauschen, sollte man sich zwei Fragen stellen:

1. Ob ein Ungleichgewicht herrscht und man selbst ständig nur den zuhörenden Part übernehmen muss, dem selten zugehört wird, denn dann ist eher die andere Partei im Rückstand, was Punkte auf der Freundschaftsskala angeht.

Ist das nicht der Fall, dann greift:

2. Ob es nicht völlig *normal* ist, ein Problem nicht mit derselben Intensität zu empfinden wie die Person, die es tatsächlich betrifft, und ob es nicht ebenso normal ist, mit den eigenen Gedanken mal nicht bei »Lieb dich« vs. »Liebe dich« zu sein, sondern bei spanischen Fußballspielern mit tollen Haaren. Andersrum ist es schließlich genauso. Denn ich bin mir sicher, dass meine Vortragsreihe zum Thema »Weißt du, was er diesmal gemacht hat?!« bei meinen Freund*innen auch nicht immer auf brennende Neugier stößt.

Wenn es um meine eigene Freundschaftsqualität in Sachen Zuhören geht, würde ich mir daher eine nicht ganz rühmliche, aber ehrliche Wertung von 7/10 Punkten geben. Trotzdem glaube ich, dass *mein Bestes* zu geben und regelmäßig und bei wichtigen Themen (wie Tinder-Dates) gut zuzuhören mich zwar nicht als perfekte, aber zumindest als durchschnittlich gute Freundin qualifiziert, die man auch mal anruft, wenn es um banale Blödsinnsprobleme geht, weil man weiß, dass sie – wenn auch manchmal halbherzig – ohne Vorurteile zuhört.

Das Vermögen, hilfreiche Ratschläge zu geben

Nach langem Zuhören antworte ich liebend gerne mit Ratschlägen. Manchmal sogar auf Nachfrage, oft genug aber aus Eigeninitiative heraus. Ich gebe einfach von Natur aus gerne meinen Senf dazu. Wahrscheinlich verteile ich sogar deutlich lieber Ratschläge, als dass ich zuhöre, immerhin kann ich mich dann selbst reden hören.

Bei meiner intensiven und wissenschaftlich fundierten Recherche zu diesem Punkt (aka Freund*innen bei WhatsApp fragen) fiel mir jedoch auf: Obwohl ich immer wieder enthusiastisch meinen sperrigen »Tipps & Tricks«-Koffer hervorkrame und freimütig Weisheiten daraus verteile, werden meine Ratschläge selten in einem solchen Ausmaß befolgt, dass ich nach vollbrachter Tat ein selbstgefälliges »Gut, dass du auf mich gehört hast« herausposaunen könnte. Ganz im Gegenteil sogar.

Der Glaube an den Wert meiner eigenen Ratschläge sank während meiner Recherche schneller als mein dickes 5-jähriges Ich in einem litauischen Wasserpark. Niedergeschlagen fing ich an, mir wesentliche Fragen zu stellen: Sind meine Ratschläge wirklich so scheiße? Bin ich eine nutzlose und somit schlechte Freundin? Schenken sich meine Liebsten in der Adventszeit meine Ratschläge heimlich kichernd zum Schrottwichteln?!

Um diese quälenden Gedanken nicht nur mit mir selbst austragen zu müssen, fragte ich noch mal genauer nach. Es kam heraus, dass meine Ratschläge nicht zum Schrottwichteln verschenkt werden. Angeblich. Und dass ich wohl keine *so* schlechte Freundin bin. Jedoch wurde vorsichtig formuliert, dass meine Ratschläge recht »radikal« seien. Auch die Worte »völlig überzogen« fielen. Ein wörtliches Zitat bezüglich meiner Beziehungs- und Dating-Tipps lautete: »Manchmal hör ich mir das an und denk mir: ›Ja, mach ich eh nicht.‹«

Diese Offenbarung machte mir schwer zu schaffen. Wenn von einer Bezugsperson erwartet wird, hilfreiche Ratschläge zu geben, meine aber allesamt scheiße sind und ignoriert werden – werde ich dann früher oder später für meine grausamen Ratschlagqualitäten in den Abgrund der sozial Unfähigen geschubst werden?

Andererseits: Wer hat das Recht, definieren zu dürfen, was schlechte Ratschläge sind? Die Feedbackschleifen, die ich von meinem Umfeld so zu hören bekomme, sind auch nicht gerade pures Gold: »Musst du wissen«, »Ex, ex, ex, ex!« und »Ein Tequila geht noch!« sind ebenfalls nicht gerade die Crème de la Crème der Ratschläge.

Ich bekam das Gefühl, einem paradoxen Kreislauf auf der Spur zu sein, also warf ich einen noch kritischeren Blick auf meine Ratschläge. Waren sie wirklich so »radikal« und »völlig überzogen«? Waren sie tatsächlich so nutzlos wie Höflichkeitsfloskeln in Berlin? Und wären meine Freund*innen ohne sie (und mich) vielleicht besser dran?

In meinen Augen ein klares Jein. Einige meiner Ratschläge waren ehrlicherweise absolut im-Klo-runterspül-würdig. Andere hingegen stufte ich, auch nach kritischer Beäugung, als durchaus angebracht ein. Als so richtig »hilfreich« konnte ich sie aber in keinem

Fall durchmogeln, und zwar aus einem ganz einfachen Grund: Wenn ich ganz ehrlich zu mir war, würde ich mich selbst niemals an auch nur einen einzigen meiner Ratschläge halten.

Man kann also zusammenfassen, dass wir alle anscheinend gerne hilfreiche Ratschläge bekommen, sie aber je nach Lust und Laune auch gerne mal ignorieren. Ebenfalls geben wir gerne Ratschläge, obwohl wir sie selbst nie ernst nehmen würden, und weinen uns dann schluchzend in den Schlaf, wenn andere es auch nicht tun. Wie effizient.

Doch trotz der Tatsache, dass dieses ganze Konstrukt hinten und vorne nicht aufgeht, scheinen zumindest meine Freund*innen und ich uns nicht gerade daran zu stören. Und obwohl ich offenkundig Ratschläge gebe, an die nicht nur ich mich selbst nicht halten würde, sondern die Empfänger*innen meiner Weisheiten ebenso wenig, würden meine Freund*innen (wahrscheinlich) bestätigen, dass sie mich ganz gut leiden können (und dass sie ohne meine schlechten Ratschläge und mich *nicht* besser dran wären).

Wenn aber für mein glückliches und soziales Fortbestehen gar nicht relevant ist, ob ich Ratschlägen folge oder andere meine Lebensweisheiten beherzigen, bedeutet das dann nicht im Umkehrschluss, dass die meisten Ratschläge sowieso besser auf irgendeiner Müllinsel im Indischen Ozean aufgehoben wären? Wenn es ganz egal ist, ob sich irgendwer an sie hält oder nicht, können *gute* Ratschläge dann überhaupt von Bedeutung für eine *gute* Freundschaft sein? Und falls ihre inhaltliche Qualität gar nicht entscheidend ist, warum fragen wir dann trotzdem nach ihnen, als könnten wir nicht genug von ihnen kriegen? Und warum können wir das Bedürfnis danach, sie selbst durch die Gegend zu schmeißen wie nasses Klopapier in der Schulumkleide, nicht abstellen?

Wenn ich versuche, *meine* eigenen Intentionen dahingehend zu ergründen, komme ich schnell zu dem Schluss, dass ich einen sehr ausgeprägten Beschützerinstinkt in mir zu tragen scheine, auch wenn ich mit Sicherheit nicht als die Mutterfigur unserer Freundschaftsgruppe eingestuft werden würde (ich entspreche wahrscheinlich eher den Charakteristiken eines sprunghaften Vaters, der sich nur alle paar Monate, wenn er mal nüchtern ist, an die Verpflichtungen erinnert, die er gegenüber seinen Kindern hat). Und dieser Beschützerinstinkt äußert sich bei mir eben nur allzu gern in Form von Tipps, insbesondere Dating-Tipps, die ich – wenig überraschend – selbst niemals beherzigen würde. Während meine Intention also offensichtlich darin besteht, helfen zu wollen, kann ich nachvollziehen, dass nach jahrelangem Ratschlag-Geben meinerseits und jahrelangem Eigene-Ratschläge-Ignorieren auch meinerseits die Legitimität und Autorität meiner Ratschläge infrage gestellt wird, denn ähnlich wie Bildungsreisen nach Malle fallen meine Ratschläge eher oft als selten in die Kategorie »Gut gemeint, aber nutzlos«.

Trotz diesem eklatanten Mangel an hilfreichen Ratschlägen haben mich meine Freund*innen aber bisher nicht aus sämtlichen WhatsApp-Gruppen gekickt und sich auch bis heute noch nicht all meiner selbst gebastelten Fotocollagen entledigt. Ich muss also davon ausgehen, dass die Qualität meiner Ratschläge nicht der einzig entscheidende Faktor sein kann, weswegen meine Freund*innen sich überhaupt dafür entscheiden, Zeit mit mir zu verbringen. Entweder sind es meine vielen anderen, hier offensichtlich nur aus Platzgründen nicht aufgelisteten Freundschaftsqualitäten, die sie davon überzeugen, mich als Teil ihres sozialen Lebens beizubehalten – oder aber es reicht für den Punkt »hilfreiche Ratschläge geben« vielleicht schon vollkommen aus, es aufrichtig gut zu *meinen*.

Der Wille, das Gegenüber nicht zu kritisieren vs. Die Bereitschaft, immer ehrlich zu sein

Die nächsten zwei Punkte auf unserer kontroversen Liste widersprechen sich in meinen Augen mehr als meine Eltern damals kurz vor ihrer Trennung. Wer Ehrlichkeit verlangt, jedoch Kritik kreischend und mit flammendem Holzkreuz in den Händen von sich weist, sucht vielleicht keine Freundschaft, sondern eher eine*n Arschkriecher*in. Ehrlichkeit und Kritik gehören zusammen wie Vodka und Red Bull, IKEA und Hotdogs, Pati Valpati und Vaterkomplexe.

Wenn du möchtest, dass ich dir meine ehrliche Meinung zu dem toxischen Verhalten deines festen Freundes sage, dann solltest du auch damit klarkommen können, wenn ich dich dafür kritisiere, dass du dich von ihm rumschubsen lässt wie eine Olive zur Erntesaison. Nicht weil ich auf Victim Blaming stehe oder dich verletzen möchte, sondern weil ich finde, dass du es anderen um deiner selbst willen nicht erlauben solltest, dich schlecht zu behandeln. Und wenn du meine ehrliche Meinung zu deinem Outfit hören möchtest, musst du damit leben können, wenn ich dir kritisch darlege, warum deine Latexhosen-Birkenstock-Kombo dich aussehen lässt wie Greta Thunberg auf Crack. Nicht weil ich dich (oder Greta Thunberg) ärgern möchte, sondern weil ich nicht will, dass du dich auf meine Verantwortung hin Jahre später in Grund und Boden schämst, weil du den Dresscode »Casual Chic« bei diesem einen besonders wichtigen Event komplett missverstanden hast.

Wenn du möchtest, dass meine ehrliche Meinung immer exakt mit deiner übereinstimmt, dann bist du gerade auf der linken Spur nach Heuchler-City, und dort habe ich, wie der Zufall es so will, Einreiseverbot.

»Das Gegenüber nicht zu kritisieren« und »ehrlich zu sein« schließen sich also in einem hohen Prozentsatz der Fälle gegenseitig aus. *Eine* Ausnahme würde ich allerdings machen: Wenn die beste Freundin gerade die Schrumpfkopf-Sammlung ihrer Oma für ein teures, aber kompromisslos hässliches Hochzeitskleid verschachert hat und dich über beide Backen strahlend nach deiner Meinung zu der rüschigen Scheußlichkeit fragt, dann bist du an der Reihe, so überzeugend wie möglich zu erklären, dass Kate Middleton bei ihrer Trauung neben ihr ausgesehen hätte wie ein mittelloses Bauernkind aus »Oliver Twist«. Denn gerade, wenn es um subjektive Themen wie Modegeschmack (lasst mein »Greta Thunberg auf Crack«-Beispiel hier raus) geht, ist der richtige Weg, um ein*e gute*r Freund*in zu bleiben, manchmal

1. Empathie zu zeigen,
2. hemmungslos zu lügen oder
3. einfach mal die Fresse zu halten.

Denn nicht du musst in diesem (grausamen) Kleid glücklich werden, sondern sie.

Grundsätzlich glaube ich, dass der Widerspruch zwischen einem Kritik-Ver- und Ehrlichkeits-Gebot einen recht nachvollziehbaren Ursprung hat. Wenn ich nämlich vergleiche, wie freimütig (aka frech) ich auf der einen Seite ehrliches Feedback und Kritik verteile und wie *toll* (aka absolut beschissen) ich auf der anderen Seite mit ehrlichem Feedback und Kritik umgehe, dann verstehe ich, dass man von guten Freund*innen am liebsten *ausschließlich* hören würde, wie *super* man das Leben so meistert. Denn besonders wenn jemand mir Nahestehendes etwas an meinem Verhalten auszusetzen *hat und damit auch noch recht hat,* bekleckere ich mich nicht gerade mit Einsichtigkeit. Damit ist hier also nichts anders als bei den hilfreichen Ratschlägen. Man wünscht sich zwar die ehrliche (im Idealfall positive und ausschließlich bestärkende) Meinung der anderen, weist aber Kritik von sich wie ein*e deutsche*r Politiker*in im Wahlkampf.

Da das Leben allerdings kein Ponyhof ist und man sich seine Freund*innen nicht in einem Build-a-Bear-Workshop zusammenbasteln kann, muss man sich wohl damit abfinden, dass die Ehrlichkeit, die man von guten Freund*innen verlangt, auch bedeutet, dass sie einen hin und wieder darauf aufmerksam machen, wenn man mal was Dummes macht, sagt oder denkt.

Das hellseherische Talent, um zu merken, wenn es dem Gegenüber schlecht geht

Diesen Punkt habe ich ganz bewusst nur in meine Liste aufgenommen, um ihn jetzt kritisieren zu können. Denn wenn dieser Punkt für dich bei der Wahl deines sozialen Umfelds relevant ist, dann suchst du vielleicht keine Freund*innen, sondern eine*n Mentalist*in. Wenn du nicht gerade erst anfängst zu zahnen (falls doch, dann Entschuldigung und Respekt dafür, dass du schon lesen kannst), gibt es keinen Grund, warum deine Kommunikationsfähigkeiten es nicht zulassen sollten, deinen Freund*innen deinen emotionalen Missstand einfach mitzuteilen.

Solltest du dich gerade unangenehm angesprochen fühlen, frag dich einfach Folgendes: »Sind meine Freund*innen wirklich ignorant (und somit schlechte Freund*innen) oder reichen ihre telepathischen Kräfte nur einfach nicht aus, um durch bloßes Zeigefinger-an-die-Schläfe-Drücken erraten zu können, dass ich gerade fünfhundert Kilometer entfernt einen Nervenzusammenbruch habe?«

Die meisten von uns kennen wahrscheinlich diese Situation:

»Ist irgendwas los?«

»Nein.«

»Sag doch!«

»Es ist nichts!«

»Okay.«

Tiefes Luftholen »Ichfindeesnurkomisch,dassduletztensgesagthast,dass ...«

Und die meisten von uns denken sich in solchen Fällen wahrscheinlich nur: »Digga, warum hast du das nicht gleich gesagt?« Woher zur toxischen Freundschaft kommt die Annahme, dass dein Gegenüber einfach riechen können muss, wenn es dir mal schlecht geht? Und das, wo wir heutzutage doch alles daransetzen, nicht nur auf Social Media, sondern auch im realen Leben unsere fröhliche Maske 24/7 durch (metaphorisches) Bananenbrot-in-die-Kamera-Halten zu wahren. Wie egoistisch ist es, vom eigenen Umfeld zu erwarten, dass es nichts Besseres zu tun hat, als nach winzigen Anzeichen dafür zu suchen, dass in deinem Leben gerade etwas bergab geht?

Natürlich ist es völlig okay, der netten Kassiererin im Lidl auf die Frage nach deinem Wohlergehen mit einer höflichen – und gelogenen – Floskel zu antworten, statt ihr die herzzerreißende Geschichte aufs Auge zu drücken, wie deine Katze heute Morgen deinen Lieblingspullover vollgekackt hat. Sie wird es dir sogar danken. Aber deine Freund*innen sind (im Idealfall) deine Verbündeten, und wenn du ihnen nicht steckst, dass ein gewisses fliederfarbenes Oberteil gerade in Mr Wuschelhöschens Hinterlassenschaften ertrinkt, dann können sie weder dich aus deiner emotionalen Misere noch deinen Rollkragenpulli aus der Katzenkacke retten.

Versteht mich nicht falsch, behandelt eure Freund*innen bitte nicht wie emotionale Mülleimer, in die ihr achtlos euren Gefühlsabfall abladen könnt. Ich schlage stattdessen lieber die Versinnbildlichung einer psychischen Tankstelle vor. Man fährt mit mehr oder weniger präzisen Absichten hin, holt sich so viele Liter Tankfüllung (aka beruhigende Worte oder Tipps zum Waschen von Kaschmirpullis) wie nötig ab und lässt das freundliche Tankstellenpersonal an der Kasse außerdem wissen, was man gern von der Snackbar hätte, anstatt gleich herumzuschreien, weil niemand von alleine darauf gekommen ist. Anschließend bedankt man sich (in Form von harmonischem, gegenseitigem emotionalem Support), ehe man mit neu gefundener Energie wieder aufbricht.

Denn wenn die Tankstelle nicht zum Propheten kommt, dann muss der Prophet eben zur Tankstelle gehen.

Die Gabe, möglichst schnell auf Nachrichten zu antworten

Ähnlich kritische Gedanken habe ich bei dem Punkt, dass ein*e gute*r Freund*in die Fähigkeit haben sollte, möglichst schnell auf Nachrichten zu antworten. Vielleicht triggert mich diese Anforderung aber auch nur, weil ich ab und an auch mal sieben bis zehn Werktage brauche, um auf eine Sprachnotiz zu reagieren. Manchmal möchte ich mir die Memo einfach nur »später in Ruhe« anhören, vergesse sie dann aber, und ehe man sichs versieht, ist ein neues Jahrzehnt hereingebrochen, Thigh Gaps sind wieder in, und Alessio ist Bundeskanzler.

Noch unangenehmer ist es, wenn man sich nach Wochen zufällig wieder in den entsprechenden Chatverlauf verirrt und die ungehörten Sprachnotizen einen angewidert und in giftigem Grün von oben bis unten mustern, so als wollten sie sagen: »Schön, dass du dich auch mal wieder hier blicken lässt, du Judas einer Freundin!« Ich behaupte nicht, dass es ideal ist, wenn man zum Beantworten einer Nachricht auch mal länger als eine Zara-Lieferung braucht. Aber bedeutet das wirklich, dass ich eine schlechte Freundin bin?

Ja, na ja, vielleicht ein bisschen. Das ist ein gemeiner Punkt, aus dem ich mich nicht so leicht rausreden kann. Trotzdem habe ich ihn angesprochen, weil ich hier ja auch ein bisschen selbstkritisch vorgehen will (aber wirklich nur ein kleines bisschen). Ich wäre allerdings nicht Autorin dieses wundervollen Buches, wenn ich nicht auch für diese Verfehlung eine sehr klug klingende Erklärung parat hätte, die mich nicht ganz so mies dastehen lässt.

Zum einen mache ich das mit dem »nicht besonders schnell auf Nachrichten antworten« nicht mit Absicht. Zumindest nicht immer. In den Fällen, wo ich es mit Absicht mache, weil ich hoffe, dass die andere Person irgendwann einfach aufgibt und mich in Ruhe lässt, ohne dass ich ihr das sagen muss, komme ich damit klar, keine gute Freundin zu sein – denn das will ich ja auch gar nicht. (Tut jetzt bitte nicht so entsetzt, wir alle haben das schon mal gemacht, es sind nicht immer nur die anderen die Arschlöcher. Aber das diskutieren wir später noch ausführlich.)

In den Fällen, wo ich es nicht mit Absicht mache, was meistens der Fall ist, kann ich nur auf die Gnade und Akzeptanz meiner Freund*innen hoffen – und natürlich auf den vorherigen Punkt verweisen: Kommunikation. Es soll nämlich vorgekommen sein, dass Einigungen und Arrangements sogar mit einer unbelehrbaren Wiederholungstäterin wie mir gelungen sind. Mir wurde das Unbehagen über meine langen Schweigeintervalle mitgeteilt und ich habe dies (nach gebührender Leugnung irgendeines persönlichen Fehlverhaltens) eingesehen. Es wurden Lösungen gefunden, die be-inhalten, dass mir ein Reminder geschickt wird, wenn ich das Ant-worten wieder unabsichtlich auf das übernächste Weihnachtsfest verlegt habe. Dieser Kompromiss ist natürlich nicht genauso gut wie die Alternative, meine zugegebenermaßen *belastende* Ange-wohnheit komplett abzulegen, hatte aber tatsächlich ein Absinken meiner Totalausfallfrequenz zur Folge und verhinderte das Absin-ken meiner Freund*innenanzahl.

Die Hilfsbereitschaft, dem Gegenüber beim Kotzen die Haare zu halten

Die nächste Forderung auf der Liste, die besagt, dass ein*e gute*r Freund*in die Bereitschaft mitbringen sollte, dem Gegenüber beim Kotzen die Haare zu halten, empfinde ich als berechtigt, aber nicht lückenlos.

Nehmen wir zum Beispiel folgende – natürlich vollkommen frei erfundene – Situation, in der meine beste Freundin sich nach erfolg-reicher Beendigung eines Bier-Pong-Turniers die Seele aus dem Leib kübelt. Ich halte ihr selbstverständlich die Haare aus dem Ge-sicht, obwohl ich selbst voller bin als McDonald's in einer kalten Samstagnacht. Je nach Koordinationsfähigkeit und Pegel halte ich ihr die Haare vielleicht auch mal eher *ins* Gesicht, aber das merkt sie eh nicht.

Was aber, wenn ihre dinosaurierartigen Brechgeräusche rein hypothetisch einen Herdeninstinkt in mir auslösen und sich auch mein Körper dazu entschließt, sich meine Essens- und Getränke-wahl noch einmal geräuschvoll durch den Kopf gehen zu lassen? Muss sie mir dann die Haare halten, während sie weiterkotzt? Oder hat sie den Kotz-Alphastatus inne und darf mein Zopfgummi neh-men? Oder müssen wir uns gegenseitig die Haare halten? Wer ist hier jetzt die schlechte Freundin, wer die gute? Und was tun bei einer Kurzhaarfrisur? Ein moralisches Dilemma.

Wichtig ist, glaube ich, festzuhalten, dass niemand den anderen bewusstlos an seinem eigenen Erbrochenen ersticken lassen sollte. Das wäre kein guter Freundschaftsdienst – *und* unterlassene Hilfe-leistung und damit strafbar. Alles, was im Zusammenhang mit eruptiv hervorwallenden Körperflüssigkeiten sonst noch so anfal-len kann, ist nicht so leicht zu pauschalisieren und damit situa-tionsabhängig. Um eine gute oder schlechte Freundschaft zu defi-nieren, reicht dieses Kriterium daher nicht aus.

Die Bereitwilligkeit, das Gegenüber so zu akzeptieren, wie es ist

Der letzte Punkt auf unserer Liste ist der wahrscheinlich einzige, der es auf ehrliche Weise in diese Aufzählung geschafft hat, während sich die anderen mit falschen Versprechungen und Putschmitteln hineingeschummelt haben. Denn auch wenn ich die Latexhosen-Birkenstock-Kombo meiner Freundin kritisiere, akzeptiere ich ihre Entscheidung, so feiern zu gehen, trotzdem. Vielleicht gibt uns ja je-mand dank Party-Gretas Promistatus eine Runde Tequila aus. Und wenn sie den Holzkopf, der sich seine Boxershorts immer noch von seiner Mutter waschen lässt, weiterhin daten möchte, dann muss ich auch das zähneknirschend (und mit der Waschmaschinenbe-dienungsanleitung wedelnd) akzeptieren. Denn auch wenn meine Ratschläge beschissen sind und ich nur jedes dritte Schaltjahr meine Sprachmemos abhöre, noch dazu keine telepathischen Fähigkeiten habe und öfter kotze als ein Baby mit Attitude-Problem, akzeptieren mich meine Freund*innen ja auch mit all meinen anstrengenden, nervigen, peinlichen, belastenden und irritierenden Macken.

Genau aus diesem Grund habe ich das Thema Akzeptanz bis zum Schluss aufgehoben. Alles, was vorher gesagt wurde, verliert neben ihr nämlich an Relevanz. Nicht einzelne Aspekte entscheiden über die Qualität einer Freundschaft, sondern allein die Frage, was in einer Gruppe von sich mögenden Menschen akzeptiert wird. Und das kann komplett unterschiedlich sein. Vielleicht ist das Geheimnis also, sich Freund*innen zu suchen, die auf dem Papier genauso »schlecht« sind wie man selbst, sich aber in der Realität ganz wunderbar gegenseitig ausbalancieren.

Drum weine nicht, wenn du das Gefühl hast, als Vorzeige-freund*in versagt zu haben. Solange die radikalen Ratschläge und die fragwürdige Kritik aus einer guten Intention heraus kommen und die fehlenden telepathischen Kräfte sowie die absenten Sprach-memo-abhör-Skills durch allumfassende, liebevolle Akzeptanz kompensiert werden, hast du dir meiner Meinung nach das Recht, im Diddl-Freundebuch deiner selbst gepflückten Atzen eine Seite deiner Wahl ausfüllen zu dürfen, fair erkämpft.

Prüfe, wen du datest

Vorab: Da ich bisher (seltsamerweise) nur Dating-Erfahrung mit Männern gesammelt habe, spiegelt sich das in der folgenden, möglicherweise ein bisschen pimmellastigen Berichterstattung wider.

Dass ich gerne Ratschläge gebe, die ich selbst nie im Leben befolgen würde, haben wir ja gerade schon umfassend diskutiert. Aus dieser Erkenntnis könnte ich nun ableiten, dass ich irgendetwas an meinen Tippgeberinnen-Skills ändern sollte, aber das wäre ziemlich langweilig. Konsequenz gilt ja durchaus als Charakterstärke, weswegen ich doch verrückt wäre, dagegenzuarbeiten. Stattdessen werde ich weiterhin meine Weisheiten zum Besten geben, damit wir uns alle (okay, wahrscheinlich nur ich und meine Mutter) daran erfreuen und sie hinterher ignorieren können.

Zu eben diesen Weisheiten gehört auch die dringende Empfehlung, ausführlich zu prüfen, wen man datet. Die Legende besagt, dass man die größten Macken der zu datenden Person im Idealfall bereits vor dem ersten, aber allerspätestens vor dem zweiten Treffen herausgefunden haben, wenigstens nach dem fünften Rendezvous über potenzielle Traumata aus ihrer Kindheit Bescheid wissen und zu allerletzt alle Leichen aus ihrem Keller geholt haben sollte, *bevor* man eine Beziehung eingeht.

Natürlich kann und werde ich euch Beispiele präsentieren, bei denen genau das Gegenteil der Fall war. Es gab zwar keine Leichen, aber es gab ungesund enge Mutter-Kind-Bindungen, perfide Straftaten, kontinuierlichen Liebeskummer und zahllose »Warum habe ich das nicht früher gewusst?«-Augenblicke.

Weitestgehend ohne nennenswerte Schäden überstanden habe ich den Großteil dieser Momente nur dank der Aussicht darauf, wie witzig sich die dazugehörigen Geschichten später erzählen lassen würden. Hätte ich gewusst, dass irgendwann einmal sogar jemand gewillt ist, mir für das Niedertippen meiner trostlosen Dating-Historie Geld in die Hand zu drücken, wäre ich wahrscheinlich auf noch mehr Klogriff-Rendezvous gegangen. Allerdings würde ich dann eventuell nicht mehr mit (fast) intakter mentaler Gesundheit und vollzähligen Gliedmaßen hier vor meinem Laptop sitzen, um die geneigten Lesenden vor ähnlichen Schicksalsschlägen warnen zu können.

Wie auch immer. »Prüfe, wen du datest« gehört eindeutig in die schon bekannte Ratschlag-Kategorie »Gut gemeint, aber nutzlos«. Die unzähligen Male, in denen ich potenzielle Dates von Freundinnen durchleuchtet habe oder meine potenziellen Dates von ihnen durchleuchtet wurden, ohne dass am Ende der Befragung ein anderes Ergebnis als zu Beginn auf dem imaginären Ermittlungs-Whiteboard gestanden hätte, stützen diese These. Es ist vollkommen egal, was bei der Prüfung rauskommt. Wollte man vorher auf das Date gehen, wird man es hinterher tun. Wollte man Gründe finden, um nicht hingehen zu müssen, wird man sich auch von einer lupenreinen Biografie nicht umstimmen lassen.

Obwohl ich also von der Sinnlosigkeit dieses Unterfangens überzeugt bin, bin ich die Erste, die eine Freundin vor einem anstehenden (Blind) Date darüber ausfragt, ob sie auch wirklich genug über den Glücklichen weiß, um ausschließen zu können, dass er das Treffen nur als Vorwand nutzt, um sie ihrer Organe zu berauben und diese auf dem Schwarzmarkt zu verhökern. Ich fände es nicht mal übertrieben, vor einem Date das ganze FBI anzuheuern, damit man das eventuell überproportional volle Vorstrafenregister, den Ehering, die heimlichen Kinder und vor allem die Geheimratsecken nicht erst findet, wenn man verlobt und im neunten Monat schwanger ist. Ich lege nun mal großen Wert darauf, dass meine Freundinnen nicht aufgrund meiner (und ihrer) Achtlosigkeit in der Tiefkühltruhe einer abgelegenen Waldhütte aufgefunden werden oder – was noch viel verheerender wäre – heulend und mit gebrochenem Herzen in einer Lache aus geschmolzenem Ben-&-Jerry's-Eis. Und falls genau das doch eintritt, will ich hinterher immerhin verkünden können: »Hab ich dir doch gleich gesagt.«

Daher hier nun die Liste meiner drei Kernfragen, um zu prüfen, wen man datet:

Liste der drei Kernfragen, um zu prüfen, wen man datet

1. Woher kennt ihr euch?
2. Was macht er beruflich?
3. Hast du Bilder von ihm?

Woher kennt ihr euch?

Wo du deinen potenziellen Traumprinzen aufgegabelt hast, sagt eine Menge über euren Startpunkt aus. Kennt ihr euch von früher und habt im Netto beim zufälligen Griff nach demselben reduzierten Landliebe-Grießpudding wieder zueinander gefunden? Wünschenswert. Und ziemlich süß. Auf Dating- *und* Pudding-Ebene.

Hast du ihm letztes Wochenende mit einer 60/40-Mische Vodka-Energy intus einen Lapdance im Superfly gegeben und am nächsten Morgen seine Nummer in deinem Handy unter »Geile Sau ausm Club« eingespeichert gefunden? Nicht wünschenswert. Auch nicht süß. Es sei denn, du kannst dich noch genau an sein Gesicht, sein Alter, seine Körpergröße und sein respektvolles Angebot erinnern, dir ein Taxi nach Hause zu rufen, weil du etwas besoffen gewirkt hast. Wobei ein Lapdance auch nur das moderne Äquivalent zu einer lasziven Quadrille mit Mr Darcy auf Pemberley ist: an sich erst mal nichts Schlimmes, aber eben nur in einem Jane-Austen-Roman eine direkte Vorstufe zu einer märchenhaften Ehe.

Warum ich »Name« nicht mit in die Aufzählung der Dinge gepackt habe, an die du dich erinnern solltest? Ganz einfach. Solange er nicht Kim Jong-un heißt und verdächtig nach einem diktatorischen Oberbefehlshaber der koreanischen Volksarmee aussieht *oder* auf den Namen Lars-Torben hört, ist dieser Punkt in meinen Augen egal.

Folglich ist auf die Frage, woher ihr euch kennt, jede Antwort passabel, die nichts mit fragwürdigen Orten (Gefängnis, Stripclub, Saunaclub, eigentlich alle Clubs, in denen übermäßig geschwitzt wird), fragwürdigen Aktivitäten (Großwildjagd, Betreibung eines illegalen Drogenrings im Keller einer All-you-can-eat-Sushi-Bar, Menschenhandel) oder fragwürdigen Personen (Waffenlieferant des Onkels, Drogenlieferant der Sushi-Bar, ehrenamtlicher Clown des lokalen Seniorenheims) zu tun hat. (Das bedeutet nicht, dass diese Orte, Aktivitäten oder Personen ein Date kategorisch unmöglichen machen. Sie verlangen einfach nur weitere, intensivere Nachforschungen.)

Heute ist es auch nicht mehr unüblich, dass auf die Frage, woher man sich kennt, mit »Aus dem Internet« geantwortet wird. Online Dating ist ein Thema, das eigentlich sein eigenes Kapitel verdient hätte, aber wir haben hier noch viele andere Dinge zu besprechen, deswegen halte ich mich kurz: Ich verstehe, dass Dating via Tinder, Bumble und Grindr das natürliche Resultat von technologischem

Fortschritt ist, der unweigerlich eine Verlagerung der zwanglosen zwischenmenschlichen Interaktionen von der Offline- in die Online-Sphäre mit sich gebracht hat. Von Dating-Apps Gebrauch zu machen ist daher selbstverständlich nicht verwerflich, sondern ebenfalls total natürlich, da fortschrittliche Technologien nun mal ein unumkehrbarer Teil des Alltags eines (nach westlichen Standards) modernen Menschen geworden sind.

Aber die Gründe, aus denen sich Menschen üblicherweise dazu entschließen, Online-Dating auszuprobieren, klingen (bis auf den letzten Punkt der folgenden Liste) mehr nach Verzweiflungstat als nach Überzeugung:

1. Weil man offline nur Klappspaten trifft (könnte das daran liegen, dass man selbst einer ist?)
2. Aus Langweile/fürs Ego
3. Weil man bumsen will
4. Weil man sich von einer verflossenen Liebe ablenken möchte (Lückenbüßer*in)
5. Weil man ein*e Serienmörder*in mit gutem Verhältnis zu Freund*innen und Familie ist und daher aus Strategiegründen lieber außerhalb der unmittelbaren Umgebung mordet

Wenn du dir all dieser Risiken bewusst bist – oder eventuell selbst nur aus einem dieser Gründe online datest (hoffentlich nicht dem fünften) –, dann hau in die Tasten.

Sollten aber Punkte wie »heiraten«, »Kinder kriegen« oder »gemeinsam alt werden« irgendwo in deinem Hinterkopf ihr Unwesen treiben, möchte ich zumindest darauf hinweisen, dass dein digitales Gegenüber mit hoher Wahrscheinlichkeit und trotz des (spärlichen) Vorhandenseins von *seriösen* Dating-Apps irgendwo zwischen den Gründen eins bis vier pendelt (hoffentlich nicht dem fünften).

Was macht er beruflich?

Bei der Beantwortung der Berufsfrage gilt, ähnlich wie bei der »Woher kennt ihr euch?«-Frage, dass jede Antwort, die nichts mit fragwürdigen Aktivitäten (Leichenschminken, Drogen- und Menschenhandel, Grabraub) zu tun hat, passabel ist. Dabei geht es nicht alleine darum, dass er dir auch mal eine Spezi ausgeben kann. Sondern eher darum, dass er zum einen in der Lage sein sollte, einer halbwegs regelmäßigen Tätigkeit nachzugehen, ohne gleich das Handtuch zu werfen, und du zum anderen nicht Gefahr läufst, ihn 24/7 auf deiner Couch hocken zu haben, weil er viel zu viel Zeit hat, die du ausfüllen sollst.

Hast du Bilder von ihm?

Natürlich sind wir neugierig darauf, wie das Matschgesicht, das deine Freundin zukünftig daten will, aussieht. Die wichtigsten Fragen sind beantwortet, und jetzt wollen wir wissen, ob sein Gesicht auch als Wichsvorlage tauglich ist.

Man will sich (wortwörtlich) ein Bild vom möglichen Neuzugang machen, um wenigstens via Baby-Generator zu testen, ob die Gesichter deiner Freundin und ihres potenziellen Zukünftigen überhaupt kompatibel sind. Wenn der Generator am Ende ein Baby ausspuckt, das aussieht wie etwas, das Sauron auf Frodo loshetzen würde, dann wird es Zeit, die Mission abzubrechen.

Haha. Spaß.

Auf die Frage, ob sie mal ein Bild herzeigen kann, wird deine Freundin ohne Zweifel mit »Nee, er sieht auf seinen Bildern total kacke aus« oder »Ich finde gerade kein gutes Foto von ihm« antworten. (Außer sie hat ihn aus dem Internet, denn da wird sie ihn ja aufgrund der Bilder ausgesucht haben. Wer selbst noch beim Online-Dating behauptet, dass nur der Charakter zählt, darf mir gerne mal erklären, wie man aus Strandfotos mit Sixpack und Surfbrett Charaktereigenschaften rauslesen kann.)

Aber habt ihr jemals im Leben eine Freundin sagen hören: »Ja, der sieht auf den Fotos richtig geil aus und *genau so* wie in echt«? Wahrscheinlich nicht. Und wenn doch, arbeitet er mit Sicherheit als Teilzeitkatalogmodel. Was jetzt eigentlich auch nicht weiter schlimm ist, ich wollte es nur mal gesagt haben.

Wenn deine Freundin nach langer Diskussion irgendwann doch widerwillig ein Foto rausrückt und er tatsächlich aussieht wie etwas, das nur gespendet wurde, weil der vorherige Besitzer zu faul war, um es auf dem Schrottplatz zu entsorgen, dann verliere noch nicht die Hoffnung. Der Legende nach können auch Typen, die auf Bildern unbeeindruckender aussehen als Influencer-Merch in der freien Wildbahn, richtige Adonisse sein. Warum genau sie ihre genetischen Vorteile auf Fotos sorgsam versteckt halten, ist noch nicht erforscht. Ich vermute, es ist eine Art Test einer höheren Macht, die durch die Verzerrung seines Aussehens erst evaluieren möchte, ob wir seiner gewachsen sind, bevor sie uns seiner unerbittlichen, vollkommenen Perfektion aussetzt.

Was lernen wir daraus? Wie die vorherigen Fragen auch sind Bilder nur ein Teil des Puzzles. Für sich genommen noch nicht aussagekräftig genug, aber natürlich trotzdem spannend. Zu guter Letzt dient die Betrachtung der Bilder des Auserwählten der Freundin nämlich nicht nur der Begutachtung seiner gottgegebenen Schönheit (und mal ehrlich, die meisten von uns wollen doch eigentlich gar nicht mit jemandem zusammen sein, dessen Social-Media-Seiten wie eine Dauerwerbesendung aussehen), sondern auch dem Ausschluss davon, dass er:

1. viel zu enge Jeans trägt,
2. verdächtig nach einem Ex-Freund oder einem gesuchten Serienmörder aussieht oder
3. aussieht wie jemand, der seine eigene Oma beklaut.*

> *Auf die Frage, wie jemand aussieht, der seine eigene Oma beklaut, haben meine Freundinnen und ich noch keine zufriedenstellende Antwort finden können – was im Verlauf noch relevant wird.*

Es wäre nun sicher vorbildlich, wenn ich die von mir postulierten Ausschlusskriterien selbst befolgen würde, richtig? Aber, ihr ahnt es schon, der Grund dafür, dass ich dieses Buch schreibe, ist nun mal, dass ich genau eines nicht bin: vorbildlich. Stattdessen bin ich enorm gut darin, rote Warnflaggen für andere zu schwenken wie eine übermotivierte Fluglotsin, während ich selbst in der gleichen Situation wie ein spanischer Arena-Stier mit Aggressionsproblemen auf sie zugaloppieren würde. Je mehr rote Flaggen, desto besser.

Möglicherweise geht es euch genauso und ihr seid so beratungsresistent wie ich (und alle meine Freundinnen), ignoriert alle Alarmsignale und datet trotzdem jemanden, der bei den Kernfragen nicht so gut abgeschnitten hat.

Wenn dem so ist, dann:

1. Hab ich doch gleich gesagt.
2. Selbst schlechte Dates können zu etwas gut sein.

Zumindest rede ich mir das ein, damit ich meinen reichen Erfahrungsschatz im Hinblick auf schlechte Dates rechtfertigen kann. Wie meinen Freundinnen, so versuche auch ich mir klarzumachen, dass es normal ist, dass man sich trotz aller Mühen bei der Hintergrundrecherche zum potenziellen Traumprinzen manchmal (oder auch oft) in die Scheiße reitet.

Dabei ist mir in meiner langen Misserfolgshistorie ein Muster aufgefallen, das ich euch natürlich nicht vorenthalten will (obwohl ich weiß, dass ihr nicht aus meinen Fehlern lernen werdet). Ganz besonders gut gelingen Misserfolge mit den folgenden Typen von Männern, die ich gedatet habe, ohne sie ausreichend zu prüfen, obwohl ich es hätte besser wissen müssen:

- Das Muttersöhnchen
- Das manipulative Arschloch
- Der Typ mit dem dunklen Geheimnis

Deswegen hier mein letzter, ultimativer, auf jeden Fall zu befolgender Tipp: Datet auf keinen Fall, unter gar keinen Umständen, auch wenn eine »I Am Legend«-mäßige Apokalypse ausbricht und außer euch nur drei Typen überlebt haben, von denen jeder auf eine der folgenden Kategorien zutrifft, niemals einen dieser Typen.

Das Muttersöhnchen

Das Muttersöhnchen ist der absolute Klassiker. Es lockt uns mit Colgate-Lächeln, Einfühlsamkeit und seiner liebenswerten Art in sein Leben, nur um uns dann mit der erbarmungslosen Unselbstständigkeit eines dreibeinigen Koalababys im Eukalyptusrausch schnell aus allen Wolken fallen zu lassen.

Das Tückische am Muttersöhnchen ist, dass man es wochenlang, ja sogar monatelang daten kann, ohne dass es sich als solches zu erkennen gibt. Denn es wirkt anfangs erfreulich routiniert und so, als würde es mit beiden Beinen im Leben stehen. Dass es tatsächlich mit einem Bein noch im Kinderzimmer und mit dem anderen in der Rewe-Windelabteilung steht, wissen wir an diesem Punkt noch nicht.

Man freut sich stattdessen darüber, dass das Muttersöhnchen anscheinend kein Problem damit hat, Emotionen zu zeigen, und dass es ein Freund von süßen, romantischen Gesten ist. Deswegen ist es nicht untypisch, komplett die Fassung zu verlieren, wenn sich nach unzähligen Dates auf einmal herausstellt, dass es seine Schmutzwäsche jeden Freitag zu seiner Mutter bringt, um sie sonntags frisch gewaschen wieder abzuholen. Es soll sogar Fälle geben, in denen die Eltern des Muttersöhnchens in einer anderen Stadt wohnen und das Muttersöhnchen lieber drei Stunden mit dem Auto voll ungebügelter Klamotten dorthin pilgert, als einfach mal nachzuschlagen, wie man so ein Bügeleisen eigentlich selbst bedient. Es tritt die Heimfahrt dann zusätzlich ausgestattet mit neuen Unterhosen an, da es sich der herausfordernden Aufgabe der Beschaffung von Boxershorts ebenfalls noch nie hat stellen müssen.

Doch das ist nur der Anfang. Die zunächst noch entzückende emotionale Sensibilität des Muttersöhnchens wird zunehmend zur irritierenden Weinerlichkeit. Während es anfangs seinen Mimosen-Instinkt noch unterdrückt und seinem Drang danach, sofort rumzuheulen (und ich meine nicht heulen, ich meine *rum*heulen, denn Männer *dürfen* und *sollen* weinen), wenn es nicht bekommt, was es will, nicht nachgibt, verliert es nach einigen Monaten jede Scheu.

Auf einmal stehen hysterische Anfälle und Eifersuchtsdramen auf der Tagesordnung, und einem selbst wird plötzlich klar, dass man hier keinen Arbeitsvertrag als Freundin, sondern als Adoptivmutter unterschrieben hat. Schwupps ist aus dem süßen, einfühlsamen Schnuckelchen eine kleine Heulsuse geworden.

Die Routiniertheit des Muttersöhnchens, die es zuvor irgendwie souverän hat wirken lassen, entpuppt sich mit einem Mal als Angst davor, neue Dinge auszuprobieren und die eigene Komfortzone jemals zu verlassen. Denn jede Veränderung brächte zu viele neue Hürden mit sich, die es ohne die Unterstützung einer ordentlichen Portion Hipp-Babymilch und einen Anruf bei Mama nicht zu bewältigen weiß.

Diese Schwäche aber kann uns zugutekommen, zumindest wenn eine erste Unsicherheit darüber besteht, ob man möglicherweise unwissentlich das Sorgerecht über ein Muttersöhnchen untergejubelt bekommen hat. Ein einfacher Trick verschafft Klarheit, um das Muttersöhnchen zweifelsfrei als solches zu identifizieren: Man unternimmt eine kleine Reise in eine neue Stadt oder ein fremdes Land mit ihm. Hier kann man gut beobachten, wie souverän sich das Muttersöhnchen in einer ihm unbekannten Umgebung verhält. Muttersöhnchen leben oft ihr ganzes Leben lang in derselben Gegend, da es ihnen ein Sicherheitsgefühl gibt, in jeder Ecke jemanden zu kennen, an den sie sich im Falle eines Problems wenden können. Sie sind wie eine dieser Vogelarten, die nur an einem bestimmten Ort auf der Welt existieren, weil ihr Schnabel so geformt ist, dass sie nur diese eine Beere fressen können, die nirgendwo anders wächst. Deshalb soll es häufig vorkommen, dass erst eine Reise in eine neue Umgebung, die ein gewisses Maß an Spontaneität und Selbstständigkeit abverlangt, ein Muttersöhnchen als ebensolches entlarvt.

Dieses Phänomen nenne ich das »Heimpinkler-Syndrom«. Der Heimpinkler pinkelt (agiert) problemlos in seinem gewohnten Umfeld, wird aber in einer fremden Umgebung mit seiner unterschwellig lauernden Blasen-Schüchternheit (Unselbstständigkeit) konfrontiert.

Das Lustigste (lustig auf eine selbstzerstörerische Weise) am Muttersöhnchen ist, dass es gar kein Problem damit hat, eines zu sein. Rein gar nichts daran erscheint ihm verwerflich. Wer könnte es denn auch für etwas Schlechtes halten, eine vertrauensvolle und innige Beziehung zur eigenen Mutter zu haben? Bei einer Konfrontation, in der seine Muttersöhnchen-Identität thematisiert wird, reagiert es daher sehr emotional und fasst die Kritik als Attacke gegen das Elternteil auf.

Was es nicht begreift: Nicht das gute Verhältnis zu einem Elternteil ist hier das Problem, sondern die *Abhängigkeit* von ebenjenem Elternteil im Erwachsenenalter, aus der die toxische Annahme entspringt, dass die Partnerin einer Tagesmutter oder gar einem waschechten Ersatzelternteil gleichen sollte. Auch die Tatsache, dass diese Abhängigkeit zu einer absoluten Unselbstständigkeit im eigenen Leben führt, ignoriert das Muttersöhnchen gekonnt. Immerhin laufen seine Bestrebungen ja darauf hinaus, sich für die Zukunft durch die Partnerin einen Mutterersatz ins Haus zu holen, der einspringen kann, wenn die eigene Mutter mal nicht (mehr) kann. Und man munkelt, dass es entgegen allen Erwartungen *nicht* der Traum ein jedes Menschen im heiratsfähigen Alter ist, die Rolle dieses Mutterersatzes einzunehmen.

Richtig kompliziert wird das ganze Unterfangen, wenn dem Muttersöhnchen alle paar Monate aus heiterem Himmel selbst dämmert, dass es emotional und/oder materiell in ungesundem Maße von den eigenen Eltern abhängig ist. Dann wird es einige Wochen lang alles daransetzen, dies zu ändern, indem es plant, von zu Hause auszuziehen oder gar auszuwandern, nur um diese Entscheidung mit Aussicht auf einen warmen Milchbrei nach einem anstrengenden Spieletag im lokalen Kinderparadies genauso schnell wieder über den Haufen zu werfen.

Natürlich ist Muttersöhnchen nicht gleich Muttersöhnchen. Es gibt verschiedene Abstufungen, die beim täglichen Routine-Anruf bei Mutti anfangen und bei dem Verlangen, dass die Partnerin die Rolle eines Erziehungsberechtigten übernimmt, aufhören. Die entscheidende Antwort auf die Frage, wie viel Muttersöhnchen-Sein akzeptabel für eine funktionierende Beziehung ist, hängt, wie immer, mit der eigenen Toleranzgrenze zusammen. Meine persönliche Toleranzgrenze ist bei einer unangekündigt morgens in die Wohnung reinschneienden Mutter erreicht, die anfängt staubzusaugen, während ich noch splitternackt im Bett liege – und sie wird von dem sagenumwobenen »Heuschreckenvorfall« überschritten, bei dem sich eine (zugegebenermaßen große, aber jetzt auch nicht kolossale) Heuschrecke in das Badezimmer des Muttersöhnchens einnistete, worauf es halb weinend seine Mutter anrief und fragte, ob sie die Heuschrecke aus dem Badezimmer entfernen könne.

Zu meiner Verteidigung, wie es überhaupt so weit kommen konnte, sei gesagt: Natürlich wusste auch ich zu Beginn nicht, dass ich mir ein Muttersöhnchen angelacht hatte. Es gab Anzeichen, rote Flaggen, die ich hätte wahrnehmen müssen (die von Mutti gekauften Unterhosen, die latente Unfähigkeit, eigene Entscheidungen ohne Rücksprachen mit den Eltern zu treffen, das Gequengel), doch ich war zu abgelenkt davon, dass der Gedatete wirklich groß war. Er war so groß, dass ich selbst meine höchsten Heels anziehen konnte und er mich immer noch weit überragte. Er war so groß, dass ich, der ihr ganzes Leben lang immer wieder erklärt wurde, wie groß gewachsen sie doch für eine Frau sei, neben ihm aussah wie ein handelsüblicher Gartenzwerg. Und trotz meines beeindruckend großen Gehirns kann auch ich meine biologischen Triebe nicht immer abstellen.

Außerdem hatte er einen wirklich bezaubernden Akzent, der ihn sogar dann noch charmant klingen ließ, wenn er vermutete, dass man Buntwäsche sicher bei neunzig Grad waschen müsste. Anfangs wirkte auch seine ausgeprägte Fähigkeit, über seine Gefühle sprechen zu können, wie ein Bonus, der sonst nur schwer bei Männern der Generation Y zu finden ist. Doch da wusste ich noch nicht, dass sich diese Fähigkeit zu der Gewohnheit entwickeln würde, wegen jeder kleinen Unannehmlichkeit einen emotionalen Zusammenbruch zu durchlaufen. Nach und nach fiel das Kartenhaus in sich zusammen, der charmante Akzent wurde von permanentem Gejammer übertönt und die einstige Entzückung über seine beeindruckende Körpergröße wich der Erkenntnis, dass es sich bei ihm um ein waschechtes, unverkennbares und wahrhaftiges Muttersöhnchen handelte.

Wie man unschwer herauslesen kann, habe ich mit mehr Muttersöhnchen Erfahrungen gemacht als eine Hebamme im Nachtdienst. Zusammengenommen haben mich diese Erfahrungen so sehr geprägt, dass ich heute schneller die Flucht ergreife als eine Vorstandsvorsitzende, deren Name in den Panama Papers auftaucht, sobald ich jemanden erzählen höre, dass er nicht weiß, wie man Wäsche wäscht, staubsaugt oder sich selbst eine Mahlzeit zubereitet, die nahrhafter ist als eine Packung Kartoffelchips.

Versteht mich nicht falsch, es gibt mit Sicherheit Leute, die kein Problem damit haben, den Rest ihres Lebens damit zu verbringen, einem Muttersöhnchen die metaphorischen Windeln zu wechseln. Vielleicht gefällt es einigen sogar, vor dem Erziehungsauftrag am eigenen zukünftigen Kind erst mal am Partner zu üben. Ich möchte das nur halt nicht. Und ich kenne auch niemanden, der oder die das gerne machen möchte. Aber ich weiß, es gibt euch da draußen: diejenigen, die einen Partner suchen, den sie bemuttern können. Das Muttersöhnchen ist perfekt, wenn man sich bis ans Ende der Zeit einen nervigen, aber loyalen Klotz ans Bein binden will.

Mit *loyal* meine ich übrigens nicht, dass das Muttersöhnchen treu ist, sondern dass es mit neunzigprozentiger Wahrscheinlichkeit wieder heulend und mit vollgekackter Windel zurückgekrochen kommt, nachdem es mal (wieder) Scheiße gebaut hat. Also Ladies and Gentlemen, das ist euer Stichwort, greift zu, solange der Vorrat reicht!

Falls ihr aber eher einen Bogen um Vertreter dieser Art machen wollt, habe ich hier eine nützliche Referenzliste berühmter Müttersöhnchen aus Literatur und Film zusammengestellt. Anhand dieses Anschauungsmaterials könnt ihr diese Spezies bei Bedarf sicherer identifizieren und meiden (Spoilerwarnung für jegliche Filme und Bücher, die in den letzten ca. 150 Jahren erschienen sind):

- Ron Weasley (»Harry Potter«): Ein offensichtlicheres Muttersöhnchen gibt es nicht
- Edward Cullen (»Twilight«): Ist immerhin 108 Jahre alt und lebt immer noch bei seinen (Adoptiv-)Eltern!
- Nemo (»Findet Nemo«): Hängt ziemlich an seinem Vater, wenn ihr mich fragt – ist allerdings in Menschenjahren auch erst um die 5 Jahre alt. Da kann sich das noch auswachsen
- Plankton (»SpongeBob Schwammkopf«): Wird permanent von seiner digitalen Freundin Karen bemuttert
- Trey MacDougal (»Sex and the City«): Ist einfach ein Muttersöhnchen

- Howard Wolowitz (»The Big Bang Theory«): Ist ebenfalls einfach ein Muttersöhnchen

Das manipulative Arschloch

Das manipulative Arschloch ist jemand, den wir alle kennen und lieben. Oder zumindest zu einem Zeitpunkt geliebt haben. Aber nicht lieben sollten. Und vor allem nicht daten sollten.

Er ist unverschämt attraktiv, unglaublich charmant und haut dich bei eurem ersten Treffen direkt vom IKEA-Barhocker. Er ist zielorientiert, weiß, was er vom Leben will, und hat wahrscheinlich irgendeinen coolen Job wie Tierarzt, CEO einer Unterwäschemarke oder Dealer in hoher Position.

Die ersten Dates sind aufregend, spontan und haben alle Komponenten einer »50 Shades of Grey«-Fan-Fiction. Du machst dir keine Gedanken darum, wie eure Dating-Zukunft aussehen könnte, weil alles ein Selbstläufer zu sein scheint – bis er dich plötzlich ghostet. Er antwortet dir einfach nicht mehr. Oder zumindest nur noch sporadisch. In zeitlich größer werdenden Abständen.

Anstatt dir klare Signale zu senden und einfach mal auszusprechen, dass er entweder 1. Bindungsängste oder 2. kein Interesse mehr an dir hat, hält er dich mit Wischiwaschi-Antworten hin. Und das Schlimmste daran ist, dass du das alles (halbwegs) widerstandslos über dich ergehen lässt. Denn du hast in einem viel zu kurzen Zeitraum unwahrscheinlich starke Gefühle für ihn entwickelt und wirst dir plötzlich bewusst, dass du eigentlich gerne seine Babys austragen würdest. Aber der Zug ist nicht einfach nur abgefahren, sondern gar nicht erst im Bahnhof eingetroffen.

Gerade als du dich nach monatelangem Appell deiner Freundinnen und Freunde auf dem besten Wege befindest, ihn zu vergessen, taucht er wieder auf. Und egal, wie sauer du gerne wärst und wie cool und desinteressiert du gerne wirken würdest, hoffst du doch jedes Mal wieder, dass es diesmal klappt. Dass er endlich realisiert, dass eure Nachnamen total kompatibel sind und Megapotenzial für einen Hammer-Doppelnamen haben. Dass euer Schuhgeschmack bedeutungsvoll ähnlich ist. Und dass eure Babys viersprachig und somit mit einem Superstart ins Leben aufwachsen könnten.

Aber das tut er nicht. Das Einzige, was er macht, ist, dir jedes Mal gerade genug Aufmerksamkeit zu schenken, damit du wieder Hoffnung schöpfst – nur um dich danach wieder fallen zu lassen wie ein altes Käsebaguette.

Natürlich gibt es auch beim manipulativen Arschloch verschiedene Abstufungen. Ich differenziere zwischen:

1. dem »geborenen« manipulativen Arschloch, das schon als eines aus dem Ei geschlüpft und ein Arsch aus Leidenschaft ist, und
2. dem »situativen« manipulativen Arschloch, das sich nur wie eines verhält, weil du ihm völlig egal bist.

Während die erste Spezies in absoluten Zahlen gemessen vielleicht gar nicht so häufig vorkommt, wird die zweite Spezies oft als erstere eingestuft, obwohl das gar nicht zutrifft. Der Grund dafür ist, dass es leichterfällt, jemanden für einen geborenen Wichser zu halten, als sich selbst einzugestehen, dass er vielleicht doch ein ganz okayer Typ ist und sich nur beschissen verhält, weil er einfach kein Interesse an Dates, Babys oder – noch schlimmer – Sex hat. Einer anderen Person gegenüber, an der er echtes Interesse hat, kann sich das »situative« manipulative Arschloch absolut vorbildlich verhalten und ein respektvoller, liebender Partner sein. Wenn du diese Person allerdings nicht bist, wird sich das auch nicht durch Zauberhand, eine neue Frisur, eine Speckrolle weniger oder Voodoo ändern.

Die Beweggründe beider Arschloch-Gattungen sind selbstverständlich trotzdem verwerflich, gemeingefährlich, nicht zu entschuldigen und der Typus daher möglichst in Gänze zu meiden. Denn egal, wie aufregend das ewige Hin und Her auch sein mag: Das manipulative Arschloch, egal welcher Spezies, hat sich seinen Namen nicht grundlos verdient. In der Zeit, in der in deiner Gefühlswelt noch Liebesglück herrscht und du auf Wolke sieben schwebst, behält dein Auserwählter mit kleinen, vermeintlich lustigen Sticheleien immer die Kontrolle. Er nimmt dir das Selbstbewusstsein und vermittelt dir gleichzeitig das Gefühl, dass nur er selbst es dir wiedergeben kann.

Ich für meinen Teil habe mehr als nur ein manipulatives Arschloch gedatet. Noch mal zu meiner Verteidigung: Sie sind anfangs sehr schwer zu identifizieren, gerade weil ausgerechnet diese Spezies mit einem wirklich unwiderstehlichen Charme ausgestattet ist.

Das letzte manipulative Arschloch, das ich gedatet habe, gehörte definitiv zur Untergattung »situatives« Arschloch. Das klingt im ersten Moment weniger dramatisch, aber ich wage zu behaupten, dass es sogar noch verheerendere Auswirkungen haben kann, ein situatives Arschloch zu daten, als auf ein geborenes Arschloch reinzufallen, denn man hält länger an ihm fest, weil man unbedingt an den Teil glauben möchte, der sich nicht ständig beschissen verhält.

So war es zumindest bei mir. Etwa fünf Monate lang konnte man mir nichts Schönes, Lustiges oder Trauriges erzählen oder zeigen, ohne dass ich zu heulen anfing wie ein 3-jähriges Kind, das keine

Hot Wheels zum Geburtstag bekommen hat. Es dauerte etwa sechs Monate, bis ich das Gefühl hatte, über ihn hinweg zu sein, und dann noch mal etwa fünfzehn Monate, bis ich tatsächlich über ihn hinweg war.

Wer, wie ich, schon einmal ein situatives Arschloch gedatet hat, weiß, dass es unglaublich schwer ist, es als solches zu erkennen, weil alle um einen herum ständig erzählen, wie toll und lieb und überaus wundervoll es doch sei. Am Ende ist man selbst davon überzeugt, dass es sich bei diesem Prachtexemplar von Mann unmöglich um ein Arschloch handeln kann. Man wird in der eigenen Urteilsbildung verunsichert, weil das situative Arschloch zu anderen tatsächlich absolut toll und lieb und überaus wundervoll sein *kann,* was aber spätestens nach ein paar Monaten und einigen unbeantworteten Nachrichten von dem Fakt überschattet wird, dass es sich einem selbst gegenüber nun mal wie das situative Arschloch verhält, das es ist.

Wenn dir irgendwann nach ein paar langen Monaten oder auch Jahren bewusst wird, dass das Verhältnis mit dem manipulativen Arschloch absolut keinen Sinn ergibt, wirst du wahrscheinlich ein friedvolles »Abschlussgespräch« führen wollen. Ich verwette an dieser Stelle allerdings meine linke Pobacke darauf, dass es dazu niemals kommen wird. Denn so ein »Abschlussgespräch« ist für jedes manipulative Arschloch eine willkommene Gelegenheit, um wieder mal wie wild auf deinen Emotionsknöpfen herumzudrücken. Ehe du gecheckt hast, was gerade passiert, ist aus dem »Abschlussgespräch« lauwarmer »Versöhnungssex« geworden – nach dem du erneut geghostet wirst. Das Arschloch wird dir immer nur genau das Minimum dessen geben, was nötig ist, um dich zu halten, aber kein bisschen mehr.

Mein Vorschlag: Blockier es. Überall. Ja, auch auf Instagram.

Nein, von einem Fake-Account stalken geht nicht klar. Blockiere, nur um sicherzugehen, auch seine Freund*innen. Denn das manipulative Arschloch kann nur in Liebesromanen und Constantin-Filmen zu einem einfühlsamen, blumenpflückenden Tom Lefroy (Ref.: »Geliebte Jane«) werden. Und am Ende heiratet er ja doch eine andere, weil sein knatschiger Onkel ihm sonst kein Geld für seine bettelarme Familie in Irland gibt.

Zur Vorsorge und besseren Einordnung hier ebenfalls eine Liste mit Referenzen aus Literatur und Film für das manipulative Arschloch:

- Daniel Cleaver (»Bridget Jones«): Wir lieben ihn natürlich trotzdem alle
- Mr. Big (»Sex and the City«): War von Anfang an ein Eierkopf und wird auch immer einer sein
- Irene Adler (»Sherlock Holmes«): Nutzt Sherlocks Liebe für Informationsbeschaffung
- Mr. Wickham (»Stolz und Vorurteil«): Versucht mit Elisabeth Bennets 15-jähriger Schwester durchzubrennen
- Prinz Hans von den südlichen Inseln (»Frozen«): Mogelt vor, Ana zu lieben, um den Thron von Arendelle besteigen zu können
- Azog der Schänder (»Der Hobbit«): Ich habe keinen Beweis, aber bin mir sicher, dass er emotional manipulativ ist
- Berlin (»Haus des Geldes«): Muss ich dazu was sagen?
- Jace Herondale (»The Mortal Instruments«): Das personifizierte manipulative Arschloch (natürlich lieben wir ihn alle trotzdem)
- Gaston (»Die Schöne und das Biest«): Ein oberflächlicher Luftkopf

Der Typ mit dem dunklen Geheimnis

Es gibt die Art von Typ mit dunklem Geheimnis, bei dem du direkt von Anfang an weißt, dass irgendwas im Busch ist. Und dann gibt es noch die Art von Typ, bei dem dich die Offenlegung des dunklen Geheimnisses trifft wie ein Wurf des Klassenbesten beim Völkerballturnier: voll in die Fresse.

Dunkle Geheimnisse können bei so kleinen Dingen wie einer unbegründeten Abneigung gegen den Parmesan von Miracoli anfangen (grenzwertig, aber ungefährlich), sich auf der anderen Seite des Horizonts aber unendlich weit erstrecken. Es können kleine Delikte, Diebstahl, abgetrennte Gliedmaßen in der Tiefkühltruhe oder – noch viel schlimmer – geheime Ehefrauen, Ehemänner, Kinder und PICALDI-Jeans-Sammlungen sein.

Die Diskussion darüber, zu welcher Selbstauskunft der Auserwählte hinsichtlich dieser Dinge überhaupt verpflichtet ist, ist mehr als relevant. Mein Urteil lautet, dass Auskunft nötig ist, sobald das Geheimnis mit fragwürdigen Orten, fragwürdigen Aktivitäten oder fragwürdigen Personen (s. o.) zu tun hat.

Die Problematik: Eine allgemeingültige Definition von »fragwürdig« existiert nicht. Für mich ist eine PICALDI-Jeans-Sammlung fragwürdig, für andere unerlässlich. Man kann Fragwürdigkeit auch nicht *nur* aufgrund der Legalität einer Sache ausschließen. Nur weil etwas nicht verboten ist, ist es noch lange nicht okay. Illegale Aktivitäten sollten allerdings allgemein als fragwürdig eingestuft werden.

Das sah der Kunsthändler, den ich damals im ersten Jahr an der Uni für genau drei Tage gedatet habe, übrigens anders. Obwohl die ersten Dates angenehm und ohne Zwischenfälle verliefen, entschied ich mich auf Nachfrage meiner Tante dazu, seinen Namen zu googeln. Ins Deutsche übersetzt hätte dieser »Wohlhabendes Edelmetall« gelautet, was ziemlich prägnant und an sich schon shady ist, mir aber trotzdem gängig genug erschien, um mir erst mal nichts dabei zu denken, als ich auf einen mehrere Jahre alten Artikel über einen gleichnamigen Teenager stieß, der den Schmuck seiner reichen Großmutter geklaut und sich damit in eine andere Stadt abgesetzt hatte. Ich schickte den Artikel an ein paar Freundinnen, und wir machten uns über den Gedanken lustig, dass *mein* Date dieser langfingrige Teenager sein könnte.

Das war ungefähr so lange witzig, bis ich mir den ganzen Artikel durchgelesen und mit meinem zahlentechnisch stark beeinträchtigten Gehirn ausgerechnet hatte, dass mein Edelmetall-Boy zum Verfassungszeitpunkt des Artikels genauso alt wie Großmutters Schmuckräuber-Enkel gewesen sein musste. Als ich dann noch die Namen der Eltern im Artikel mit denen aus Edelmetall-Boys Facebook-Profil verglich, wurde mir klar: Ich ging mit einem familieninternen Juwelendieb Cocktails trinken.

Ausnahmsweise habe ich mich hier mal an meine eigenen Ratschläge gehalten und bin nicht weiter mit ihm ausgegangen. Ich mag ja einigermaßen tolerant gegenüber Muttersöhnchen, Arschlöchern und anderen Beziehungs-Missetätern sein, aber arme wehrlose Omas ausrauben und dann auch noch Kunsthändler werden, das ging selbst mir – sogar mit Aussicht auf eine wirklich gute, auf wahren Begebenheiten beruhende Romanidee – zu weit.

Doch Toleranzgrenzen sind bekanntlich sehr verschieden. Meine Brustimplantate beispielsweise würde ich keinesfalls als illegal oder auch nur fragwürdig einstufen. Deswegen sah ich mich auch nie veranlasst, sie einer abendlichen Begleitung bereits zur Begrüßung auf den Tisch zu packen und ihre Herkunft zu erläutern. Das sah derjenige, den ich in meinem zweiten Jahr an der Uni datete, allerdings ganz anders. Ich hatte den – in seinen Augen – elementaren

Zeitpunkt verpasst, an dem man durchgeführte plastische Chirurgie mit dem potenziellen Partner bespricht.

Wann genau dieser Zeitpunkt gewesen wäre, weiß ich bis heute nicht. Wird der Zustand der primären und sekundären Geschlechtsmerkmale mittlerweile schon thematisiert, *bevor* man sie zum ersten Mal zu sehen bekommt? »Hallo, ich bin Pati, studiere Journalismus, trinke gerne Weißwein und habe Silikonbrüste«?

Plötzlich war ich der »Typ mit dem dunklen Geheimnis«, ohne dass ich es so ganz nachvollziehen konnte. Gänzlich vermeiden lässt es sich also anscheinend nicht, selbst mal in diese Kategorie zu stolpern, da wir wahrscheinlich alle ein mehr oder weniger dunkles Geheimnis mit uns unter der Bluse herumtragen – manchmal sogar, ohne zu wissen, dass der andere das bloße (eventuell unabsichtliche) Zurückhalten einer Information als dunkles Geheimnis interpretieren könnte. Man kann aber, finde ich zumindest, als grobe Richtlinie festhalten, dass das Geheimnis nicht so dunkel sein sollte, dass es auf einer Stufe mit Schmuckraub steht.

Auch die Gattung »Typ mit dem dunklen Geheimnis« ist medial gut dokumentiert. Folgende Liste mit Referenzen aus Literatur und Film sollte euch bei der Planung eurer Vermeidungsstrategie gut dienen:

- Tom Lefroy (»Geliebte Jane«): Muss bettelarme irische Familie mit Geld des Onkels ernähren
- Patrick Verona (»10 Dinge, die ich an dir hasse«): Wird bezahlt, um Bianca Stratford zu daten
- Sherlock Holmes (»Sherlock Holmes«): Ist drogenabhängig
- Tom Riddle (»Harry Potter«): Hat seine Seele in sieben Teile gespalten und ist unter dem Decknamen Lord Voldemort wiederauferstanden

- Flynn Ryder (»Rapunzel – Neu verföhnt«): Heißt eigentlich Eugene
- Jon Snow (»Game of Thrones«): Erfährt, dass er der rechtmäßige Erbe des Eisernen Throns ist und verrät es drei Folgen lang nicht
- Aang (»Avatar – Der Herr der Elemente«): Ist der Avatar und verrät es zwei bis drei Folgen lang nicht
- Jean Valjean (»Les Miserables«): War zwölf Jahre im Gefängnis, weil er ein Stück Brot geklaut hat
- Zeki Müller (»Fack ju Göhte«): Hat nach einem Bankraub Geld unter der Turnhalle der Schule vergraben, an der er unterrichtet

Was können wir diesem Kapitel nun für ein Fazit entnehmen? Ist der Ratschlag »Prüfe, wen du datest« unnütz oder essenziell wichtig?

Ich behaupte, er ist beides. Wir geben ihn, wir wünschen uns sogar, ihn selbst zu befolgen – aber dann rauschen irgendwelche Hormone durch den Körper, und das Wetter ist besonders schön oder besonders mies, oder man würde diese eine neue Bettwäsche ja schon gern mal jemandem zeigen, oder es ist einfach schon verdammt lange her. Und da wir uns eh nie sicher sein können, was uns am Ende der nur spärlich beleuchteten Dating-Straße erwartet, egal, wie sehr wir uns über die potenziellen Makel und Geheimnisse des zu Datenden informieren, macht es am Ende ja auch gar keinen so großen Unterschied.

Das heißt nicht, dass wir nicht trotzdem fleißig (und im Rahmen des Gesetzes) herumstalken sollten. Denn nur so können unangenehme Funde (Daumensammlung im Kühlschrank), unangenehme Situationen (Antreffen einer geheimen Ehefrau im Schlafzimmer) und unangenehme Zeugenaussagen (siehe Daumensammlung) zumindest in der Theorie vermieden werden.

Doch selbst wenn ich noch fünfzig zusätzliche Seiten (Gott behüte) mit Warnungen darüber geschrieben hätte, welche Dating-Fauxpas man möglichst vermeiden sollte, würde ich trotzdem meine Katzen darauf verwetten, dass ihr alle weiterhin Muttersöhnchen, manipulative Arschlöcher *und* Typen mit dunklem Geheimnis daten würdet. Meine Mutter hat mal gesagt, dass man den Finger nicht in die Kacke stecken muss, um zu wissen, dass es Kacke ist. Ich sage: Das stimmt nicht. Vor allem nicht beim Daten. Die vermeintliche Kacke könnte ja Schokoladeneis sein, das nur durch einen unglücklichen Zufall das äußere Erscheinungsbild eines Haufens Scheiße angenommen hat. Und ich bin mir sicher, dass ich nicht die Einzige bin, die sich beim Dating nicht davor scheut, ab und zu mal so richtig in den Kackhaufen zu greifen, weil der Kackhaufen sich potenziell ja als ein in Exkrementen versteckter Goldschatz entpuppen könnte.

Einige Tiefpunkte müssen einfach am eigenen Leib erlebt und individuelle Toleranzgrenzen persönlich getestet werden, um am Ende *so ungefähr* wissen zu können, was man will. Oder zumindest, um ganz sicher wissen zu können, was man *nicht* will.

Lass dir nicht das Herz brechen

Lasst mich raten. Ihr habt alle Ratschläge aus dem vorherigen Kapitel im Sinne der Toleranzgrenzen-Findung ignoriert (was, um fair zu sein, auch mein abschließendes Fazit war) und jedem Background Check zum Trotz bereits ein Muttersöhnchen, ein manipulatives Arschloch, einen Typen mit dunklem Geheimnis oder sogar jede einzelne dieser Spezies gedatet? Das war ja gar nicht abzusehen. Ich bin total überrascht.

Dating-Chronologisch passiert nun üblicherweise eine der folgenden Sachen:

1. Euch wird das Herz gebrochen
2. Ihr brecht jemand anderem das Herz
3. Alles geht gut, eure Nachnamen ergeben einen Hammer-Doppelnamen und ihr bekommt supersüße Babys, die viersprachig aufwachsen

Wenn Letzteres der Fall sein sollte: Schön für euch. Ich ziehe mürrisch meinen metaphorischen Fedora-Hut. Ihr könnt zum nächsten Kapitel blättern und eure besserwisserischen Zinken aus den Angelegenheiten von uns chronischen Müllhaufen-Dater*innen heraushalten. Ich würde außerdem mal checken, ob euer potenzieller Doppelname überhaupt auf eine Türklingel passt und nicht vielleicht zu Schwierigkeiten bei der Wohnungssuche in Deutschland führen könnte. Wenn ihr wisst, was ich meine. Wenn ihr nicht wisst, was ich meine: Ignoriert es einfach, denn eure Unwissenheit ist Beweis genug, um ausschließen zu können, dass euch diese Gefahr betrifft.

Alle anderen werden wahrscheinlich in nächster Zeit von folgenden gut gemeinten Ratschlägen heimgesucht:

1. Lass dir nicht das Herz brechen
2. Brich keine Herzen

Lass dir nicht das Herz brechen

Der Ratschlag »Lass dir nicht das Herz brechen« rangiert in etwa auf einer Stufe mit »Fahr vorsichtig!«. Niemand hat vor, unvorsichtig zu fahren oder sich das Herz brechen zu lassen, es kommt aber trotzdem oft zu Verletzungen, weil die anderen (Geschlechts-)Verkehrsteilnehmer*innen sich nicht ordentlich benehmen. (In beiden Fällen ist außerdem erstaunlich oft Alkohol mit im Spiel.)

Sich das Herz brechen zu lassen ist das gefühlsmäßige Äquivalent dazu, alle Organe entnommen und durch Kohlrabi ersetzt zu bekommen. Sich das Herz brechen zu lassen fühlt sich an wie eine Darmspiegelung, denn es tut weh, ist erniedrigend und bringt alle unterschwellig lauernden Probleme wieder ans Tageslicht. Herzschmerz trampelt nicht nur mit sechzehn Zentimeter hohen Stripper Heels auf dem muskulären Hohlorgan herum, sondern stampft vor allem auch taktsicher das Selbstbewusstsein in Grund und Boden.

Würde mich jemand nach all meinen Herzschmerzgeschichten fragen, ergäbe das ein eigenes, auf Taschentuchpapier gedrucktes Buch, damit man es gleich für den eigenen Liebeskummer wiederverwenden kann. Weil damit aber keinem geholfen wäre, gibt es hier eine – wirklich sehr abgespeckte – Zusammenfassung der Momente, in denen ich mir das Herz habe brechen lassen:

Liste der Momente, in denen mir das Herz gebrochen wurde

- 2011
- 2012
- 2017
- 2020

2011

Teenager-Herzschmerz kennt jede*r, und auch ich war nicht gesegnet genug, um von ihm verschont zu bleiben. Wenn man ein Teenager ist, sagen einem alle, dass man ja *jung* sei und der Herzschmerz deshalb gar nicht so schmerzhaft sein könne. Heute, als weise Mittzwanzigerin, kann ich allerdings sagen, dass er das definitiv sein kann und meistens auch ist. Kein Herzschmerz ist so schmerzhaft wie der eines belächelten jungen Menschen, dem das erste Mal von einem schelmisch grinsenden Herzenskobold das lädierte Pumporgan zerquetscht wird.

2012

Um dem Fakt die Dramatik zu nehmen, dass mein minderjähriges Romantikorgan zwei Jahre in Folge gebrochen wurde wie der Leib Christi bei der Kommunion, muss ich Folgendes ergänzen: Aus der vorerst sehr belastenden Situation im Jahr 2011 entwickelte sich meine erste Beziehung (er brach mir zuerst das Herz und realisierte dann Monate später, wie toll ich war), die fast zwei Jahre hielt und somit sage und schreibe meine bis heute längste Beziehung war. (Wenn ich es jetzt so herunterschreibe, frage ich mich, ob ich deswegen beunruhigt sein sollte.)

2017

Für Informationen bezüglich dieser Herzbruchsituation verweise ich auf das vorangegangene Kapitel und insbesondere den Abschnitt »Das manipulative Arschloch«.

2020

Diese Situation war eher ein Missverständnis als ein ausgewachsener Bruch des Herzens, aber für mindestens zwei Wochen fühlte sich Letzteres an, als hätte Justin Biebers Dance Crew darauf eine Parris-Goebel-Choreografie aufgeführt.

Jedes Mal, wenn einem selbst oder jemandem, mit dem man sogar sein letztes Wurstbrot teilen würde, das Herz gebrochen wird, landet man am Ende aller Ratschläge bei dieser Frage: Wie soll man mit der Schmach, abgewiesen worden zu sein, nun umgehen? Wie soll man sich der Erniedrigung stellen, von Stiftung Hurentest als »nicht befriedigend« befunden worden zu sein? Wie wird man das ständig in Gedanken aufblitzende Antlitz der oder des Verflossenen los? Aber vor allem: Wie zahlt man den Herzensbruch heim?!

Ich mache natürlich nur Spaß. Nein, tu ich nicht. Haha, doch, tu ich. (Nein, tu ich nicht. Ich würde vorschlagen, entweder a) ihn oder sie für ein teures Abonnement eines Pferdesport-Magazins anzumelden, b) kurz bevor das Staffelende einer besonders guten Serie ansteht, alle Passwörter von Streaming-Portalen, die ihr gemeinsam nutzt, zu ändern, oder c) den*die Stammfriseur*in zu bestechen, damit der oder die Herzensbrecher*in beim nächsten Besuch den Frisiersalon mit einem schicken Tribal am Hinterkopf verlässt.)

Zum Glück gibt es aber drei ultimative Vermeidungsstrategien, um sich das Herz gar nicht erst brechen zu lassen und somit auch nicht auf Rache sinnen zu müssen:

1. Date niemanden
2. Siehe Step 1
3. Siehe Step 2

Ein ziemlich zuverlässiges und effektives Mittel, um sich das Herz nicht brechen zu lassen, ist, einfach nie wieder jemanden zu daten. Man kann den Rest seines Lebens schließlich auch damit verbringen, mit Katzen oder einem dieser riesigen Kissen, die wie ein Arm geformt sind, zu kuscheln. Die Problematik: Es ist halt scheiße langweilig. Entsprechend kurz ist meine Liste der Momente, in denen ich es geschafft habe, absichtlich nicht zu daten:

- Eine laue Sommernacht im Jahre 2016, in der ich aber wahrscheinlich einfach viel zu betrunken und daher zu fokussiert darauf war, die Kloschüssel zu treffen, um ernsthaft in Erwägung zu ziehen, jemanden zu daten.
- Ca. zwei Wochen gegen Ende 2018, in denen ich allerdings innerhalb von fünf Tagen drei Hausarbeiten fertigschreiben

musste und entsprechend über keinerlei weitere Kapazitäten verfügte, mir darüber Gedanken zu machen, ob ich zwischendrin nicht doch noch jemanden daten sollte.

Die meisten menschlichen Seelchen sehnen sich nun mal ab und zu (oder viel zu oft) nach körperlicher Nähe, Bestätigung und ab und an auch mal nach einer kleinen Fetzerei. Mit einer Katze ist alles davon zwar eingeschränkt möglich, aber »Miau« trägt bei einer Fetzerei immer wenig zur Lösung des Problems bei.

Deswegen wird man sich früher oder später auf der Suche nach Liebe, Zuspruch und – wenn man will – einer netten Doppelhaushälfte wahrscheinlich trotzdem das Herz brechen lassen. Damit meine ich nicht: »Bitte bleibt um der Liebe oder Zuneigung willen in einer toxischen, unglücklichen oder dysfunktionalen Beziehung, in der euch dauerhaft auf dem Herzen herumgetrampelt wird«, sondern: Wahrscheinlich wird es den wenigsten von uns vergönnt sein, von der Schmach des Herzschmerzes verschont zu bleiben. Man wird »gute« Ratschläge ignorieren, weil man es in dem Moment ja selbst besser weiß, und wenn man sich richtig gewieft anstellt, wird man es schaffen, selbst dann das Herz gebrochen zu bekommen, wenn man sich an die ultimative Vermeidungsstrategie hält und absolut niemanden datet. Der »Sich auf Entfernung verlieben und nicht die Eier haben, etwas zu sagen, und deswegen am Ende das Herz quasi von sich selbst gebrochen zu bekommen« ist nämlich ein absoluter Klassiker und genauso gewöhnlich (und scheiße) wie Laktoseintoleranz.

Niemanden zu daten ist also offensichtlich keine Alternative und schützt am Ende noch nicht einmal zweifelsfrei davor, die Scherben einer (Fantasie-)Beziehung aufkehren zu müssen. Der – sicherlich wie immer gut gemeinte – Ratschlag, sich nicht das Herz brechen zu lassen, ist somit vollkommen realitätsfern.

Brich keine Herzen

Wenn es schon nicht möglich ist zu verhindern sich das Herz brechen zu lassen, sollte man doch meinen, dass man zumindest versuchen könnte, anderen das Leben einfacher zu machen und selbst keine Herzen zu brechen. Denn lauscht man den tränennassen Erzählungen des eigenen Umkreises und erinnert man sich an die eigenen Herzschmerzgeschichten zurück, sind es ja offensichtlich immer nur die anderen, die schuld an dem einen oder anderen lädierten Herzen sind ... oder?

Na ja, nein. Es ist unglaublich einfach, davon auszugehen, dass immer nur *die anderen* die herzmeuchelnden Bösewichte sind, die zum Nachtisch gerne mal ein paar sensible Menschenherzen verdrücken, während man selbst die moralische Unfehlbarkeit einer gewissen latschentragenden Führungspersönlichkeit aus der Bibel mitbringt. Aber das entspricht in neunundneunzig Prozent der Fälle einfach nicht der Realität.

Man ist sich dessen vielleicht nicht bewusst, aber jeder Mensch hat schon mindestens ein Mal ein Herz gebrochen. Und ich spreche nicht nur von dem offensichtlichen Schlussmach-Herzbrechen. Manchmal ist es eine Beziehung, die man zu früh eingeht, weil man sich von einem noch nicht verarbeiteten Herzschmerz ablenken möchte. Manchmal ist es ein Techtelmechtel, das man aus Langeweile beginnt. In einer Welt, in der täglich Dinge explodieren, Leute sterben und Menschen glauben, dass Palm Angels cool ist, ist es schwer, den Umstand zu verurteilen, dass Menschen manchmal

Ablenkung durch (für sie) bedeutungslose Romanzen suchen. Und manchmal ist es auch einfach nur ein »Man geht ein Mal zusammen einen Kaffee trinken, bei dem das Gegenüber die ganze Zeit über Wrestling redet, und am Ende denkt man, euch sei beiden bewusst, dass ihr einfach keinen Draht zueinander habt, aber die andere Person denkt wohl anders«-Herzbrechen. Wie sehr man diese Person verletzt hat, erkennt man unter Umständen erst dann, wenn man sich Jahre später bei einer Party von Freund*innen zufällig wiedersieht und jene Person alle in der Runde herzlich begrüßt und nur einen selbst ignoriert.

Letztere Begebenheit ist natürlich völlig frei erfunden und war nicht echt und vor allem nicht total unangenehm ... Okay, vielleicht doch. Ich muss mir jetzt mal ehrlich eingestehen, dass ich mir hierfür einen Stern im Kackmensch-Buch verdient habe. (Übrigens eine tolle Geschäftsidee als Alternative zu Freundebüchern.) Aber auch wenn ich ein Mensch sein mag, aus dem die Imperfektion (und die Irrationalität) herausquillt wie die Füllung aus einem extrasaftigen Donut – jemanden *absichtlich* einen emotionalen Abhang herunterzutreten, übersteigt selbst mein Level an Charakterschwäche.

Trotzdem bleibt es ein nahezu unmögliches Unterfangen, eine Beziehung oder eine Datingphase zu beenden (etwa weil der Gedatete seine Oma ausgeraubt hat oder weil eine*r von euch beim Filmabend ausschließlich Filme, die vor 1990 gedreht wurden, schauen will), ohne dass eine*r der Beteiligten am Ende lädierte Herzteile wieder zusammenflicken muss. Schluss machen ist, gleich neben dem Ausfüllen der Steuererklärung, eine der belastendsten Aufgaben der Welt, denn man kann, ebenso wie bei einer Steuererklärung, nur irgendwas falsch machen. Dieses Vorhaben verlangt Sensibilität, Charakterstärke und ein Rückgrat, das stabiler ist als Arnold Schwarzeneggers Bizeps, und lässt einen häufig mit dem Gefühl zurück, dass einem gerade selbst das Herz gebrochen wurde. Die Fähigkeit, *so* Schluss zu machen, dass man sich nicht noch Jahre später gegenseitig bei jedem zufälligen Treffen auf einer Halloweenparty schnippisch die in ein Kürbiskostüm verpackte kalte Schulter zeigen muss, verdient mindestens einen Friedensnobelpreis. Denn es jemandem *schonend* beizubringen, dass man seine Paar-Mitgliedschaft im Beziehungsclub gerne kündigen würde, wird nur selten mit Verständnis und Einsicht belohnt.

Zwar gibt es die eine oder andere Strategie, um das vormals intakte Herz einer anderen Person nicht noch extra dramatisch zum Zerbersten zu bringen, aber egal, wie rücksichtsvoll man sich in der Gefühlswelt anderer auch bewegt: Es ist fast unvermeidlich, mindestens ein Mal eine wertvolle Vase umzuschmeißen – gerade wenn man selbst mit einem Riesenrucksack voll emotionalem Gepäck durch ebenjene zerbrechliche Gefühlswelt stolpert. Was man jedoch definitiv vermeiden kann, ist, sich dabei wie ein situatives manipulatives Arschloch zu verhalten (siehe vorheriges Kapitel). Denn ein situatives Arschloch zu sein bedarf, wie bereits ausführlich erklärt, keiner großartig böswilligen Intention. Um trotzdem ganz aktiv etwas zur Prävention von situativer Arschlochigkeit beizutragen, habe ich hier zur ersten Orientierung eine überschaubare Checkliste von Verhaltensweisen angelegt, die es *mindestens* zu unterlassen gilt, wenn man das Risiko zu minimieren gedenkt, selbst als Arschloch durch die Welt zu gehen.

No-Gos wären zum Beispiel (aber nicht exklusiv):

- **Ghosten** (einfach nie wieder antworten): Eine besonders miese Art, jemandem (un)klar zu machen, dass man nicht interessiert ist. Gerade in einer Zeit, in der es nach gesellschaftlichen Standards nicht einmal mehr ein persönliches Treffen braucht, um einer Person eine Hiobsbotschaft zu übermitteln, ist Ghosten kein Zeichen von Coolness, sondern von fehlendem Mumm.

- **Hinhalten** (so tun, als wäre man interessiert, obwohl das nicht der Fall ist): Interesse vorzutäuschen ist mindestens genauso scheiße wie Ghosting, da sich der oder die Hingehaltene in Sicherheit und Liebesglück wähnt, während die andere Person schon Termine für die nächsten Dick-Appointments ausmacht.

- **Abwimmeln** (unter falschen Vorwänden immer wieder Verabredungen absagen, weil man nicht die Eier hat, das fehlende Interesse auszudrücken): Wer andere ständig abwimmelt, in der Hoffnung, sie mögen den Wink mit dem Zaunpfahl irgendwann verstehen, nur um selbst nicht Klartext sprechen zu müssen, hat auf jeden Fall einen saftigen Stirnschnipser verdient.

Folglich sollte das ehrliche Verbalisieren des eigenen Desinteresses ein sicherer Wegweiser in Richtung »ehrenhaftes Herzensbrechen« sein. In manchen Fällen – und berechtigterweise – ändert das zwar immer noch nichts an der vermutlich unschönen Reaktion der zurückgewiesenen Person. Und um fair zu sein: Laut ausgesprochen zu hören, dass jemand, dessen DNA man eigentlich gerne mal mit der eigenen vermischen würde, kein Interesse an einem romantischen und bevorzugt lebenslangen Techtelmechtel hat, ist trotz aller versuchten Ehrenhaftigkeit alles andere als *leicht zu genießen*. Aber das eigene Spiegelbild schaut einem immerhin nicht mehr ganz so angewidert ins Gesicht, wenn man zumindest *versucht* hat, nicht achtlos in jemandes Gefühlswelt herumzutoben wie Amerikaner*innen im Black Friday Sale.

Man kann also zusammenfassen, dass sowohl »Lass dir nicht das Herz brechen« als auch »Brich keine Herzen« auf den ersten Blick zwar legitime, aber nicht in jeder (Liebes-)Lebenslage absolut befolgbare Ratschläge sind. Doch selbst wenn gebrochene Herzen, egal, ob das eigene oder das eines Wrestling-Fans, letztendlich unvermeidbar sind, kann man immerhin dafür sorgen, dass man nicht eines Morgens fröhlich in den Spiegel schaut und einem ein waschechtes Arschloch hämisch zurückwinkt.

Zum Abschluss des Kapitels möchte ich euch deswegen Immanuel Kants kategorischen Imperativ nahelegen, der da lautet: »Handle nur nach derjenigen Maxime, von der du wollen kannst, dass sie ein allgemeines Gesetz werde«. Hätte der arme Mann gewusst, dass sich irgendwann mal irgendeine Trulla an die Überreste ihres Philosophieunterrichts erinnert und sein Lebenswerk missbraucht, um ihre mittelmäßigen Dating-Tipps unter die Menge zu jubeln, dann wäre er wahrscheinlich lieber Bäcker geworden. Aber selbst schuld, wer so einen absoluten Banger an Lebensweisheit in die Welt setzt.

Daher: Macht nicht via WhatsApp-Nachricht oder Post-it Schluss, wenn ihr nicht wollen würdet, dass jemand via WhatsApp-Nachricht oder Post-it mit euch Schluss macht. Brecht die Herzen anderer nicht auf gemeingefährliche Art und Weise, wenn ihr nicht wollen würdet, dass euer Herz auf gemeingefährliche Art und Weise gebrochen wird. Und sagt dem Gegenüber ehrlich, dass ihr einfach nicht auf Wrestling steht, wenn ihr wollen würdet, dass euch das Gegenüber auch ehrlich sagt, dass die hundertste »lustige« Katzenanekdote einfach eine zu viel war. Das mag nicht so vielversprechend sein wie eine lebenslange Herstellergarantie auf das eigene intakte Herz, aber immerhin muss einem auf diese Weise niemand irgendwann beschämt die »Arschloch«-Graffiti vom Grabstein kratzen.

Wer hätte gedacht, dass Kant sich so gut mit den Problemen des Herzens auskennt. Oder sollte ich sagen: ausKANT? ***ba dum tss***

Mach dich rar

»Mach dich rar« ist als Ratschlag auf einer Verzweiflungsskala eine glatte Zehn mit Sternchen. Er wird nur gegeben, wenn alle anderen Versuche in Sachen zwischenmenschlicher Annäherung bereits erfolglos waren: Es ist völlig klar, dass er oder sie eindeutig nicht auf dich steht? Mach dich rar! Du willst deine*n Ex zurück, er oder sie dich aber nicht? Mach dich rar! Der heiße Typ aus dem Fitnessstudio oder die süße Zahnärztin haben eine einstweilige Verfügung gegen dich erwirkt? Mach dich rar!

Mit »Mach dich rar« wird nahegelegt, nicht allzu viel von sich selbst preiszugeben – oder zumindest weniger von sich preiszugeben als zuvor –, um Interesse bei einer Person hervorzurufen, bei der entweder noch nie Interesse da gewesen ist oder bei der es das Interesse zurückzuerlangen gilt. Die kriminellen Cousins von »Mach dich rar« sind auch bekannt als »Sei mysteriös«, »Gib dich unnahbar«, »Lass dich erobern« und »Klammer nicht«, angeführt von dem mit Knast-Tattoos vollgekritzelten Familienoberhaupt »Willst du gelten, mach dich selten«, denn jeder beschissene Ratschlag wird noch beschissener, wenn er sich reimt.

Trotz der wahrscheinlich hohen Prozentzahl an Ratschlaggebenden, die diesen Ratschlag mit guter Absicht kommunizieren, sollte man sich vor ihnen und ihren lausigen Lebensweisheiten hüten. Denn »Mach dich rar« ist nur der höchste Punkt einer Eskalationskurve, auf der »Lächel ihn doch mal mehr an«, »Zieh ein enges Top an« und »Redet doch mal darüber, dass er viel zu oft mit seiner besten Freundin rumhängt« bereits abgefrühstückt wurden. Ratschläge also, die allesamt ebenfalls davon ausgehen, dass das Fehlen von intrinsischer Motivation beim Gegenüber durch externe Faktoren oder möglichst viel/wenig Aufmerksamkeit wettgemacht werden kann.

»Mach dich rar« ist wie der Versuch, nach einer großflächigen Gasexplosion das Chaos mit einem Swiffer-Staubmagneten zu beseitigen. Man weiß, dass es nichts bringt, aber man versucht es trotzdem, wenn auch halbherzig. Trotzdem hält sich kaum ein Beziehungstipp beständiger. Obwohl er so unglaublich mittelalterlich ist. Obwohl er klingt, als könnte er höchstens in einer »Bridgerton«-Folge zum Erfolg führen, in der Daphne Bridgerton versucht, heiratsfähige Bewerber anzulocken, indem sie vorgibt, bereits vom Markt zu sein. Denn wir wissen ja aus eigener Erfahrung, dass man immer das haben will, was man nicht haben kann, und dass man erst zu schätzen weiß, was man hatte, wenn es nicht mehr da ist. Diese vermeintlich evidente Wahrheit führt Ratgebende und Beratene selbst noch im 21. Jahrhundert regelmäßig mit ihren Versprechungen in die Abgründe des Rarmachens. Der Ratschlag, sich rarzumachen, wird verwendet wie Sticker in einer Berliner Hipster-Bar. Er wird überall draufgeklatscht, egal, wie unpassend und wenig zielführend er sein mag.

Warum sich rarzumachen kein Leichtes ist, dürfte offensichtlich sein: Wenn man eigentlich Interesse an jemandem hat, ist es eine schier unmögliche Aufgabe, dieser Person *und* sich selbst *und* eventuell anderen vorzugaukeln, dass man keines hat. Außerdem ist es ein unglaublich schmaler Grat zwischen »sich gerade rar genug machen, dass der*die Pseudo-Verschmähte noch mitbekommt, dass man existiert, aber einen als mysteriös und schwer erreichbar einordnet und deshalb Interesse entwickelt«, und »so mies die Lage übertreiben, dass das Objekt der Begierde glaubt, dass man es hasst, oder vergisst, dass man existiert«.

Doch nicht nur die zweifelhafte Effizienz des Ratschlages sollte uns skeptisch machen, sondern auch das Mindset, das dahintersteckt. Bei genauerem Betrachten des Satzes erkennt man nämlich, dass »Mach dich rar« nicht nur eine indirekte Aufforderung dazu ist, sich selbst zu verstellen und gewollt mysteriös zu inszenieren, um sich die Zuneigung eines anderen Menschen zu erschauspielern. Hinter dem »Rarmachen« steckt auch ein gesellschaftlich internalisiertes sexistisches Konzept. Es wird nämlich eher einer Frau als einem Mann geraten, sich rarzumachen. Die versteckte Begründung dahinter ruft in mir einen Würgereiz hervor, wie es sonst nur übermäßiger Absinth-Konsum und labbrige Salatblätter auf Sandwiches können: Die Frau soll sich vom Mann erobern lassen, anstatt ihr romantisches oder sexuelles Interesse von Anfang an preiszugeben, um nicht zu wirken, als wäre sie »leicht zu haben«. »Mach dich rar« erwartet, dass die Frau sich als Beute, die gejagt und gefangen werden kann, präsentiert, um den angeblich angeborenen, evolutionär begründeten Drang des Mannes nach Eroberung auszulösen. »Mach dich rar« ist nur ein Vorläufer von »Als Frau sollte man mindestens bis zum dritten (oder halt irgendeine absurde Zahl) Date warten, um mit einem Mann zu schlafen«. Während eine Frau, die einen potenziellen Partner lieber von Anfang an auf sexuelle Kompatibilität abcheckt, schnell (aber natürlich nicht exklusiv aus diesem Grund) als »Schlampe« betitelt wird, bekommt ein Mann, der ähnlich tickt, vom Personal seines angestammten Date-Restaurants eher ein High five als einen erniedrigenden Titel verliehen.

Obwohl »Mach dich rar« also häufig als vermeintlich ermutigender Dating-Ratschlag gegeben wird, ist er auf sexistischen Denkmustern aufgebaut, die unterschwellig versuchen, die sexuelle Selbstbestimmung von Frauen zu untergraben. Diese Muster implizieren, dass wir kein Interesse erwarten dürfen, wenn wir uns zu sehr öffnen. Sie implizieren, dass Beziehungen nur im Ungleichgewicht funktionieren können, bei dem eine Seite immer etwas zurückhalten muss, das die andere Seite haben will.

Dass sich auf dieser Grundlage keine stabile Interaktionsbasis aufbauen lässt, belegen meine eigenen kläglichen Rarmach-Versuche und meine spärlichen Rarmach-Erfolge, die in einer ebenso kläglichen wie spärlichen Liste zusammengefasst werden können:

Liste der Momente, in denen das Rarmachen funktioniert hat

- Jedes Mal, wenn ich tatsächlich kein Interesse an einer Person hatte

Liste der Momente, in denen das Rarmachen nicht funktioniert hat

- Jedes Mal, wenn ich tatsächliches Interesse an einer Person hatte

Und das fasst meine ganze Rarmach-Experience wahrscheinlich auch schon sehr akkurat zusammen. Wobei man den ersten Punkt eigentlich getrost aus dem Gehirn streichen kann. Wer wirklich kein Interesse hat, der macht sich auch nicht rar – so etwas wie »unabsichtliches Rarmachen« existiert nur als Missverständnis zwischen der einen Seite, die sich mehr erhofft, und der anderen Seite, der das nicht bewusst oder egal ist. Niemand begrüßt einen »aus Versehen« monatelang nicht im Büro oder meldet sich »zufällig« nur nachts im Vollsuff, wenn der Weg zu deinem Bett kürzer ist als zum eigenen. Der einzige Grund für solch vordergründig »unabsichtliches« Rarmachen ist: Desinteresse. Das kann einer momentanen Situation geschuldet sein, zum Beispiel weil man zu viel um die Ohren hat. Oder es kann bedeuten, dass jemand einfach nicht auf einen steht.

Ironischerweise ist aber gerade ehrliches Desinteresse ganz im Sinne der umgekehrten Psychologie eins der effektivsten Mittel, um das Interesse eines anderen Menschen zu erlangen. Wie paradox. Kein Wunder, dass sich das (vermeintliche) Wundermittel, sich mit gespieltem Desinteresse interessant zu machen, so etabliert hat. Wie man aber deutlich am zweiten Punkt meiner mickrigen Aufzählung erkennen kann, endet das Ganze nur selten erfolgreich. Stattdessen belügt man sein Gegenüber, was bekanntermaßen auf der Liste der perfekten Grundlagen für ein romantisches Happy End direkt hinter »Schlafe mit seinem Bruder« kommt.

Rarmachen ist daher von Grund auf nichts für mich. Ich war sowieso schon immer eine schlechte Lügnerin. Da ich hier aber vorhabe, die (In-)Effektivität des Rarmachens vollständig zu beleuchten, um damit meine These zu unterstützen, dass es einen besseren Ruf hat, als es haben sollte, muss ich noch folgende Frage stellen: Gab es möglicherweise Momente, in denen sich jemand erfolgreich vor mir rargemacht hat?

Die simple Antwort lautet: jein. Kommt nämlich ganz drauf an, was man unter »erfolgreich« versteht.

Ich kann mich an mindestens zwei Gelegenheiten erinnern, bei denen sich Personen, deren Nachnamen ich versuchshalber schon mal auf Kompatibilität mit meinem eigenen Vornamen untersucht hatte, auf gemeingefährliche Weise rargemacht haben. Und beide Male brachte mich das dazu, ihnen erst recht beweisen zu wollen, wie absolut date-würdig ich bin. Es hat ein wenig gedauert, bis ich verstand, dass sich beide Personen eigentlich keinesfalls rarmachten, sondern *wirklich* kein Interesse an mir hatten. Was dann auch erklärte, warum meine Annäherungsversuche nicht zu Dinner-Dates, sondern zu unbeantworteten WhatsApp-Nachrichten führten.

»Erfolgreich« war das »Rarmachen« in diesen Situationen im Hinblick auf mein Interesse also schon, aber es war vor allem von der anderen Seite nicht beabsichtigt und daher nur ein Nebeneffekt von reinem Desinteresse. Demnach führte es auch zu nichts außer einer Pfütze aus bitteren Tränen meiner Schmach, die ich in meine Badewanne weinte.

Mal angenommen aber, das Rarmachen hat doch in irgendeiner Parallelwelt schon mal funktioniert und diejenige Person, vor der sich rargemacht wurde, hat nun tatsächlich Interesse an einem. Wie geht es dann weiter? Gibt man irgendwann zu, dass man sich absichtlich rargemacht hat, um Interesse hervorzurufen? Oder spielt man das Spielchen bis ins Seniorenalter weiter? Macht man sich etappenweise immer weniger rar und überrascht die Person, vor der man sich ursprünglich rargemacht hatte, zum 80. Geburtstag plötzlich mit einer Spontanhochzeit? Führt das Rarmachen dazu, dass der*die Angebetete den Charakter der sich rarmachenden Person falsch einschätzt und von ihrem wahren, sich nicht mehr rarmachenden Ich abgeschreckt werden könnte? Muss man sich dann, da man nun so richtig tief in der emotionalen Scheiße steckt, wieder rarmachen, um die Sache zu retten?

Keine Ahnung. Vielleicht. Vielleicht auch nicht. Müsst ihr einen Psychologen oder eine Psychologin fragen. Sicher könnt ihr euch nur einer Sache sein: Wo kein grundlegendes Interesse besteht, werden auch die durchdachtesten Psychospielchen daran nichts ändern. Wenn ihr jemanden nur mit Trick 17 und viel Aufwand in eure Fänge gelockt bekommt, dann werdet ihr diese Person eventuell auch nur mit viel Aufwand (und Trick 18, 19 und 20) in eurem Leben halten können. Und »viel Aufwand« klingt schon nach Schweißflecken, wässrigen Mascara-Spuren und vielen ruinierten Mädelsabenden. Und den Scheiß brauchen wir ganz sicher nicht.

Rarmachen ist ein bisschen wie Rauchen: Am Anfang macht man es nur ab und zu und auch ein bisschen aus Spaß, aber ehe man sichs versieht, ist die Kacke so richtig am Dampfen, und man kommt nicht mehr davon los. Daher sollte Rarmachen auch so dosiert werden wie Rauchen: Ab und an ein Party-Rarmachen, damit dir der Typ im Club hinter der Bar einen überteuerten Longdrink spendiert, das klingt doch gar nicht mal so übel. Aber Rarmachen (nennen wir es »Langzeit-Rarmachen«), um das Interesse einer Person (wieder) zu (er)wecken und dauerhaft zu halten, mit der man im Idealfall ernsthafte Absichten hat – das ist ein sicheres Ticket in Richtung Rarmach-Abhängigkeit. Und wer hat schon Bock, eine ganze Beziehung lang so zu tun, als wäre man nicht interessiert, nur damit die andere Seite interessiert bleibt?

Wenn euch dieser Ratschlag also das nächste Mal um die Ohren fliegt, schlage ich vor, einfach mal nachzuhaken, warum es so falsch sein soll, dem Gegenüber offen und ehrlich zu gestehen, dass man gerne mal an seiner oder ihrer Schraube schrauben würde.

Der Gegenspieler zur »Mach dich rar«-Theorie ist, mal ganz nebenbei, der »Bleib am Ball«-Ratschlag. Die Erfolgsquote von »Bleib am Ball« eiert jedoch ebenso am unteren Rand herum wie die von »Mach dich rar«. Die Listen der Momente, in denen »am Ball bleiben« für mich funktioniert oder nicht funktioniert hat, können daher ähnlich kurz und knackig zusammengefasst werden:

Liste der Momente, in denen am Ball zu bleiben funktioniert hat

- Wenn das Gegenüber zumindest ein Fünkchen Interesse hatte

Liste der Momente, in denen am Ball zu bleiben nicht funktioniert hat

- Wenn das Gegenüber einfach wirklich gar kein Interesse hatte

Die Voraussetzung für einen Erfolg des Am-Ball-Bleibens ist hier also, wie auch beim Rarmachen, ein zumindest minimales Interesse beim Gegenüber. Die meisten von uns haben wahrscheinlich mindestens ein Mal im Leben die Erfahrung gemacht, dass etwas Hartnäckigkeit hilfreich sein kann, um eine Person, mit der man sich gerne morgens zusammen die Zähne putzen würde, davon zu überzeugen, dass man zusammenpasst wie die antike Marmorstatue eines griechischen Gottes und ihr verloren geglaubter Steinpimmel. Aber auch das Am-Ball-Bleiben ist eine Kunst für sich und sicherlich keine einfache. Denn ist kein oder nicht genug Interesse vorhanden, kann »Bleib am Ball« schnell umschwenken zu: »Wir verurteilen Sie wegen Belästigung, Stalking und dem peinlichen Versuch, unerwiderte Liebe zu erzwingen, dazu, lebenslang von Ihren eigenen beschämenden Erinnerungen sowie der Justizvollzugsanstalt verfolgt zu werden.«

Dafür ist am Ball bleiben aber immerhin ein bisschen dankbarer als Rarmachen, vorausgesetzt, das Gegenüber hat tatsächlich Interesse. Wenn der*die Am-Ball-Bleibende von Anfang an mit offenen

Karten spielt, weiß der*die Umworbene sofort, was Sache ist, und wird nicht von plötzlichen Gefühlsbekundungen oder Gefühlsabsprechungen überrascht oder sogar abgeschreckt. Währenddessen muss sich der*die Am-Ball-Bleibende keine Sorgen darum machen, dass der*die Umworbene nur so lange interessiert ist, wie eine Unerreichbarkeit vorgespielt wird – denn das Interesse wurde ja von Anfang an kommuniziert.

Jedoch muss der*die Am-Ball-Bleibende empfänglich genug für Signale sein, um zu bemerken, wann das Am-Ball-Bleiben sein Ende finden muss. Wenn man alles in seiner Macht Stehende getan hat, um eine Person wissen zu lassen, dass man offensichtlich an ihr und eventuell auch an ihren Genitalien interessiert ist, und das Gegenüber trotzdem eindeutige Signale sendet, dass aus dem Spaziergang im Mondschein nichts wird, dann ist es Zeit, sich mit einer Packung Linsenchips und einer zuckerfreien Spezi in der Ecke zu verkriechen und sich für die nächsten paar Wochen im eigenen Leid zu suhlen.

Weder durch vorgespieltes Desinteresse noch durch reine Hartnäckigkeit lässt sich ein Mensch dazu bringen, so etwas wie fehlende Chemie oder Zuneigung langfristig zu ignorieren. Wenn der oder die Auserwählte bei jeder Interessensbekundung die Flucht ergreift, wird weder Hinterherrennen noch In-die-entgegengesetzte-Richtung-Weglaufen etwas daran ändern. (Diese Person muss übrigens nicht zwangsläufig notorisch bindungsunfähig sein – möglicherweise passt ihr einfach nur nicht zusammen.)

Aber keine Sorge. Dein zukünftiger Traumprinz oder deine zukünftige Traumprinzessin ist wahrscheinlich selbst gerade damit beschäftigt, sich an anderer Stelle frustriert rarzumachen oder eifrig am Ball zu bleiben. Es ist also nur eine Frage der Zeit, bis ihr beim Trauersaufen in der billigsten Bar der Stadt zufällig aufeinandertrefft und merkt, dass ihr total den Draht zueinander habt, weil ihr Rarmachen und Am-Ball-Bleiben beide zu belastend findet.

Darum scheißt aufs Rarmachen. Wenn Rarmachen benötigt wird, dann stimmt die Ausgangssituation schon von vornherein nicht. Warum jemandem hinterherrennen, dem man vorgaukeln muss, dass man so unerreichbar ist wie der UPS-Kundenservice, wenn man auch mit jemandem ausgehen kann, der*die Bescheid weiß, dass man existiert, und sich im Idealfall auch noch darüber freut, Zeit mit einem zu verbringen? Ihr würdet in einem Bewerbungsgespräch für einen hammermäßigen Job ja auch nicht so tun, als hättet ihr eigentlich gar keinen Bock drauf. Also klatscht eure Karten auf den Tisch und lasst euer Objekt der Begierde wissen, dass ihr gerne mal Jägermeister aus seinen oder ihren Grübchen trinken würdet – und wenn er oder sie (unverständlicherweise) nicht daran interessiert sein sollte, wisst ihr wenigstens, woran ihr seid.

Make love, not rar.

Sei vernünftig

Ich kenne wenige Menschen in meinem Umfeld, die mir jemals ernsthaft »Sei vernünftig« raten würden. Sie alle wissen, dass sie ihre Zeit mit jeder anderen noch so sinnlosen Aufgabe (Fussel zählen, eine Clownausbildung machen, einen Deutschen davon überzeugen, dass es noch andere Gewürze außer Salz gibt) effizienter vergeuden könnten. Meine Freund*innen würden mir eher »Hör auf dein Bauchgefühl« raten, oder noch wahrscheinlicher: »Wenn du Bock hast, dann mach es.« Und dass Gefühle (oder Bock) einen nicht unbedingt immer zu vernünftigen Handlungen verleiten, wissen wir alle ... oder?!

Ich würde meinen Mikroarsch darauf verwetten, dass ihr mir gerade, ohne groß weiter darüber nachzudenken, zugestimmt habt. Gefühl und Vernunft haben in unseren Köpfen so wenig miteinander zu tun wie ich und ein stabiles Elternhaus. Wie Melania Trump und ehrliche Zuneigung zum Ehemann. Wie Burger King und Schmackhaftigkeit. Wie Berlin und Höflichkeit, Litauen und wirtschaftliche Relevanz und wie Air Force 1's und Individualität. »Gefühle« klingen nach Spaß, »Vernunft« nach einer risikoarmen Entscheidung, von der man im Idealfall langfristig ökonomisch, psychisch, physisch und/oder gesellschaftlich profitieren kann. Der Rat, vernünftig zu handeln, geht deshalb auch eher selten bis nie Hand in Hand mit dem Rat, Spaß zu haben. Ich zumindest habe noch nie den Satz »Sei vernünftig und entscheide dich für den spaßigen Weg« gehört. Oder: »Sei vernünftig und zieh die extrahohen Stripper Heels an.« Oder: »Sei vernünftig und gönn dir die extra Cheesy Fries mit extra Jalapeños.«

Vernunft scheint der Killer allen Spaßes, aller Spontaneität und aller Impulsivität zu sein. Vernünftig und damit vorbildlich zu handeln, liegt mir, auch wenn das jetzt überraschend kommen mag, dementsprechend so gar nicht. Ich bin stattdessen die Erste, die von Freund*innen angerufen wird, wenn es etwas zu planen gibt, das generell in die Kategorie »unvernünftig« fällt (Gesichtspiercings, Spontanhochzeiten, Last-minute-Trips in von mexikanischen Kartells überrannte Urlaubsorte). Und ich bin definitiv die Letzte, die ihre eigenen Entscheidungen nach irgendeiner Vernunftsmaxime trifft, weil ich der Meinung bin, dass man Dinge, die man im gegenwärtigen Moment unbedingt machen möchte, ja wohl kaum in Zukunft *so sehr* bereuen kann, dass es sich deshalb lohnt, sie bleiben zu lassen. Bei mir muss sich also niemand Sorgen machen, dass ich bei potenzieller Unvernünftigkeit mit pseudoautoritärer Hochmütigkeit »Sei doch mal vernünftig« auf ihn oder sie hinabrate.

Doch auch wenn ich persönlich meine für mich typischen Handlungen gar nicht für so unvernünftig halte, habe ich anscheinend (und schockierenderweise) gar nicht das alleinige Bestimmungsrecht darüber, was in unserer Gesellschaft *wirklich* als vernünftig gilt. Wie so ein *vernünftiges* Verhalten allgemeingültig aussieht, darüber bestimmen deine Oma, meine Mutter, der Bäcker bei Steinecke, der alte Knacker von nebenan, der Rest des Dorfs und im Zweifel sogar noch das Gesetz. Im Gegensatz zu einem unverbindlichen »Wäre wahrscheinlich besser, wenn du es machst, aber finde ich jetzt auch nicht schlimm, wenn du es nicht tust«-Vorschlag der besten Freundin ist ein gesellschaftlicher Rat von entsprechend größerer Tragweite: Er wird, wenn er nur anerkannt genug ist, zur Norm. Und das Problem bei vorgegebenen Normen ist, dass sie sich nicht ganz so einfach und konsequenzlos ignorieren lassen wie die Dating-Tipps einer Freundin. Ihre Missachtung kann unangenehme Folgen haben, angefangen bei Schief-angeguckt- oder -angespuckt-Werden, über missgünstiges Herumgemunkel bis hin zu Ausgrenzung und/oder Verfolgung mit brennenden Fackeln und Mistgabeln.

Bei solch schwerwiegenden Folgen wäre es nun ziemlich praktisch, wenn es einem erstens von Natur aus leichtfiele, vernünftig zu handeln, und vernünftige Handlungen zweitens auch noch der erfolgversprechendste Weg wären. Aber während Vernunft für die einen tatsächlich das ultimative Wundermittel in puncto Selbstverwirklichung und innerer Seelenfrieden zu sein scheint, kann ich diesem Rezept nur skeptisch und mit leicht hochgezogenen Augenbrauen ins Gesicht blicken. Denn schaue ich auf meine vernünftigen Entscheidungen zurück, die sich in den letzten 25 Jahren *natürlich* stapelweise aufgetürmt haben, kann ich nicht behaupten, dass sie immer zu persönlichen Erfolgen oder zumindest zu einem Schulterklopfen inklusive eines stolzen »Das hast du toll gemacht« seitens meiner inneren Stimme geführt hätten. Tatsächlich hat sich eine beträchtliche Zahl von Situationen ergeben, in denen ich nach getaner Vernünftigkeit eher Reue als Stolz oder wohlige Überlegenheit – oder was man auch immer so fühlen sollte, wenn man sich dem Pfad der Vernunft hingegeben hat – empfunden habe.

Liste der vernünftigen Entscheidungen, die ich hinterher bereut habe

- Direkt nach der Schule mit dem Studium angefangen zu haben
- Mich nicht für einen kreativeren Studiengang entschieden zu haben
- Damals nicht diese neongrünen Balenciaga Knife Heels im Sale gekauft zu haben

- Nie Schlagzeug gespielt zu haben
- Damals nicht zur Erscheinungsparty von »Harry Potter und die Heiligtümer des Todes« gegangen zu sein
- Jobangebote abgelehnt zu haben, weil ich sie moralisch nicht vertreten konnte

Direkt nach der Schule mit dem Studium angefangen zu haben

Überraschenderweise war es nicht mein Enthusiasmus für ein Studium, der mich direkt nach dem Abitur in eine akademische Laufbahn getrieben hat, sondern der Druck, so schnell wie möglich mit besagtem Studium fertig sein zu wollen, um danach endlich ehrlich und mit dem stolzen Blick meiner Mutter im Nacken meine Brötchen verdienen zu können. Dass mein Budget für ein potenzielles Auslandsjahr nach dem Abitur aus fünf Euro und einem halben Haferkeks bestand, könnte auch ein möglicher Grund dafür gewesen sein, warum ich nach meinem Schulabschluss nicht erst ein Jahr im Bikini auf dem Schoß eines heißen balinesischen Heilers verbrachte, sondern mit Lidl-Sushi auf einem IKEA-Sitzsack irgendwo im tiefsten Osten Deutschlands. Zwar habe ich mir mit dieser *vernünftigen* Entscheidung tatsächlich erfolgreich den stolzen Blick meiner Mutter ergaunern können, aber gerade im Hinblick auf die Tatsache, dass ich mein erstes Studium in Deutschland abbrach, um letzten Endes doch im Ausland zu studieren (Stichwort: Auslands-BAföG), kann man wahrlich sagen, dass ich mir diese *vernünftige* Entscheidung und damit auch das ganze mit Lidl-Sushi gefüllte Jahr wirklich hätte sparen können.

Mich nicht für einen kreativeren Studiengang entschieden zu haben

Ein*e BWLer*in würde jetzt wahrscheinlich sagen, dass sowohl ein Studium in Journalismus als auch in Kommunikationswissenschaften definitiv *kreativ* genug ist, um Mietschulden bis ins Jahr 2365 zu garantieren. Aber es ist nicht nur das künstlerische Verlangen danach, bettelarm zu sein, um sich gesellschaftlich anerkannt im eigenen Leid suhlen zu können (okay, eigentlich ist es das sogar gar nicht), das mich immer wieder bereuen lässt, etwas – zumindest aus der Sicht von Sozialwissenschafts-Liebhaber*innen – halbwegs *Vernünftiges* studiert zu haben. Wenn ich Leute kennenlerne, die in den Genuss einer höheren Kunstausbildung, egal welcher Ausrichtung, gekommen sind, werde ich so neidisch wie Kanye West auf Pete Davidson und überlege, alles hinzuschmeißen und Strumpfhosen-Designerin zu werden. (Eine Option, die ich bis heute nicht ausgeschlossen habe.) Trotz oder aufgrund aller Vernünftigkeit kann ich also mit Sicherheit sagen, dass ich drei Jahre *vernünftiges* »Die wichtigsten Informationen müssen in der ersten Zeile stehen« jederzeit gegen ein kreatives »Bastle ein Nudelhaus, das deine dunkelsten Emotionen repräsentiert« getauscht hätte.

Damals nicht diese neongrünen Balenciaga Knife Heels im Sale gekauft zu haben

Nun kommt es ja wirklich darauf an, wen man fragt, aber ich kenne definitiv mehr Leute, die den Verzicht auf den Kauf dieser quietschgrünen Schönheiten eher für vernünftig als für unvernünftig halten würden. Auf der anderen Seite könnte man argumentieren, dass es ja wohl unmöglich als unvernünftig gelten kann, in einen zeitlosen (zeitlos, wenn man – wie ich – gedenkt, für den Rest seines Lebens neonfarbene Heels zu tragen) und ganz nebenbei um fünfzig Prozent reduzierten Balenciaga-Pump zu investieren. So unsicher ich mir über das Vernünftigkeits- oder Unvernünftigkeits-Level dieses verpassten Schnappers bin, so sicher bin ich mir, dass ich es definitiv bereue, damals zumindest finanziell *vernünftig* gehandelt zu haben.

Nie Schlagzeug gespielt zu haben

Hierzu muss man sagen, dass ich in meiner Kindheit so viele Instrumente gespielt habe, dass mein nie in Erfüllung gegangener Wunsch, Schlagzeug zu spielen, keine ferne Fantasie einer Rhythmus-Legasthenikerin war, sondern etwas eigentlich recht Greifbares. Allerdings kristallisierte sich nach einem energischen Brief der Nachbarn aus dem ersten Stock heraus, dass es wohl *vernünftig* wäre, nach jahrelangem Saxophongedudel, Klaviergeklimper und Geigengefiedel in unserer Wohnung im dritten Stock eines Mietshauses auch mal ein bisschen Rücksicht auf das Trommelfell und das emotionale Wohlbefinden der anderen Hausbewohner*innen zu nehmen.

Daher lernte ich, vernünftigerweise und im Sinne der Ohren meiner Nachbarn, nie Schlagzeug zu spielen. Im Nachhinein muss ich sagen, dass die *Coolness,* die ich heute bei einem abendlichen Rockkonzert zur Schau stellen könnte, hätte ich damals nur nicht so *vernünftig* gehandelt, das böse Blut mit den Nachbarn (zumindest für mich persönlich) jedoch allemal wieder wettgemacht hätte.

96

Damals nicht zu der Erscheinungsparty von »Harry Potter und die Heiligtümer des Todes« gegangen zu sein

Als 2007 der letzte »Harry Potter«-Band herauskam, war ich noch ein Windelpupser im zarten Alter von elf Jahren. Obwohl meine Mutter, die selbst bekennender »Harry Potter«-Fan ist, damals bereit war, mich zur mitternächtlichen Zaubererparty in der nächstgelegenen Buchhandlung zu begleiten, um das Erscheinen von »Harry Potter und die Heiligtümer des Todes« gebührend mit alkoholfreiem Butterbier (bestehend aus schwarzem Tee und Butter) zu feiern, hatte ich zu viel Angst vor den älteren Kindern, die möglicherweise anwesend sein würden. Ich entschied mich daher dazu, lieber allein in meinem metaphorischen Schrank unter der Treppe Harrys magischem Werdegang entgegenzufiebern. Die Entscheidung war sicherlich in dem Sinne *vernünftig*, dass ich an dem Abend zumindest nicht irgendwo zwischen Bücherregalen von gemeinen Teenagern herumgeschubst und mit Butterbier begossen wurde (wobei ich mittlerweile nicht mehr weiß, warum ich dieses Szenario für so wahrscheinlich hielt). Aber seid euch sicher, ich *bereue* es, die Chance verpasst zu haben, bei einer Zaubererparty dabei gewesen zu sein.

Jobangebote abgelehnt zu haben, weil ich sie moralisch nicht vertreten konnte

Ich weiß, was ihr denkt. Wieso sollte man es bereuen, Jobangebote (in meinem Fall: Werbung auf Social Media) abgelehnt zu haben, wenn man sie als moralisch unvertretbar empfunden hat? Das ist doch die Vernunft in Person!

Ich sag es mal so: Versucht mal dem Finanzamt zu erklären, dass ihr die nächste Steuervorauszahlung nicht leisten könnt, weil der Großteil der Werbeanfragen, die ihr bekommt, von moralisch fragwürdigen Firmen stammt.

Ich spüre die Reue nicht nur mit jedem Hereinflattern eines neuen Briefs vom Finanzamt, sondern vor allem wenn ich alle paar Wochen auf Instagram sehe, dass ich anscheinend die Einzige bin, der die Bewerbung von Haarwuchspulver und dubiosen Geld-Spar-Apps irgendwie hinterfotzig vorkommt.

Nachdem ich hier schon so ausführlich von meinem holprigen und semispaßigen Ausflug ins Land der Vernünftigkeit erzählt habe, wäre es vielleicht gar nicht so scheiße, jetzt auch mal herauszufinden, wem genau wir diese auf Langeweile und Spaßbefreitheit basierende Definition von Vernunft eigentlich zu verdanken haben.

Die Antwort ist dieselbe wie bei allen wichtigen Regeln des Lebens: irgendwelchen alten weißen Männern. Philosophen, Akademiker und diejenigen, die genug Macht hatten und haben, um gesellschaftlich anerkannte Statements zu setzen, haben uns alle bereits ihre einseitigen, patriarchalisch und/oder kapitalistisch geprägten Definitionen von Vernunft ungefragt unter die Nase gerieben. Nicht selten mit Erfolg: Immanuel Kants dreiteilige Abhandlung über Vernunft flowt vielleicht schlechter als ein Moneyboy-Song, kann aber trotzdem stolze viereinhalb Sterne in den Amazon-Bewertungen vorweisen (dem kategorischen Imperativ würde ich die auch zugestehen).

Keine Angst, ich habe jetzt nicht vor, euch Kants Vernunftstheorien zu erklären, hauptsächlich weil mir dazu die Gehirnmasse fehlt. Aber um besser veranschaulichen zu können, warum sich mir beim Klang des Wortes »Vernunft« die Arschhaare kräuseln, hier ein paar einfachere Definitionen, bei denen man nicht gleich am eigenen Intellekt zweifeln muss.

Laut Professor Dr. Wikipedia, unserem zuverlässigen Freund und Helfer, ist Vernunft »ein durch Denken bestimmtes geistiges menschliches Vermögen zur Erkenntnis«.[1]

Ja, super, wenn Vernunft nur die Fähigkeit ist, *gedanklich* eine Erkenntnis zu formulieren, dann bin ich der Vater von Vernunft. Es geht aber leider noch weiter. Wenn man die zweitliebste Quelle aller verspäteten Referathalter*innen des Landes aka den Duden nach einer Definition von Vernunft durchforstet, stößt man auf Folgendes: »Geistiges Vermögen des Menschen, Einsichten zu gewinnen, Zusammenhänge zu erkennen, etwas zu überschauen, sich ein Urteil zu bilden *und sich in seinem Handeln danach zu richten*«.

Und das ist der Punkt, an dem die letzte Gehirnzelle in meinem Kopf panisch anfängt, auf und ab zu rennen. Denn jetzt soll man nicht nur etwas *wissen,* sondern auch noch das eigene Handeln danach *ausrichten*. Okay, es ist – das müssen wir an dieser Stelle dann doch zugeben – vielleicht wirklich noch halbwegs legitim zu verlangen, dass ein Mensch nicht andauernd absichtlich richtig dumme Scheiße macht. Zudem schreibt einem die Definition ja nicht vor, wie genau das eigene Urteil auszufallen hat. Und wenn ich nach Abwägung aller Zusammenhänge zu der Einsicht gelange, dass der Erwerb eines schwarzen Prada Mary Jane Pumps trotz zehn anderer traurig vor sich hin gammelnder schwarzer Pumps in meinem Schuhschrank durchaus angemessen ist – wer will mich davon abhalten, auf diese *vernünftige* Einsicht auch Taten folgen zu lassen?

Tatsächlich ist dieser Aspekt aber nur die erste Schicht der stinkenden, ekligen Zwiebel, die sich Vernunft nennt. Ansonsten würde mein regelmäßiger und völlig logischer Entschluss, Schuhe zu kaufen, einfach weil sie mich glücklich machen, nicht so oft als *unver-*

nünftig abgestempelt werden. Und tatsächlich: Wenn man sich noch weiter in die philosophische Lehre der Vernunft hineingräbt, stößt man auf den Begriff der »Rationalität«, und hinter diesem Begriff, so scheint es zumindest, versteckt sich das, was die Gesellschaft eigentlich meint, wenn sie rät, vernünftig zu sein.

Rationalität verbindet laut dieser vollmundigen Theorie unser Denken und Handeln mit einer passenden Begründung und einem Zweck. So ist ein Handeln dann vernünftig und damit auch automatisch richtig, wenn es effizient und effektiv auf einen *vernünftigen* Zweck hin ausgerichtet ist, der *vernünftig* begründet werden kann. Wenn es darum geht, was als Begründung akzeptabel ist, habe ich allerdings wieder gar nichts zu melden, denn nur der ultimative Oberboss, die Gesellschaft, darf hier seine ultimativen Weisheiten zum Besten geben. Und der hat nun mal (unverständlicherweise) beschlossen, »Ich hab da jetzt Bock drauf« nicht als vernünftigen Zweck gelten zu lassen, wodurch bedauerlicherweise neunundneunzig Prozent meines Handelns als irrational, unvernünftig und damit schlichtweg als falsch abgestempelt werden müssen. Denn rein intuitives oder gefühlsgeleitetes Handeln lässt sich in der Regel leider nicht besonders rational begründen.

Vor allem wirtschaftlich schwer zu begründende Entscheidungen, also alles, wofür man mehr Geld ausgibt als nötig oder als man später damit wieder reinzuholen gedenkt, sind der Rationalität ein Dorn im Auge. In meinem Fall betrifft das zufälligerweise fast alles.

Grundsätzlich kann man bei Rationalitätsfragen zwar auch mit Ethik argumentieren, doch der Vernunftbegriff ist heute in der Praxis viel stärker an wirtschaftliche Prinzipien gekoppelt. Entsprechend wackelt einem der wurstige gesellschaftliche Zeigefinger bei kaum etwas so streng entgegen wie bei finanziellen Fragen. Das ganze Leben scheint absurd streng auf Gewinnmaximierung und wirtschaftliche Effizienz getrimmt zu sein – genau meine Parade-disziplin also, um mit Bravour zu versagen.

Dabei habe ich nicht mal grundlegend ein Problem mit Vernunft. Solange wir zum Beispiel sagen, dass wir mit vernünftigem Verhalten das Risiko minimieren wollen, andere aktiv in Gefahr zu bringen, komme ich ja noch klar. Nicht betrunken Auto fahren, nicht ohne Pilot*innenausbildung ein Flugzeug fliegen, keine Drogen-Intervention im Berghain abhalten, das alles halte ich für äußerst vernünftig und gut rational begründbar. Vernunft und Rationalität halten sich da gegenseitig die schwitzigen Patschehändchen. Aber was ist mit dem Wunsch, die letzten Moneten des Monats in einen Katzen-Adventskalender zu investieren, und dafür die nächsten Wochen nur noch Instant-Nudeln essen zu können?

Weil in diesem Fall Rationalität und Wirtschaftlichkeit mit dem alten Knacker Vernunft einen Dreier am Laufen haben, werden Handlungen wie diese im großen Buch der Vernunft mit roter Tinte als *definitiv unvernünftig* verewigt. »Spaß« ist keine relevante Größe für diese Berechnung, daher sitzt Spaß schluchzend in der Ecke und lallt zur »Best of Leona Lewis«-Playlist auf Spotify mit.

Und genau da liegt mein Problem: Die Vernünftigkeit einer Ent-scheidung wird rein an ihrer Rationalität und somit (häufig) auch an ihrer Wirtschaftlichkeit und ihrem Potenzial zur Gewinnmaxi-mierung gemessen. Deswegen gilt es als unvernünftig, sich neon-grüne Balenciaga Knife Heels zuzulegen, wenn man gerade eigent-lich seine Studienschulden abbezahlen muss (anscheinend sogar dann noch, wenn sie im Sale sind). Deswegen gilt es als unvernünf-tig, sich vor dem Studium ein Jahr lang auf Bali die Eier von tropi-schen Sonnenstahlen kraulen zu lassen, anstatt sich möglichst schnell nach der Schule um einen Job oder eine Möglichkeit der Weiterbildung zu bemühen, durch die man in baldiger Zukunft noch viel mehr Geld verdienen kann. Und deswegen gilt es als unvernünftig, spontan einen Urlaub zu buchen, wenn einem gerade eine wichtige Deadline mit Hackebeil vor der Nase herumwinkt, oder teuer essen zu gehen, wenn es keine Erfolge zu feiern gibt, die eine solch *unvernünftige* Ausgabe rechtfertigen würden. Sich um das eigene Wohlbefinden zu kümmern wird nur dann als *vernünftig* angesehen, wenn eine Steigerung der eigenen Leistungsfähigkeit als Resultat wahrscheinlich ist. Somit gilt es als *vernünftig,* sich eine Auszeit zu nehmen, um produktiv und arbeitsfähig zurückzukehren, aber als *unvernünftig,* wegen akuter Überforderung einfach mal abzuhauen, weil man sonst Gefahr läuft, den eigenen Kopf die Toilette runterzuspülen. Die Handlung kann also exakt dieselbe sein – sogar das Ergebnis kann identisch sein –, aber solange die Beweggründe nichts mit dem Verlangen zu tun haben, wirtschaftlich produktiv zu sein, kann man den Vernünftigkeitsgrad einer Entscheidung getrost auf eine eisige Null hinunterschrauben.

Richtiger Müll, wenn man mal so darüber nachdenkt. Aber dass Vernunft so allumfänglich an ökonomische Prinzipien geknüpft ist, ist auch nicht gerade überraschend, denn wer in einer kapitalistischen Gesellschaft lebt, wird offensichtlich auch nach kapitalistischen Maßstäben bewertet. Und die sind nun mal Leistung, Arbeits- und Kaufkraft und nicht »Spaß« und »Fand ich halt geil«. Wer sich diesem Wertesystem entzieht, macht sich verdächtig und vor allem zum Erzfeind Nummer eins von Vernunft. Ich vermute, das ist auch der Grund, wieso die (deutsche) Gesellschaft Influencer*innen so sehr verachtet (neben zum Teil wirklich fragwürdigen Inhalten und dem Fakt, dass die bekannten Influencer*innen meistens weiblich gelesene Personen sind und es nicht das erste Mal wäre, dass ein ganzer Beruf verachtet wird, weil vor allem Frauen ihm nachgehen). Content Creator leben Konsum, aber die »harte

Arbeit« dahinter wird nicht sichtbar. Sie »leisten« nach klassischen Maßstäben nichts, verdienen aber trotzdem (viel) Geld und haben – das ist das Schlimmste an allem – auch noch Spaß dabei. Das kann eine Gesellschaft nicht hinnehmen, die Konsum nur als Lohn für unzufrieden machende Arbeit kennt.

Ich möchte dieser Denkweise, natürlich absolut in meinem eigenen Interesse, ein anderes Konzept gegenüberstellen. In meinem Leben dreht sich alles um intuitive und impulsive Entscheidungen, um spontane Bauchgefühle und vordergründig schlechte Kaufentscheidungen. Wenn ich gegen Konsum argumentieren würde, würde mir das sowieso niemand abkaufen (haha), deswegen versuche ich es gar nicht erst. In Sachen Gewinnmaximierung bin ich zugegebenermaßen weit weg von Vernunft. In Sachen Spaßoptimierung allerdings bringt mich ein schöner, aus einem Impuls heraus erworbener Balenciaga Heel weiter nach vorn, als es ein Bausparvertrag oder ein ETF-Sparplan je könnte (nicht dass ich wirklich wüsste, was Letzteres genau ist).

Was wäre aber, wenn die Begründung einer Entscheidung nicht nur dann als vernünftig gelten würde, wenn sie ökonomische Effizienz und Gewinn im Sinne hat, sondern auch, wenn sie Spaß zum Ziel hat? (Das würde zumindest mir sehr entgegenkommen, da ich so alle meine unvernünftigen Entscheidungen nachträglich legitimieren könnte.) Ich nenne dieses Konzept die »Spaßwirtschaftlichkeit«.

Nehmen wir mal folgendes realitätsnahes Beispiel: Eine Gruppe von Mädels möchte sich betrinken. Klassisch betrachtet ist das wenig vernünftig, weil man Geld ausgibt, um Gehirnzellen zu töten und Dinge zu tun, die vielleicht nicht übermäßig durchdacht sind, nur um sich am nächsten Tag mit hoher Wahrscheinlichkeit körperlich schlecht zu fühlen und damit vorübergehend die eigene Arbeitskraft einzubüßen. Spaßwirtschaftlich gesehen ist es jedoch höchst sinnvoll, weil es ganz einfach lustig ist.

Welche Sektwahl erweist sich (unter Beachtung von Punkten wie Preis, Ästhetik, Alkoholanteil und Süffigkeit und unter Nichtbeachtung des Faktes, dass sich zu betrinken grundsätzlich nie als vernünftig gilt) für so einen Fall nun als die vernünftigste?

Wenn Gewinnmaximierung die »maximale Alkoholisierung zum minimalen Preis« bedeuten würde, dann wäre die vernünftigste Entscheidung offensichtlich die, den günstigsten Sekt mit dem höchsten Alkoholanteil zu kaufen. Wenn wir weiter annehmen, dass bei einer vernünftigen Entscheidung sowohl das Kosten-Nutzen-Verhältnis als auch die langfristigen, spaßwirtschaftlichen Auswirkungen berücksichtigt werden müssen, wären folgende Dinge zu beachten:

1. Wenn man den Sekt ausschließlich nach seinem Verhältnis von Alkoholanteil zu Preis auswählt, tut man dies natürlich im Sinne des schnellen und günstigen Besoffenwerdens. Ein Punkt für den Kosten-Nutzen-Faktor beim Billo-Sekt.
2. Da billiger Alkohol zum Großteil qualitativ minderwertig ist, resultiert der übermäßige Konsum desselben aber üblicherweise in einem Kater, bei dem man sich (je nach Alkoholtoleranz) am nächsten Tag nur noch zwischen Bett und Kloschüssel hin- und herbewegen kann, was zwangsläufig zu einer Einschränkung der Spaßfähigkeit führt. Punktabzug für den Billo-Sekt also bei den Auswirkungen.

Langfristig gesehen wäre es demnach vernünftiger, in einen teureren Sekt zu investieren, damit der Rausch die weitere Spaßfähigkeit nicht beeinträchtigt.

Aber auch der spezifische Kontext einer Situation darf nicht außer Acht gelassen werden. Wenn man nämlich mit 16 Jahren auf dem Buckel und drei Euro in der Hand bei Netto vor dem Sektregal steht, sieht das Ganze schon wieder anders aus. Hätte man in diesem Fall die Wahl zwischen einem optisch und geschmacklich grausamen Sekt für 1,29 Euro und einer etwas teureren Flasche für 2,99 Euro, die nicht nach Magensäure schmeckt, wäre die einzig vernünftige Entscheidung offensichtlich, den Sekt für 1,29 Euro und zusätzlich dazu drei Kratzeis und zwei Center Shocks mitzunehmen (oder zwei Flaschen Sekt und vier Center Shocks).

Wenn wir bei unserem Billo-Sekt-Gleichnis aber in der glücklichen Situation sind, den Kostenpunkt unserer Entscheidung ignorieren und uns ganz auf die Spaß- und Genussebene konzentrieren zu können, ist das natürlich der Jackpot. Denn in dem Fall entscheiden wir selbst, ob wir »Hauptsache besoffen« oder »Besoffen und am nächsten Tag nicht tot« priorisieren wollen. Für diesen glorreichen Fall ist der optisch ansprechende, süffige Sekt offensichtlich vernünftiger als der günstige. Er bringt Kauffreude (sich was gönnen), Trinkfreue (weil lecker), Freude am Anschauen (weil hübsch) und punktet noch dazu in Sachen langfristiger Spaßwirtschaftlichkeit. Betrunken wird man (wenn man nicht zufälligerweise eine extrem hohe Alkoholtoleranz hat) von beiden, der teurere Sekt eröffnet aber die Chance auf ein deutlich weniger schlimmes Erwachen, was die höhere Investition rechtfertigt. Und wenn bei einer Entscheidung die Genussebene die finanzielle Unwirtschaftlichkeit ausgleicht oder gar übersteigt, kann sie dann wirklich so unvernünftig sein? (Laut Kant wahrscheinlich schon. Aber deswegen ist der Alte ja auch als Philosoph und nicht als Herz und Seele einer jeden Spaßveranstaltung bekannt.)

An dieser Stelle sollte ich wohl kurz einwerfen, dass ich das Prinzip der Spaßwirtschaftlichkeit (leider) nicht erfunden habe. Das Ganze heißt auf Klugscheißer Hedonismus, existiert bereits seit der Antike und hatte auch schon damals viel mit Alkohol zu tun. Eine weitere Parallele besteht in der verbreiteten Kritik an diesem Spaßprinzip: Angeblich hätte es automatisch Exzess und Egoismus zur Folge. Da würde ich jetzt aber mal ganz kackfrech argumentieren, dass überall da, wo sehr viel Geld gescheffelt (und viel getrunken) wird, Exzess und Egoismus ebenfalls nicht wegzudenken sind. Das kann man also, finde ich zumindest, keinesfalls exklusiv auf den Hedonismus schieben. Vielmehr sollte generell nicht zur Debatte stehen, dass es in egal welcher Gesellschaftsform nicht cool ist, andere mit dem Rasenmäher zu überfahren, nur weil man Spaß daran hat und sich einen guten Dünger von den Überresten erhofft. Die eine Sache, bei der wir uns doch hoffentlich alle einig sind, ist, dass anderen nicht (absichtlich) zu schaden als vernünftig gelten sollte.

Das heißt aber nicht, dass wir uns in allen Fragen des Lebens daran orientieren müssen, was von anderen als vernünftig angepriesen wird. Wenn der Weg zu deinem persönlichen Glück nicht über ein BWL-Studium erreicht werden kann, dann muss auch niemand versuchen, dich vom Gegenteil zu überzeugen. Und nein, du musst es auch nicht erst mal mit dem *vernünftigen* Weg probiert haben, um danach entscheiden zu dürfen, dass deine Erfüllung – wie du es ja eh schon die ganze Zeit gesagt hast – in der Organisation von Pottery-Yoga-Kursen liegt (dabei töpfert man im herabschauenden Hund, falls das unklar geblieben sein sollte). Du kannst ja noch immer BWL studieren, sollte das mit dem Yoga-Ding schiefgehen.

»Sei vernünftig« heißt in unserer Gesellschaft, das System nicht zu hinterfragen, möglichst ausgetretene Pfade mit praktischem Schuhwerk zu beschreiten, »Spaß« nicht als hinreichendes Kriterium für eine Entscheidung gelten zu lassen und »Risiko« nur aus Guy-Ritchie-Filmen zu kennen. Es heißt, nie impulsiv zu handeln, nie spontan, nie verkatert und irgendwie auch nicht so richtig am *spaßig* pochenden Puls des Lebens zu sein. Dabei müssen manche unvernünftigen Entscheidungen, die man im Endeffekt auch durchaus mal bereuen kann, vielleicht einfach getroffen werden. Und sei es nur, um aus ihnen lernen zu können. Oder zumindest, damit man am Ende eine gute Story zu erzählen hat.

Klar, man könnte sich die ganzen Entscheidungen, bei denen man von vornherein weiß, dass sie unvernünftig sind, auch einfach sparen und sich Fehlentscheidungen nur mit Schwimmflügeln und durch Plexiglas luschernd bei anderen angucken. Aber erstens verpasst man so den ganzen Spaß, zweitens erlangt man so auch nie die Fähigkeit, die Risiken einer Entscheidung irgendwann selbst abwägen zu können, und drittens sind Vernunftentscheidungen schlicht und ergreifend kein Garant dafür, dass eine Entscheidung später *nicht* bereut wird.

Umgekehrt gilt, dass sie auch kein grundsätzlicher Implikator dafür sind, *dass* eine Entscheidung später bereut wird. Aber wie eine weise, ca. 170 Zentimeter große Frau mit dunklen Haaren, tollen Lippen und einem Riesenzinken einst sagte (und mit »einst« meine ich »jetzt«): Lieber bereue ich eine unvernünftige Entscheidung, anstatt irgendwann Sehnsucht nach etwas zu bekommen, das ich im Sinne der Vernunft nicht getan habe.

Um mich noch ein letztes Mal an dem Ratschlag »Sei vernünftig« zu vergreifen, möchte ich abschließend gerne die Petition aufsetzen, ihn durch die Worte »Handle bewusst« zu ersetzen. Der Wortlaut ist nicht nur viel umfassender, sondern auch flexibler und individueller und lässt, wie ich es am liebsten habe, Freiraum für Fehler und selbstständiges Denken.

Apropos selbstständiges Denken:

Hier ist als Rausschmeißer aus diesem Kapitel meine vernünftige Liste der Vernünftigkeit, in der ich meine *massenhaften* Erfahrungen als Kind der Vernunft zusammengetragen habe und von der ich mir erhoffe, dass sie irgendwessen Eltern oder Über-die-Schulter-im-Bus-Mitlesende doch noch davon überzeugt, dass in diesem Buch nicht ausschließlich absoluter Müll drinsteht:

Patis vernünftige Liste der Vernünftigkeit

- Mach deine Schule zu Ende, dann hast du den Bums erst mal in der Tasche
- Lass dich nicht von deinen Eltern oder anderen Autoritätspersonen in eine Beruf(ung)srichtung drängen, für die du nicht brennst
- Geh nicht zurück zu deinem*deiner Ex
- Wenn dein Studiengang nicht zu dir passt, brich ihn ab, aber fang ein neues Projekt an (egal ob Studium oder nicht)
- Lass dir ruhig Piercings und Tattoos stechen
- Geh nicht zurück zu deinem*deiner Ex
- Spring/Rutsch nirgendwo besoffen runter
- Bums keine Freund*innen, auch nicht die deiner (Ex-)Freund*innen
- Geh nicht zurück zu deinem*deiner Ex
- Gib kein Geld aus, das du nicht hast
- Sex an öffentlichen Orten lohnt sich immer — außer natürlich, ihr werdet erwischt und müsst ein Bußgeld zahlen. Aber dann lohnt es sich immerhin für den Staat, und ihr habt eine gute Geschichte zu erzählen.
- Geh nicht zurück zu deinem*deiner Ex

Werd erwachsen

»Werd erwachsen« gehört eindeutig zu den Ratschlägen, die ich unverhältnismäßig häufiger bekomme, als ich sie selbst verteile. Wenn ich so darüber nachdenke, dürfte das Verhältnis sogar bei etwa hundert zu null liegen. Weil mir das Konzept des vollständigen Erwachsenseins mehr als suspekt ist, würde ich mich nämlich niemals daran aufgeilen, diesen Ratschlag zu geben.

Mir allerdings wird »Werd erwachsen« tagtäglich von allen möglichen Autoritätspersonen und denjenigen, die sich dafür halten, um die Ohren gehauen. Eine solche Aussage kommt grundsätzlich nur von Menschen, die sich selbst als maßlos *erwachsen* empfinden und deswegen glauben, viel besser und schneller als alle anderen im Schwimmbad des Lebens zu schwimmen. Dabei tue ich mich schon schwer damit, überhaupt zu verstehen, was genau eigentlich gemeint ist, wenn von »erwachsen sein« die Rede ist.

Um diese Frage zu beantworten, wäre eine gute alte Definition des Begriffes »erwachsen« hilfreich. Also: Was macht eine*n Erwachsene*n im 21. Jahrhundert aus? Reicht es, einmal die Windpocken gehabt zu haben? Muss man dafür schlicht und einfach das 18. Lebensjahr erreicht haben? Muss man mindestens eine Größe von 1,45 Meter vorweisen können? Oder muss man mindestens dreimal »In deinem Alter war ich auch so« gesagt haben?

Laut unserem Freund und Helfer Wikipedia ist es keines dieser Dinge, die einen als vollwertigen Erwachsenen qualifizieren. Es wird stattdessen erklärt, dass als *erwachsen* gilt, wer »jene notwendigen Fähigkeiten und Kenntnisse erworben hat, die ihn befähigen, die für sein Leben und Fortkommen notwendigen Entscheidungen selbständig und eigenverantwortlich zu treffen«[3]. Das ist nicht nur eine ziemlich verständliche Formulierung, sondern auch eine recht unproblematische, denn sie wertet nicht das Ergebnis der Entscheidungen, sondern fordert lediglich die grundsätzliche Fähigkeit, Entscheidungen für sich selbst treffen zu können, um in den Genuss zu kommen, eine Erwachsenen-Schürze tragen zu dürfen.

Ich weiß, was ihr gerade denkt: »Aber, Pati, das klingt doch super! Wieso sollte der Ratschlag ›Werd erwachsen‹ jetzt angeblich so problematisch sein?«

Ist gut. Also. Stellt euch eine Person vor, die den Ratschlag »Werd erwachsen« gibt. Stellt sie euch mitsamt ihrem Jack-Wolfskin-Filzpulli, ihren hässlichen orthopädischen Schuhen, ihrer extensiven Überheblichkeit und ihrem lieblosen, aber sehr praktischen Haarschnitt vor. Wollt ihr mir wirklich sagen, dass diese Person euch gerade »Erwerbe die Fähigkeiten, die dir ermöglichen werden, selbstständig Entscheidungen für dich und dein Leben zu treffen« rät?

Ich lehne mich mal ganz weit von der Sofalehne und behaupte: Nein. Denn auch wenn Wikipedias Erklärung des Begriffes »erwachsen« herrlich romantisch und absolut nachvollziehbar klingt, ist es nicht die Definition selbst, bei der sich mir der Shellac von den Nägeln schält. Ich störe mich vielmehr daran, dass in der Praxis die Erwachsenheit einer Person nicht an ihrer Fähigkeit gemessen wird, Entscheidungen zu treffen, die sie eventuell weiterbringen, sondern an ihrer finanziellen Leistungsfähigkeit und ihrer Bereitschaft, sich den Erwartungen der Gesellschaft zu beugen. Um das Ganze mal zu veranschaulichen, habe ich mir die Freiheit genommen, die »Vier Säulen des Erwachsenseins« zu definieren, nach denen meines Erachtens heute gesellschaftlich festgemacht wird, ob eine Person als erwachsen gelten kann.

Die »Vier Säulen des Erwachsenseins«

1. Du sollst einen Plan für die Zukunft haben
2. Du sollst viel über Geld und »sinnvolle Investitionen« nachdenken
3. Du sollst dich für und gegen alles absichern, was dir im Leben so passieren könnte
4. Du sollst dich an gesellschaftliche Konventionen anpassen

Du sollst einen Plan für die Zukunft haben

Würde ich meine Erwachsenheit tatsächlich an diesem Kriterium messen, würde ich wahrscheinlich gerade mal als Säugling durchgehen. Ich halte Pläne, Vorbereitung und Absicherung für absolut überbewertet, ich denke viel über Schuhe nach, ich finde, dass Rot, Blau und Rosa gut zusammenpassen, und ich plane zwar, aber ausschließlich last minute.

Schritt eins der »Vier Säulen des Erwachsenseins« setzt allerdings die Entwicklung eines richtigen Planungsfetisches voraus. Es fängt bei der Planung der Morgenroutine an und hört bei der vorzeitigen Vorbereitung des eigenen Ablebens auf. Was geplant werden kann, soll geplant werden (Wocheneinkauf, Karriere, Wanderurlaub), und was nicht geplant werden kann, soll gefälligst trotzdem geplant werden (Kinderwunsch, Heirat, die eigene Einäscherung). Nicht umsonst ist »Da muss ich mal in meinen Planer schauen« das Coolste, was man in einem Erwachsenengespräch sagen kann. Denn was zeigt besser, was für ein ernst zu nehmender Erwachsener man ist als ein voller Terminkalender, in dem sogar »Spaß haben« von 14:00 bis 14:30 Uhr als Termin eingetragen wurde?

Ich persönlich halte es schon fast für kontraproduktiv, möglichst viel vorauszuplanen und alle Entscheidungen möglichst so zu treffen, dass sie einen Mehrwert für die Zukunft bringen, wenn es doch eine unbestreitbare Tatsache ist, dass wir uns inmitten von Bürgerkriegen, Pandemien, Naturkatastrophen und politischen Schlammschlachten schon allein darüber freuen könnten, wenn sich herausstellen sollte, dass wir überhaupt noch eine Zukunft haben. Also eine, die nicht in einer dystopischen, trostlosen, von Zombies überrannten und von Großkonzernen ausgebrannten Welt stattfindet. Dass diese Zukunft, von der alle reden und in die wir doch bitte jedes übrig gebliebene Fitzelchen Energie reinstecken sollen, potenziell gar nicht existieren wird, weil die Welt brennt, ist scheißegal. Unser Wert muss selbst mit Aussicht auf den Zerfall der Gesellschaft daran gemessen werden können, wie viel unserer Lebenszeit wir bereit sind in die Planung und Verwirklichung von etwas zu investieren, das uns eventuell dazu verhelfen könnte, einen Arbeitgeber davon zu überzeugen, dass wir unsere Lebenszeit gerne mit Arbeiten verbringen, wofür wir mit einem Job belohnt werden, in dem wir noch viel mehr arbeiten dürfen.

Wenn ich einen Tag lang nicht zumindest auf irgendeine Weise *für meine Zukunft vorausgeplant habe* – also gearbeitet oder gelernt habe, im Fitnessstudio war oder *zumindest* spazieren gegangen bin –, fühle ich mich dementsprechend nicht, als hätte ich mich bloß mal einer normalen, ganz harmlosen Faulenzerei hingegeben, sondern als hätte ich den ganzen Tag in einem Einkaufswagen auf einem Aldi-Parkplatz gelegen, Wurstwasser getrunken und nichts ahnende Passant*innen mit Discounter-Kaugummi bespuckt. Kurz gesagt: Ich fühle mich wie das, was sich Vermieter*innen vorstellen, wenn ich sage, dass ich selbstständig bin.

Du sollst viel über Geld und »sinnvolle Investitionen« nachdenken

Punkt zwei der »Vier Säulen des Erwachsenseins« ist der feuchte Traum aller Finance Bros. Nur wer die Wichtigkeit dahinter erkennt, viel Geld zu machen, dieses zu (re-)investieren und auf diese Weise noch mehr Geld zu machen, der darf sich wahrhaftig den Pokal der Erwachsenheit in die LED-beleuchtete Glasvitrine stellen.

Wenn man den überschwänglichen, aber auch leicht vorwurfs-vollen Worten von Hobby-Investor*innen, Pseudo-Finanzbera-ter*innen und Bitcoin-Enthusiast*innen lauscht, scheint nichts verwerflicher, als Geld für etwas auszugeben, das *kein* neues Geld einbringt, sondern einfach *nur* Spaß macht. Wenn etwas nicht un-mittelbar in vermehrtem Profit resultiert und einen weder wirt-schaftlich noch gesellschaftlich weiterbringt, dann kann die Aus-gabe, so scheint es jedenfalls, zweifellos als »absolut unnötig« abgestempelt werden. Ausgaben, die man aus purer Lust am Leben macht? Widerlich! Kosten, die nicht die Verdopplung des Vermö-gens, sondern bloß die Vervielfachung der Glückshormone im Sinn haben? Ekelhaft! Sparsamkeit auf der Spaß-Seite des Lebens und Investitionen auf der Ernst-Seite des Lebens scheinen der erste Schritt im Masterplan des Lebens derjenigen zu sein, die unfassbar viel von sich selbst und ihrem Stapel Männerbiografien auf dem Nachttisch halten.

Das Paradoxe am Investieren ist, dass man, bevor man überhaupt etwas (meist Geld) investieren kann, erst einmal etwas (meist Geld) haben muss, um es zu investieren. Da Geld außerhalb der Rosengär-ten der Altreichen aber leider nicht an Sträuchern wächst, ist dieser Ratschlag für diejenigen ohne Rosengarten so hilfreich wie ein Willkommensaperitif bei den Anonymen Alkoholikern. Ich bin mir sicher, dass es für das eine finanziell gesegnete Prozent manchmal tatsächlich schwer ist zu entscheiden, ob in digitale Währungen, eine Immobilie im Grünen oder irgendeine (besonders hässliche) seltene Rolex investiert werden sollte. Aber der*die durchschnittliche Bürger*in ist in der Regel eher damit beschäftigt zu überlegen, ob er oder sie diesen Monat endlich die erste Rate der Studienschulden abbezahlen kann oder ob es okay ist, sich stattdessen anlässlich des eigenen Geburtstags vielleicht doch mal eine Monatskarte für die öffentlichen Verkehrsmittel zu gönnen. Daran gemessen scheinen mir die (kostenpflichtigen) Tutorials, Programme, Ratgeber und Coachings dazu, wie man die eigenen (geerbten) Moneten möglichst geschäftstüchtig investieren kann, doch etwas zu weit verbreitet.

Wenn man das mit dem »Viel über Geld nachdenken« aber *wirklich* ernst nimmt, gehört neben den cleveren Investitionen auch die Monetarisierung aller sonstigen Lebensbereiche zum guten Ton. »Wie, du hast nicht *mindestens* ein Zweiteinkommen?! Womit investierst du denn dann in NFTs?! Wenn du nicht aus jedem Hobby und jeder außergeschäftlichen Tätigkeit Kapital schlägst, womit zum Teufel willst du dann beim Dinner in der KaDeWe-Austernbar vor deinen Finance Bros angeben?!«

Der enthusiastische Wille zur Wirtschaftlichkeit und das Talent, aus wirklich jedem Haufen Müll Geld zu machen, mag nicht die einzige und ganz sicher auch nicht die einzig wahre Art sein, das Leben erfüllend und bewusst zu leben. Sie wird aber ganz sicher zu einem mit Montblanc-Füller gekritzelten Eintrag im erwachsenen Buch der Erwachsenheit führen (und bestimmt auch zu einem gelallten »Haha, Bro, läuft bei dir« von deinem drittliebsten nach Nasomatto miefenden Trading-Buddy).

Du sollst dich für und gegen alles absichern, was dir im Leben so passieren könnte

Nicht nur die Fähigkeit, aus jeder noch so irrelevanten Tätigkeit Geld zu machen und das daraus gewonnene Geld am besten auch noch auf moralische (oder je nach persönlicher Einstellung auch auf nicht moralische) Art und Weise zu verdoppeln, sondern auch das Verlangen, dieses erworbene Geld sowie alles andere, was einem lieb und teuer ist, durch jede mögliche Art der Daseinsvorsorge abzusichern, ist *unabdingbar,* wenn man die »Vier Säulen des Erwachsenseins« *ganz gewissenhaft* und in all ihrer Vollständigkeit abklappern möchte.

Punkt drei der »Vier Säulen des Erwachsenseins« ist dementsprechend die metaphorische Nacht in der Kirche vor dem ultimativen Ritterschlag zum Erwachsenwerden und garantiert einen unlimitierten Vorrat an Gesprächsthemen für Erwachsenenunterhaltungen jeglicher Art: Versicherungen. Erst wenn der Puls so richtig rast, weil man gerade einen Versicherungsschnapper gemacht hat, ist man wirklich bei der königlichen Tafelrunde der geistig Reifen angekommen. Egal, ob es um die Mietwohnung, die eigenen Zähne oder Omas Porzellan geht, es gibt eine passende Versicherung für alles, was das reife Herz begehrt. Wer etwas auf sich hält, schließt lieber eine Versicherung zu viel ab als eine zu wenig, denn was gäbe es Peinlicheres, als wenn einem jemand eine Lücke in der eigenen Versicherungshistorie aufzeigen könnte?

Ihr hättet mal das Gesicht meiner Bankberaterin sehen müssen, als ich ihr bei meinem letzten Bankbesuch, der eigentlich nur dazu gedacht war, mein Sparkonto für einen Spontantrip nach Spanien zu plündern, erklärte, dass ich keine Haftpflicht-, Hausrat- oder Rechtschutzversicherung habe. Man hätte meinen können, ich hätte ihr gerade erzählt, dass ich in meiner Freizeit Babykätzchen ausweide und Schlüsselanhänger aus ihren Innereien bastle. Ihr dann noch zu stecken, dass ich nicht einmal weiß, wofür all diese Versicherungen gut sein sollen, habe ich mich dann nicht mehr getraut (auch wenn die Erklärung dessen möglicherweise zu ihrem Job gehört).

Das für mich persönlich Einschüchternde an Versicherungen ist, dass sie einem nicht nur ein ordentliches Maß an realistischer Selbstreflexion abverlangen, sondern vor allem langfristige Lebensplanung. Und Gott weiß, dass ich mir lieber mit einer Bohrmaschine ein zweites Arschloch bohren würde, als mein Leben länger als zwei Monate im Voraus zu planen. Stattdessen hoffe ich, dass sich in den nächsten paar Jahren ein Mittel finden wird, mit dem man ganz Keanu-Reeves-mäßig mit 35 aufhört zu altern, denn dann hätte sich zumindest das mit der Altersvorsorge erledigt. Sollte das besagte Wundermittel erst erfunden werden, wenn ich 36 bin, dann werde ich mich wohl kopflos und ohne Garant dafür, dass mein zukünftiges Pflegeheim nicht aus einem Karton und zwei gutmütigen Alsterschwänen unter der Lombardsbrücke bestehen wird, ins Alter stürzen müssen.

Was alle anderen Arten von Versicherungen angeht: Ich werde mich, wie es scheint, tatsächlich erst dann damit beschäftigen, wenn mein ganzes Leben über mir zusammenbricht, etwa weil ich ein Loch in die Wand meiner Mietwohnung geboxt habe oder irgendwessen Labradoodle auf die Pfote getreten bin, denn das ganze Versicherungenabschließen und Lebensvorsorgebetreiben macht doch erst dann so richtig Spaß, wenn die Kacke komplett am Dampfen ist. (Den Part, in dem meine Bankberaterin mir erklärte, dass eine Versicherung nicht mehr greift, wenn sie erst nach Eintreten des Versicherungsfalls abgeschlossen wird, übersetzte mein Gehirn übrigens mit »Schönen Urlaub!«, worauf ich höflich »Gleichfalls« erwiderte und die Bank verließ.)

Du sollst dich an gesellschaftliche Konventionen anpassen

Punkt vier der »Vier Säulen des Erwachsenseins« ist wie Lord Voldemorts Name: Er darf nicht laut ausgesprochen werden, aber jede*r weiß, dass er existiert. Der letzte Schritt zum ultimativen Erwachsenentum ist die Einsicht, dass man am Ende doch auch nur das will, was nun mal jedes funktionierende Mitglied einer zivilisierten Gesellschaft zu wollen hat: ein Haus, drei Kinder (Junge, Mädchen, Junge, damit das Mädchen einen älteren Bruder hat, der auf sie aufpassen kann), eine*n feste*n Lebenspartner*in, eine Eieruhr in Tomatenform, viele, viele Versicherungen und ein Tandem-Bike für fünf.

Sollte man zu der Portion Leute gehören, die im ersten Drittel ihres Lebens bei dieser Vorstellung eher Abneigung als Euphorie verspüren, dann kann man stark damit rechnen, herablassend belächelt zu werden. »Das kommt schon noch, wenn du erwachsen bist.« Denn keine Kinder, Minitrampolins oder Komplimente über den erhabenen Zustand der eigenen Balkonpflanzen haben zu wollen, ist ja sowieso nur eine Phase, die eher früher als später von der unausweichlichen Ankunft der *Erwachsenheit* beendet werden wird. Also angeblich.

Um noch einmal deutlich die Diskrepanz zwischen der gesellschaftlichen Vorstellung davon, welche Errungenschaften ein *erwachsenes* Mitglied der deutschen Gesellschaft in meinem Alter vorweisen können sollte, und den Errungenschaften, die ich persönlich bisher *tatsächlich* vorzuweisen habe, aufzuzeigen, hier zwei auf-schlussreiche Listen:

Liste der Errungenschaften, die ein erwachsenes Mitglied der deutschen Gesellschaft in meinem Alter vorweisen können sollte

- Bausparvertrag
- Lebensversicherung
- Private Altersvorsorge
- Betriebliche Altersvorsorge
- Tagesgeldkonto
- ETF-Sparplan
- Hausratversicherung
- Zahnzusatzversicherung
- Haftpflichtversicherung
- Rechtschutzversicherung
- Arbeitsunfähigkeitszusatzversicherung
- Traum vom Eigenheim
- FAZ-Abo
- Gesundes Verhältnis zum Vater
- Verhaltenstherapie
- Bahncard
- Elektrische Zahnbürste
- So ein Netz, in dem man BHs waschen kann, ohne dass die Bügel sich verbiegen
- Sockenkraken
- Salatschleuder
- Wassersprudelmaschine

- Kabelloser Staubsauger
- Taschentücher in jeder Handtasche
- Die Fähigkeit, Geschenke schön einzupacken
- Hausarzt oder -ärztin
- Ein Bidet
- Einen Sinn für saisonales Gemüse
- Immer ein Glas saure Gurken im Haus
- Eine gute Freundin namens Susanne
- Einen Familienfreund namens Joachim
- Eine REWE-Kundenkarte
- Getrennte Schneidebretter für Fleisch und Gemüse
- Eine Präferenz für Vollkornbrot
- Eine Powerbank
- Einen Raclette-Grill
- Perspektiven
- Einen Plan

Liste der Errungenschaften, die ich an diesem Punkt meines Lebens tatsächlich vorweisen kann

- Sockenkraken
- Gültiger Reisepass
- Geimpfte Katzen
- Haspa-Mäusekonto mit gesperrtem Onlinezugang
- InStyle-Abo
- Laktoseintoleranz
- Prepaid-SIM-Karte
- Fensterbild mit einem Küken mit Weihnachtsmütze
- Stammfriseur

- Stammfrisur
- Dritter Platz beim IKEA-Malwettbewerb 2004
- ASOS-»Next Day Delivery«-Abo
- Mehrere iPhone-Ladekabel
- Beinbehaarung
- Kartoffelschäler
- Rückläufige mentale Gesundheit
- Eine Doppel-CD mit klassischer Tafelmusik
- Haustürschlüssel zur Wohnung meines Ex-Freundes
- Einen Beistelltisch

Was sich beim Betrachten der beiden Listen als Erstes herauskristallisiert, ist, dass der Sockenkraken die einzige Gemeinsamkeit und demnach mein einziger materieller Beweis dafür ist, dass ich irgendeine Art von Kontrolle über mein Leben (und meine Socken) habe, was zumindest theoretisch die nötige geistige Fähigkeit vermuten lässt, um an irgendeinem Punkt meines Lebens *tatsächlich* erwachsen zu werden. Dazu muss ich aber beschämt anmerken, dass die Anschaffung des Sockenkrakens meiner Mutter zuzuschreiben ist und nicht meiner besonnenen Entscheidung, in eine sympathische Sockentrocknervorrichtung zu investieren. Also können wir eigentlich nicht einmal den Kraken auf der Liste der Dinge lassen, die mich zu einer potenziell respektablen Bürgerin Deutschlands machen.

Aber was heißt das nun für mich? Bin ich, die bausparvertragslose, Familienfreund-der-Joachim-heißt-lose, REWE-Kundenkarte-lose Frau der Abschaum der Gesellschaft? Bin ich, die seit 2015 keinen Handyvertrag mehr hatte und nur ein einziges Schneidebrettchen besitzt, auf dem sie sowohl Gemüse als auch Fleisch schneidet, der Grund dafür, dass Soziolog*innen beim Anblick der unterirdischen Werte auf ihren Excel-Tabellen weinend die Hände über dem Kopf zusammenschlagen?

Oder bin ich nur eine durchschnittliche Mittzwanzigerin mit Organisationsproblemen und Versicherungsphobie, die vielleicht nicht den Erwartungen an ein erwachsenes Mitglied der Gesellschaft entspricht, aber dafür sehr dem Stereotyp einer leicht desorientierten Desorientierten des 21. Jahrhunderts?

Je länger ich darüber nachdenke, desto sicherer bin ich mir, dass mein ASOS-»Next Day Delivery«-Abo für mich einfach das Maximum an Vorausplanung darstellt, das ich über die nächsten paar Jahre hinweg betreiben möchte. Und je länger ich wiederum *darüber* nachdenke, desto sicherer bin ich mir, dass das so auch in Ordnung ist. Der Lebensplanungsfetisch konnte mich bisher eben noch nicht in seinen Ozean der Langzeitziele mitreißen und der Grund dafür ist ein einfacher: Während es dem *erwachsenen* Teil der Gesellschaft Angst zu machen scheint, *nicht* zu wissen, was auf sie zukommt, ist bei mir das Gegenteil der Fall. Mal abgesehen davon, dass ich eine schlechtere Planerin bin als der Veranstalter des Fyre Festivals, löst der Gedanke, jetzt schon wissen zu müssen, was ich im nächsten Monat, im nächsten Jahr oder gar im nächsten Jahrzehnt machen werde, noch größere Existenzängste in mir aus als die Möglichkeit, dass ich mir in fünfzig Jahren vielleicht von zwei Alsterschwänen die Erwachsenenwindeln wechseln lassen muss.

Auch der Wunsch nach einem Eigenheim, der in der gesellschaftlichen Agenda der Lebensplanung wahrscheinlich direkt auf den Punkt *Kinderwunsch* folgt, ist in meiner persönlichen Lebensführung aktuell noch weniger vorhanden als das Interesse an den Ergebnissen der letzten Dart-Weltmeisterschaft. Als eine allgemein sprunghafte Person, die sich aktuell nicht einmal festlegen kann, wo sie nach neu gewonnener Uni-Freiheit den Rest ihrer Quarterlife

Crisis verbringen möchte, scheint mir die Entscheidung darüber, in welcher Bruchbude ich den *Rest meines Daseins* verbringen möchte, schwer bis nahezu unmöglich. Aber vor allem wie eine, die ich in den nächsten zehn Jahren auf keinen Fall treffen *will*. Mal abgesehen davon sind die Zeiten, in denen es gereicht hat, ein paar Jahre lang parallel zur Festanstellung in der Wurstfabrik noch Limonade an dehydrierte Autofahrer zu verhökern, um sich den Wunsch nach einer hübschen Doppelhaushälfte mit Aussicht auf das Petunienbeet und die bröckelnde Ehe der Nachbarn erfüllen zu können, spätestens vorbei, seit Britney sich ihren letzten Nummer-eins-Hit aus dem Zwerchfell gepresst hat.

Es wäre trotzdem Blödsinn, vorausblickende Zukunftsplanung als etwas Schlechtes abzutun, auch wenn es verlockend ist (und ich es das ganze Kapitel über bereits getan habe). Aber es wäre mindestens genauso bescheuert, einer Generation, die gleichermaßen durch ihre Freiheit und ihren Drang zur Flexibilität und Spontaneität geprägt ist, abzuverlangen, dass sie nach dem ersten Viertel ihres Lebens schon weiß, wo und wie die Reise enden soll.

Ich höre schon irgendeinen Bootsschuh-tragenden BWL-Studenten meckern, dass Ver- und Absicherungen zur Prävention von finanziellen Katastrophen und nicht zur peniblen Planung des (Ab-) Lebens gedacht sind, aber in diesem Fall werde ich wohl wieder auf meine Finger-in-die-Kacke-steck-Theorie zurückkommen müssen: Vielleicht kommt mir erst die Einsicht, dass es gar keine so schlechte Idee ist, mein Hab und Gut versichern zu lassen, wenn ebenjenes Hab und Gut bereits zerkaut und vollgesabbert im Körbchen des Dobermanns der Nachbarn liegt. Aber wenn in seinen Zwanzigern und potenziell auch Dreißigern so richtig in die Scheiße zu fassen, zu unproduktiv zu sein, zu wenige Versicherungen abzuschließen und zu wenige praktische Küchengeräte gekauft zu haben, bedeutet, dass ich zumindest nicht plötzlich in meiner zweiten Lebens-hälfte das Verlangen bekomme, alles nachzuholen, was ich in mei-ner Jugend verpasst habe, weil ich damals zu sehr mit *Erwachsensein* beschäftigt war, dann ist es mir das wert.

Ich melde mich dann, wenn ich ganz Britney-mäßig die Hälfte meiner Wohnung mit zwei unbeaufsichtigt brennenden Yankee Candles in Brand gesteckt habe, und predige euch in einem Insta-gram-Post die Notwendigkeit von Versicherungen.

Lass dich nicht
von deinem Ego leiten

Habt ihr schon mal einen T-Rex gesehen? Ziemlich groß, Oberschenkel, die zum Draufklatschen einladen, Zähne, bei denen sämtliche Kieferorthopäd*innen das Handtuch schmeißen, und Arme nutzloser als Handtrockner in einer öffentlichen Toilette. Sie funktionieren nämlich nicht und sehen kacke aus. Wenn ich mein Ego bildlich darstellen müsste, würde ich ebenjenen T-Rex beschreiben. Dabei symbolisieren die Körper- und Oberschenkelgröße des T-Rex die Relevanz meines Egos in jedem meiner Entscheidungsprozesse, während seine Zähne die Toleranz meines Egos gegenüber jeglicher Kritik und Zurückweisung versinnbildlichen. Seine deformierten Arme verkörpern ziemlich authentisch meine Kompromissfähigkeit und die Hilflosigkeit, die ich verspüre, wenn ich versuche, meine egogesteuerten Entscheidungen zu beeinflussen.

Ich höre den Satz »Lass dich nicht von deinem Ego leiten« (in leicht abgeänderten Varianten) wahrscheinlich öfter als Mariah Carey ihren eigenen Weihnachtshit in der Adventszeit. Und ich bin auch mindestens genauso genervt davon. Der einzige Unterschied zwischen uns ist, dass ich keine jährlichen GEMA-Zahlungen dafür kriege, sondern lediglich Reizüberflutungen und Nervenzusammenbrüche. Egal, ob es um private Entscheidungen bezüglich Familie, Freund*innen und Beziehungen oder um Entscheidungen im beruflichen Umfeld geht: Mein Stolz und meine Sturheit verfolgen mich in allen Aspekten wie ein psychotischer Liebhaber, der nicht versteht, dass es nicht »leidenschaftlich« ist, einem vor der Uni aufzulauern und abends vom gegenüberliegenden Balkon ins Schlafzimmer hineinzuspähen, sondern einfach nur gruselig und illegal.

Schon die Worte »Lass dich nicht von deinem Ego leiten« kratzen an meinem Ego. Was soll das überhaupt heißen, ich soll mich nicht von meinem Ego leiten lassen?! Was gibt es denn jetzt an meinem Ego auszusetzen?! Ist mein Ego nicht meine innere Stimme, die mir wie ein Gratis-Wendy-Spielzeug mit ans Magazin des Lebens geklebt wurde? Ist mein Ego nicht mein eingebauter, verlässlicher Wegweiser, der mir während meiner Laufbahn an der Schule des Lebens immer wieder Spicker für unangekündigte Tests in der ersten Stunde rüberschiebt und mir, wenn ich mal wieder ahnungslos an der Tafel der Entscheidungen stehe, Lösungen ins Ohr raunt?

Bei meiner Recherche zum Wort »Ego« stieß ich allerdings nicht nur auf das Gegenteil meiner Auffassung, sondern auch auf Begriffe wie »starkes Selbstbild«, »Stolz (auf sich selbst)«, »Eitelkeit« und »Egoismus«.

Starkes Selbstbild klingt erst mal gar nicht so dramatisch. Eher im Gegenteil, es klingt richtig super! Es klingt nach Selbstbewusstsein, und das Zulegen eines ordentlichen Selbstbewusstseins wird uns heutzutage doch mindestens genauso häufig gepredigt wie der Konsum von Nussriegeln. »Mit Datteln zusammengeklebte Nüsse sind eine leckere Alternative zu richtigem Nachtisch« und »Du kannst nicht geliebt werden, solange du dich nicht selbst liebst« sind die wahrscheinlich größten Lügen der Lebensmittel- und Ratgeberindustrie. Aber an einem starken Selbstbild ist generell ja trotzdem nichts auszusetzen, oder?

Wie mir aber später in einem Artikel – zwischen zahllosen und wirklich verlockenden »Reife Frauen in Ihrer Umgebung suchen

Sie!«-Pop-ups – erklärt wurde, haben die Worte »starkes Selbst-bild« und »Selbstbewusstsein« nur wenig damit zu tun, wie gut oder selbstbewusst man sich wirklich fühlt. Stattdessen implizieren sie lediglich den Versuch, ein selbst kreiertes, oftmals inakkurates und auf oberflächlichen Dingen wie gesellschaftlichem Status, Verhalten und Besitz aufgebautes Bild der eigenen Person vor den Augen der Welt aufrechtzuerhalten. Klingt jetzt irgendwie doch scheiße.

Die nächsten drei Begriffe »Stolz«, »Eitelkeit« und »Egoismus« machen es auch nicht besser und sind allesamt definitiv keine Attribute, die ich in meinem Lebenslauf in die Sparte »Persönliche Kompetenzen« kritzeln würde. Bei Entscheidungen, die vom Ego beeinflusst werden, scheinen diese toxischen Drillinge aber ausschlaggebend zu sein.

Das Ego scheint sich also nicht als zuverlässiger moralischer Kompass zu entpuppen, sondern eher als kleiner, stolzer Mann, der uns mit fragwürdiger Motivation und gehässigen Kommentaren in Richtung moralischer Untergang schiebt. Oder in meinem Fall als großmäulige Eidechse mit Attitude-Problem.

Nach diesen Erkenntnissen wenig überraschend wird das Wort »Ego« in unserer Gesellschaft meist in einem negativen Zusammenhang benutzt. Niemand nutzt den Begriff »Ego«, um jemandem ein Kompliment für ebenjenes zu machen. Oder wie oft habt ihr schon »Wow, das ist aber ein geiles Ego, wie schön für dich!« gehört? Wahrscheinlich nie. Ja, same.

Entscheidungen, die man trifft, weil das T-Rex-Ego einen Vuvuzela trötend dazu anspornt, haben einen mindestens genauso beschissenen Ruf wie das Ego selbst. Denn Ego-Entscheidungen entstehen meist in Situationen, in denen Wut, verletzte Gefühle oder Zurückweisung im Spiel sind. Es sind Trotzreaktionen – und wenn

Trotzreaktionen und Kohlrabi nur eine Sache gemeinsam haben, dann ist es, dass niemand sie wirklich leiden kann.

Bedeutet ein großes Ego zu haben also automatisch etwas Schlechtes? Sind egogeleitete Entscheidungen zwangsläufig falsch? Und sollte ich mein Ego lieber komplett ablegen beziehungsweise es ignorieren?

Diese Fragen möchte ich persönlich, als Mensch mit nahezu obszön fettleibigem Ego, einfach schon aus Selbsterhaltungsinstinkt verneinen. Ich wäre nur ein Krümel, ach was, ein Staubkorn meiner selbst ohne Ego. Ich salze meine Entscheidungen gerne mit einer großen Prise Ego, so als wäre ich ein gewisser viraler türkischer Chefkoch, und ich wüsste nicht, wo es hinführen würde, wenn ich das ändern müsste. Das Leben, meine Entscheidungen und ihre Konsequenzen wären doch geschmacklos ohne einen Spritzer Stolz, Egoismus und Eitelkeit. Und ich habe meinen Gewürzschrank gerne voll.

Und so wie ich nur ein Krümel meiner selbst ohne Ego wäre, wäre auch dieses Kapitel nur ein Krümel seiner selbst ohne eine Liste willkürlich ausgewählter Beispiele, die einzig und allein dazu dienen, meinen Standpunkt (halbwegs) überzeugend zu untermauern.

Deswegen hier eine exemplarische Liste meiner egogeleiteten Entscheidungen, die sich am Ende als gut erwiesen haben.

Liste der egogeleiteten Entscheidungen, die sich am Ende als gut erwiesen haben

- Die Entscheidung, bei *Jamie Oliver's Fifteen* den teuersten Wein auf der Karte zu bestellen, weil der Kellner mir mit verachtendem Blick den günstigsten empfohlen hatte

- Die Entscheidung, Schuhe zu kaufen, obwohl oder weil alle anderen sie hässlich fanden
- Die Entscheidung, mein Studium zu beenden, obwohl die Skepsis darüber, ob ich es schaffen würde, allgegenwärtig war
- Die Entscheidung, illegitime Kritik nicht anzunehmen

Die Entscheidung, bei *Jamie Oliver's Fifteen* den teuersten Wein auf der Karte zu bestellen, weil der Kellner mir mit verachtendem Blick den günstigsten empfohlen hatte

Die Situation war genau die, nach der sie sich anhört. Ich war mit Besuch aus dem Ausland in meinem Londoner Lieblingsrestaurant essen und wollte natürlich beeindrucken. Das kann man entweder darauf zurückführen, dass ich eine unglaublich gute Gastgeberin bin, oder darauf, dass der Besuch 1,98 Meter groß war. Oder darauf, dass ich eine unglaublich gute Gastgeberin war, *weil* mein Besuch 1,98 Meter groß war.

Ich fragte also den ohnehin schon griesgrämig dreinschauenden Kellner nach einer Weinempfehlung, weil ich von Weinen genauso viel Ahnung habe wie vom Bücherschreiben. Doch statt mir von Duftnoten, Bouquets und orangenbaumbespickten Herkunftsländern zu erzählen, zeigte er mit verurteilendem Wurstfinger und den vernichtenden Worten »Das hier ist der günstigste« auf den ersten Wein in der Karte.

Der unnötig kompliziert geschriebene Name des Weines prangte obszön deutlich in der obersten Zeile, gut erkennbar für alle mit großem Durst und kleinem Portemonnaie. Wohl wissend, welche Schmach mir sein zugegebenermaßen wirklich erschwinglicher

Preis gerade bereitete, brannte sich der billige Bordeaux in meinen Augapfel. Gepackt von gekränktem Stolz und brennender Scham, aber bestärkt durch das Wissen, dass die allsommerliche Bafög-Zahlung vor einigen Tagen auf meinem Haspa-Mäusekonto einge-trudelt war, blaffte ich dem Kellner ein »Und was ist der teuerste?« entgegen.

Augenblicklich fiel mir eine »Galileo«-Folge ein, in der die teu-ersten Weine der Welt von Aiman Abdallah in einem fesselnden Countdown heruntergezählt worden waren. Obwohl es wirklich faszinierend war, wie viel Geld man für einen Haufen fermentierter Weintrauben verlangen konnte – solange man die Seltenheit des Fasses, in dem sie vor sich hin gammeln, nur genug betont –, hatte ich schon nach der Verkündung des Gewinners von Platz sechs weg-geschaltet, weil auf MTV eine Wiederholung von »Jersey Shore« lief und ich mir wirklich nicht entgehen lassen wollte, wie Snooki be-soffen vor eine Bar pinkelte. Den Atem meines kolossalen, glückli-cherweise nicht fließend Englisch sprechenden Gastes im Nacken spürend, meinte ich mich plötzlich trotzdem zu erinnern, dass selbst der säurereiche Bezwinger des sechsten Platzes mehr gekos-tet hatte als alle meine Studienjahre auf einer englischen Privatuni zusammen. Was hatte ich mir hier bloß eingebrockt?

Die Sekunden, in denen sich der Gesichtsausdruck des Kellners langsam von überrascht/abwertend zu gleichgültig/abwertend zu-rückentwickelte, fühlten sich an wie Jahre. Während sich seine Lip-pen in Zeitlupe zu einem gelispelten »Sauvignon Blanc« formten, überlegte ich, ob ich schnell aufs Klo rennen sollte, um meine Bank anzurufen und einen Kredit aufzunehmen. Ein Rückzug war immer-hin keine Option mehr. Ich dachte an meine Vorfahren, die sich durch die sibirische Eiseskälte und mehrere Diktaturen gekämpft hatten, nur damit ihre nichtsnutzige Großenkelin in nicht allzu ferner Zukunft von einem pubertären Kellner ohne Sackhaare wegen eines Weines gepiesackt werden konnte. Ein nur schwer zu ertragender Gedanke.

Im Kopf legte ich mir bereits eine herzzerreißende Geschichte von einer dreibeinigen Katze mit Darmverschluss für meine Bankberaterin zurecht, als ich von dem fragenden »... liegt bei 63 Pounds?« des sackhaarlosen Kellners zurück in die Realität gerissen wurde. Mit maßloser Erleichterung seitens meines Egos und unter der schielenden Unwissenheit meines Gastes nickte ich ihm zustimmend und gespielt selbstverständlich zu. Er würde nie erfahren, dass nur die Reklamation eines fehlerhaften und leicht nach Pups riechenden ASOS-Mantels am Vortag mich gerade vor dem sicheren Tod durch Erniedrigung bewahrt hatte.

Nur eine halbe Flasche später waren mein Gast und ich angenehm betrunken und nur ein paar Wochen später *Jamie Oliver's Fifteen* unangenehm pleite. Auf der einen Seite war das eine Schande, denn es war immerhin mein Lieblingsrestaurant. Auf der anderen Seite hätte ich nicht den Rest meines Lebens in dieses Restaurant gehen und Wein für über sechzig Pounds bestellen können. So viele nach Pups riechende Klamotten konnte ich gar nicht reklamieren. Und solange Mr Sackhaarlos dort arbeitete, stand Kapitulation in Form von »Wein in meinem Budget kaufen« nicht zur Debatte. Vielleicht sollte es also so sein.

Im Nachhinein bin ich mir fast sicher, dass es dem Kellner nicht hätte scheißegaler sein können, ob ich 12 oder 63 Pounds für den Wein ausgebe, er hätte ja nichts davon gehabt. Aber sowohl die überdurchschnittliche Körpergröße meines Egos als auch die meines Gastes hatten es mir unmöglich gemacht, in der Situation ruhig und rational zu handeln. Und soll ich euch was sagen? Es hat sich geil angefühlt. 10/10, würde es immer wieder tun.

Die Entscheidung, Schuhe zu kaufen, obwohl oder weil alle anderen sie hässlich fanden

Wenn ich für irgendetwas bekannt bin, egal ob im Privatleben oder außerhalb dessen, dann ist es mein umstrittener Schuhgeschmack. Je bunter, höher, spitzer, haariger, dubioser und kontroverser, desto wahrscheinlicher ist es, dass ich die Treter in mein Silikonherz schließe. Es ist erstaunlich, dass ich bisher noch nicht das Opfer einer von Freund*innen und Familie organisierten Schuhintervention geworden bin. Wahrscheinlich ist der einzige Grund dafür, dass es keine Banner mit der Aufschrift »Bitte hör auf, dir hässliche Schuhe zu kaufen« im Großhandel gibt.

Ich habe in diesem Fall keine einzelne konkrete Story als Beispiel parat, wie ich mich in meinem kurzen Leben schon erfolgreich gegen das Anti-hässliche-Schuhe-Dezernat aufgelehnt habe. Denn mein ganzes Leben, inklusive der vielen verzweifelten und beschämten Blicke von Ex-Dates, Freund*innen und Familie *ist* die Story. Sie erzählt die Geschichte von Leid, schmerzhaften Farbkombinationen und noch schmerzhafteren Absätzen. Was vielleicht einst als Trotz- und Egoreaktion auf das Unverständnis meines Umfeldes begann, entwickelte sich über die Jahre langsam, aber sicher zu einer innigen Liebe zu gewagtem Schuhwerk, die zunehmend nicht nur den gesamten Platz in meinem Schuhschrank, sondern auch die Leere in meinem Herzen füllt.

Aber jetzt mal Klartext: Wenn ein Date einen nicht mit Socken in Crocs zum Feiern, Fellpuschen zum Einkaufen und Rotlichtstiefeln zum Dinner mit seinen Eltern akzeptiert, hat es die teuren Dessous auch nicht verdient. Tatsächlich hat es nicht einmal einen bepuschten Schritt in seine Nähe verdient. Und eure Freund*innen und Familie haben eh keine Wahl. Sie müssen euch so oder so akzeptieren, egal ob be-Croct oder Croc-los. Denn wer Pusche und Croc nicht ehrt, ist der Liebe nicht wert.

Das Fazit ist, dass ein Schuhkauf, der in eurem Umfeld Skepsis und Missbilligung, aber in euch selbst einen erhöhten Blutdruck und Serotoninwellen auslöst, immer empfehlenswert ist. Denn nichts beflügelt das Ego so sehr wie ein erster Gang in jungfräulich quietschenden Crocs unter dem Feuerhagel aus geringschätzenden (und wenn wir ehrlich sind auch leicht neidischen) Blicken der anderen.

Die Entscheidung, mein Studium zu beenden, obwohl die Skepsis darüber, ob ich es schaffen würde, allgegenwärtig war

Wenn ich mal ganz ehrlich bin, bestanden schon Zweifel daran, ob ich es überhaupt über die siebte Klasse hinaus schaffen würde. Meine Leidenschaft, Lehrer*innen dumme Sprüche zu drücken, war einfach größer als die dafür, mich intellektuell weiterzubilden. Der Zweifel meiner Familie an dem potenziellen Erfolg meiner akademischen Laufbahn war also nicht nur omnipräsent, sondern auch gerechtfertigt. Ich staunte bei der Vergabe der Abiturzeugnisse selbst nicht schlecht, als mir bewusst wurde, dass das absolute Minimum anscheinend völlig gereicht hatte, um mich für ein Studium zu qualifizieren. Dass ich studieren würde, war allerdings trotz meines holprigen Schulwerdegangs klar. Da in meiner Akademikerfamilie ein Uniabschluss so selbstverständlich ist wie die Fähigkeit, sich den Hintern abwischen zu können, hätte ich bei einer Entscheidung gegen ein Studium nämlich genauso gut meinen Namen vom metaphorischen Stammbaumwandteppich à la Black/Lestrange kokeln und meinen Nachnamen in »Müller« ändern können. Allerdings reimt sich mein Nachname , wenn man ihn richtig lallt, auf meinen Vornamen, weshalb es am Ende die bessere Option war, ihn auf dem Wandteppich zu belassen und mich für ein Studium zu bewerben.

Mein erstes Studium in Greifswald brach ich nach ganzen sechs Monaten ab, nachdem ich 1. herausgefunden hatte, dass wirklich alle Geschäfte in dieser Stadt um 19:00 Uhr schlossen, und 2. meinem Professor beim Kondomkauf im DM begegnet war. Entsprechend groß war die anschließende Skepsis darüber, ob ich mein zweites Studium in England durchziehen würde. Und ich spreche hier nicht nur von der Skepsis meiner Familie (die ihre Zweifel mir gegenüber niemals zugeben würde) oder meiner Freund*innen (die Studienabbrüchen gegenüber genauso flexibel eingestellt sind wie ich). Ich spreche vor allem von meiner Skepsis mir selbst gegenüber. Für dieses Studium war ich nämlich nicht nur ausgewandert, sondern hatte mich auch für mindestens die nächsten zehn Jahre verschuldet. Beste Voraussetzungen also, um möglichst folgenreich das Handtuch zu werfen.

Kennt ihr das Gefühl, wenn ihr euch im Fitnessstudio den Stairmaster hochschleppt, nach einer gefühlten verschwitzten Ewigkeit hoffnungsvoll auf den Bildschirm luschert, der aber gerade mal 3:26 Minuten anzeigt und ihr euch nicht vorstellen könnt, dass die nächsten grausamen 6:34 Minuten jemals vorbei sein werden? Genau so war es mit meinem Studium. Obwohl ich wusste, dass der lustig zusammengewürfelte Haufen aus Gehirnzellen, der 24/7 in meinem Denkorgan vor sich hin vegetierte, eigentlich vermögend genug sein müsste, um mir verständlich zu machen, was meine Professor*innen da tagtäglich so von ihrer PowerPoint-Präsentation ablesen, zweifelte ich trotzdem daran, jemals das glorreiche, mit

Uni-Logo bedruckte Papier in den Händen zu halten, das mir die Bestätigung geben würde, kein völliger Loser zu sein.

Andererseits wollte ich etwas beweisen. Meiner Familie, meinen Freund*innen, meinen Lehrer*innen und vor allem mir selbst – was vielleicht nicht die ideale Motivation für ein Studium ist, aber wer behauptet, zu hundert Prozent nur aus purer Liebe zur Wissenschaft zu studieren, lügt einfach. Du auch, Rebecca.

Mir war jede Motivation willkommen, die mich durch dieses Studium bringen würde. Allvierteljährlich aber, wenn die Klausurenphase nahte, begab sich mein Ego samt Motivation in den Winterschlaf und überließ mich meinen Selbstzweifeln. Dieses verdammte Stück Papier kam mir auf einmal gar nicht mehr so begehrenswert und ich mir dafür minütlich dümmer vor. Wobei niemand die Fragestellung »Inwiefern hat der Postmodernismus die Forschungsmethoden in der Soziologie beeinflusst?« liest und sich dabei besonders schlau vorkommt. Ja, Rebecca, freut mich, dass du die Frage nicht schwer findest, eine Runde Applaus für dich.

Doch obwohl sich mein Ego in jenen Krisensituationen wirklich Zeit ließ und sich häufig noch ein paarmal im Bett hin und her wälzte, während ich schon mit tränenverschwommenem Blick »Exmatrikulation für Vollidioten« in meinen Browser getippt hatte, zog es doch jedes Mal, sobald ich die Mail an das Uni-Sekretariat mit »Ihr seid kapitalistische Schweinehunde, die meinen Wissensdurst für Profit ausnutzen« betitelt hatte, seufzend Puschen und Morgenmantel an und fragte mich sanft, aber bestimmt, ob ich ein Mann oder ein Schnitzel sei.

Selbstverständlich war ich kein Schnitzel. Ich war auch kein Mann, aber das tat nichts zur Sache. Fakt ist, dass die Schnitzelfrage half. Ich wischte meinen wässrigen Rotz von der Tastatur und verschob die obszöne Mail in den Entwurf-Ordner. Mein Ego war in dem Moment das Einzige, was mich davon überzeugen konnte, dass mir nicht einfach die Hirnmasse für das Studium fehlte, sondern nur ein extragroßer Frappuccino mit drei Extrashots, Sahnehaube und einem Extrapump Vanillesirup. Also schabte ich ein bisschen Kleingeld zusammen, kaufte mir einen extragroßen Frappuccino mit drei Extrashots, Sahnehaube und einem Extrapump Vanillesirup, schrieb eine mittelmäßige Hausarbeit über die Auswirkungen des Postmodernismus auf die Forschungsmethoden in der Soziologie und bekam ein paar Jahre später das glorreiche, mit Uni-Logo bedruckte Papier, das mir zumindest für einen kurzen, aber triumphalen Moment das Gefühl gab, kein völliger Loser zu sein.

Die Entscheidung, illegitime Kritik nicht anzunehmen

Nichts ist persönlicher als Kritik, die mit »Nimm es nicht persönlich ...« anfängt. Wenn es nicht persönlich gemeint wäre, müsste der Persönlichkeitsgrad der bevorstehenden Aussage auch nicht vorher dementiert werden.

Als jemand, der den Großteil der eigenen Brötchen durch Content-Erstellung auf Instagram verdient, höre ich den Spruch »Wenn du in der Öffentlichkeit stehst, musst du auch mit Kritik umgehen können« öfter als Mariah Carey ihren eig–, oh, verdammt.

Dass ich mir mehr Kritik anhören muss, weil ich in der Öffentlichkeit stehe, ist korrekt, aber dass jede Kritik und vor allem jedes Ausmaß an Kritik gerechtfertigt ist, das würde ich so jetzt nicht direkt mit meinem Schönschreiberkuli unterschreiben. Denn in einer Zeit, in der man dank des technischen Fortschrittes Kritik innerhalb von Sekunden und in Form eines kotzenden Emojis ausüben kann, bekommt man manchmal das Gefühl, dass Kritik eher ein unmoralisches Hobby als eine legitime, prüfende Beurteilung der Taten und Äußerungen anderer geworden ist.

Kritik *kann* natürlich absolut gerechtfertigt, konstruktiv und wohlwollend sein, aber manchmal, auf Social Media sogar ziemlich oft, ist sie das ganz einfach nicht. Ich muss mir nicht jede Charakter- und Content-Rezension systematisch durch den Kopf gehen lassen und ihre Legitimität balanciert abwägen. Denn manchmal reicht schon ein Blick auf eine Nachricht mit dem Satz »Du dumme Hure, warum benutzt du kein kompostierbares Katzenstreu?«, damit mir klar wird, dass die darin geübte Kritik nicht legitim ist. Mein Ego reagiert in solchen Situationen mit zuverlässiger Trotzigkeit. Es malt sich seinen Lidstrich extralang, zieht seinen tiefen Ausschnitt demonstrativ noch weiter runter und tippt Matcha Latte schlürfend eine weitere, noch kontroversere Caption, die meine Miete zahlt, unter ein Tittenbild.

Da all diese Positivbeispiele für egogeleitete Entscheidungen in derselben Liste rumhängen, liegt die Vermutung nahe, dass da irgendetwas im Busch sein muss, was sie gemeinsam haben. Ein Muster, das sich nicht nur im positiven Ergebnis zeigt, sondern schon in der Ausgangssituation. Und tatsächlich: Was da so laut im Busch herumraschelt, ist der Fakt, dass in all diesen Situationen mein eigener Wert entweder von außenstehenden Personen (sackhaarloser Kellner, voreingenommene Croc-Pessimist*innen, kritikfreudige Arschlöcher mit Arschloch) oder mir selbst (sackhaarlose Croc-Optimistin mit Arschloch) herabgesetzt wurde, was mir das Gefühl gegeben (oder bestätigt) hat, nicht genug zu sein. Mein Ego war aber in allen Situationen korrekt genug, um mir großfamilienmäßig den Rücken zu stärken, und alles, was es dafür von mir verlangt hat, war eine Prise Trotz und etwas gesunde Selbstreflexion. Und sechzig Prozent der Einnahmen dieses Buches.

Der Grund dafür, warum sich all die obigen Entscheidungen am Ende gut angefühlt und sich deshalb auch als gut erwiesen haben, obwohl sie der verpönten Kategorie »Egoentscheidung« angehören, ist, dass ich mein Ego nicht mit Schlagring und dem Auftrag, sinnlos auf jemanden einzuprügeln, losgeschickt habe, sondern mit Kakao, einem ermutigenden Schultertätscheln und einem in Schreibschrift geschriebenen Liebesbrief an mich selbst. In den vier oben beschriebenen Situationen hat mein Ego mich davor bewahrt jammernd, mit billigem Wein in der Hand, weißen Air Force 1's an den Füßen und angekokeltem Stammbaumwandteppich vor Augen in einer Ecke zu sitzen und meinen eigenen Wert infrage zu stellen. Stattdessen hat es mich daran erinnert, dass nur ich und mein Kontostand darüber entscheiden, ob der Wein in meinem Budget liegt, dass nur ich und mein unvergleichlicher Sinn für Mode darüber entscheiden, ob die Schuhe schön sind, dass nur ich und meine optimistischere Gehirnhälfte darüber entscheiden, ob (oder dass) ich schaffe, was ich mir vornehme, und dass nur ich und mein gesunder Menschenverstand darüber entscheiden, ob eine Kritik gerechtfertigt ist oder nicht.

Ein bisschen Ego bei den eigenen Entscheidungen mitschwingen zu lassen ist also wahrscheinlich gar nicht so verheerend, wie die ausgebildeten Kräuterheiler*innen auf www.wie-du-dein-ego-loslaesst.de/baumderspiritualitaet uns einzureden versuchen. Es sei denn, dein Ziel im Leben ist, dich von deinem Ego frei zu machen, um dich vollkommen auf deine Spiritualität einlassen zu können. Was völlig okay und legitim wäre, aber da du mittlerweile mehrere Kapitel dieses blasphemischen Buches gelesen hast und es immer noch nicht in einem Feuerchen aus Salbei und Palo Santo verbrutzeln lässt, gehe ich mal ganz stark vom Gegenteil aus.

Und außerdem: Wer kümmert sich um mein Ego, wenn nicht ich? Wer deckt meinen übellaunigen T-Rex abends mit einer Kuscheldecke zu, stopft die Enden der Decke unter seinen prähistorischen Körper, drückt ihm einen Starbucks-Becher mit warmem Kakao in die krallenbewehrten Pranken und singt ihm a cappella die zensierte Version seines Lieblingsliedes von Shawn Mendes vor, wenn nicht ich? Richtig, niemand! Ich habe immerhin das alleinige Sorgerecht für mein Ego und ein Leben ohne es kann und will ich mir einfach nicht vorstellen.

Ich möchte allerdings nicht behaupten, dass alle Situationen, in denen ich mein Ego völlig außer Atem auf seinem Motorola-Razr-Klapphandy aus dem Schlaf geklingelt habe, so edel motiviert waren wie die obigen vier. Ich bin kein von Egosünden befreiter Mensch und strebe diesen Titel in nächster Zeit auch nicht an. Aber das ist okay so. Denn manchmal brauche ich ein bisschen Beef, ein bisschen Trash. Ich brauche ein paar Intrigen, ab und an mal eine schockierende Wendung und ein paarmal die Woche auch eine ordentliche Session Ego-Messen. Und jede Person, die von sich etwas anderes behauptet, sollte mal ganz schnell ihr »RTL+«-Abonnement auflösen und ihren YouTube-Suchverlauf löschen, bei dem die »Top 10 Shadiest Jeffree Star Moments« als »most watched« gelistet sind. Ihr kleinen Heuchler*innen. Es ist völlig normal, sich auch in weniger ritterlicher Manier vom eigenen Ego leiten zu lassen, denn das gehört sowohl zum lebenslangen Lernprozess als auch zum unperfekten Menschsein dazu. Damit wir alle aber vielleicht ein bisschen besser darin werden, den Unterschied zwischen »egogeleiteten Entscheidungen, die sich als gut erwiesen haben«, und »egogeleiteten Entscheidungen, die sich ganz klar als falsch erwiesen haben«, frühzeitig zu erkennen, habe ich natürlich zufällig eine passende Liste parat. Ich präsentiere euch hiermit feierlich die

Liste der egogeleiteten Entscheidungen, die sich ganz klar als falsch erwiesen haben

- Die Entscheidung, mich tagelang nicht zu melden, weil der andere es auch nicht getan hat
- Die Entscheidung, Hosen in Größe 38 zu kaufen, obwohl ich mindestens seit Sommer 2019 eine Größe 40 bin
- Die Entscheidung, an jemandem Interesse zu haben, nur weil derjenige kein Interesse an mir hat
- Die Entscheidung, gerechtfertigte Kritik nicht anzunehmen, weil sie schmerzlich zutreffend war

Die Entscheidung, mich tagelang nicht zu melden, weil der andere es auch nicht getan hat

Jede*r kennt es. Man trifft jemanden. Man datet. Man merkt, dass beide riesige Fans von Milchhörnchen sind. Man knutscht. Man bumst. Man isst zusammen Milchhörnchen. Man bumst wieder. Man streitet sich. Jemand isst aus Versehen das letzte Milchhörnchen. Eins kommt zum anderen, und auf einmal straft man sich gegenseitig tagelang mit aggressivem Schweigen. Die Tage werden zu Wochen. Die anfängliche Wut zu Trübsinn. Der leere WhatsApp-Verlauf zum Symbol eines stummen Krieges. Der Kaffee schmeckt morgens etwas bitterer als sonst, der Verkäufer im Lotto-Kiosk ist noch ein bisschen unfreundlicher als sonst, das Katzenklo riecht noch ein wenig mieser als sonst, und die Milchhörnchen vom Bäcker nebenan sind auf einmal nur noch mittellose Croissants ohne Tiefgang. Und trotz allem wütenden Draufstarren: Der WhatsApp-Verlauf bleibt leer. Denn niemand möchte über den eigenen, verdächtig T-Rex-förmigen Schatten springen und sich zuerst melden – das käme nämlich einer Kapitulation gleich. Und die Schmach einer Kapitulation wäre die einzige, die noch schwerer wiegt als die Schmach, von jemandem ignoriert zu werden (und denjenigen gleichzeitig selbst zu ignorieren), den man eigentlich mag. Aber trotz der bemerkenswerten eigenen Standhaftigkeit bleibt das Gefühl des Triumphes aus. Stattdessen machen sich Ratlosigkeit, Schlaflosigkeit und Sprachlosigkeit breit.

Ich kann weder an einer noch an zwei Händen abzählen, wie oft ich schon in genau dieser Situation war. Dafür bräuchte ich schon SpongeBobs mit seinen eigenen Händen gefüllte Popcorntüte. Jedes Mal aufs Neue, wenn ich in diesem Dilemma gelandet war, wollte ich unter gar keinen Umständen einknicken wie die Beine eines Fitnessanfängers auf einer Beinpresse. Und jedes Mal aufs Neue war ich wieder überrascht, wie beschissen sich das Warten auf die Ego-Kapitulation des anderen anfühlte. Und trotzdem mobilisierte ich jedes einzelne Mal lieber jegliche Social-Media-Kanäle und ihre Funktionen, um dem Gegenüber zu zeigen, wie hammergeil es mir und meinen überdurchschnittlich großen Brüsten auch ohne den ignorierten Ignorierer ging, anstatt mir einfach mal einen Ruck zu geben, mein Ego beiseitezuschieben und ihm mit klackernden Acrylnägeln zu schreiben, dass ich ihn und sein(e) Milchhörnchen vermisste.

Ich war lange in der privilegierten Situation, immer im Besitz eines größeren Egos als mein Gegenüber zu sein, sodass der Vermisste sich meist zuerst meldete und ich die Frage schnell verwerfen konnte, ob es vielleicht doch gar keine so große Schmach war, mich als Erstes zu melden. Aber weil Gott uns heimlich als sein persönliches Trash-TV nutzt, widerfuhr mir im Jahr 2020 etwas, mit dem ich niemals gerechnet hätte: Ich traf jemanden, der ein größeres Ego besaß als ich.

Wenn mein Ego ein Tyrannosaurus Rex war, war seines Smaug, der goldliebende Feuerdrache aus »Der Hobbit«, der die Zwerge aus ihrem geliebten Königreich vertrieben hat. Es war, als wäre eine Prophezeiung wahr geworden: »Eines Tages wird sie auf ein ihr ebenbürtiges Ego treffen, eines so groß wie der Olymp, so zäh wie ein Wildschweinnackensteak und so stur wie der Esel im Eselpark Nessendorf, der sie einst mitsamt Kutsche auf einem holprigen Waldweg stranden ließ.« Und so fand ich mich in einer praktisch ausweglosen Situation wieder. Sollte ich mich als Erstes melden? Oder sollte ich mich lieber sang- und klanglos der Schürze unserer Zuneigung entledigen? Ihm mit Pappmaschee die Fenster zukleistern? Oder ihm einen Ziegelstein mit einer schnippischen Nachricht durch die Frontscheibe seines Autos schmeißen?

Nach sechs düsteren Tagen, in denen selbst mein geliebter Skinni-Vanilli-Früchtetee in meiner Verzweiflung an Geschmack zu verlieren schien, besiegte ich mein Ego in einem spektakulären Ringkampf durch einen Kinnhaken mit der Linken und tippte ein etwas patziges Friedensangebot an meinen nahezu Verflossenen in mein Handy. Und ich kann nur eines dazu sagen: Mit Nutella bestrichene Milchhörnchen in idyllischer Zweisamkeit schmecken besser als die Genugtuung, sich nicht als Erste gemeldet zu haben.

Die Entscheidung, Hosen in Größe 38 zu kaufen, obwohl ich mindestens seit Sommer 2019 eine Größe 40 bin

So wie Moses' Adoptivmutter ihn in einem Schilfkorb treibend auf dem Nil fand, fand meine biologische Mutter mich im zarten Alter von drei Jahren im Süßigkeitenkorb, schwimmend in einem Meer aus Entzückung und Glückseligkeit. Das Naschen und ich konnten die Finger nicht voneinander lassen, denn wir gaben uns gegenseitig doch so viel. Es gab mir Serotonin und Glücksgefühle aus Palmöl, ich ihm ein warmes Zuhause in meinem Bauch. So war es kein Wunder, dass ich in einer Zeit von Low-Waist-Jeans und Heroin Chic zu einem pummeligen, komplexbeladenen Teenager heranwuchs. Noch bevor zerstörerische soziale Medien mein unterentwickeltes Selbstbewusstsein mit lackierten Pranken an sich reißen konnten, hatten mir meine geliebten Klatsch- und Modemagazine bereits vermittelt, dass eine möglichst kleine Kleidergröße mir ganz sicher als Eintrittskarte für den Club der Schönen und Beliebten dienen würde.

Ein paar Jahre und viele ausgelassene Mahlzeiten später realisierte ich, dass Kate Moss gelogen hatte und dünn zu sein keineswegs genauso gut schmeckte wie eine Ofenkartoffel mit Sour Cream. Ich kämpfte mich halbwegs erfolgreich zu der Erkenntnis durch, dass Essen weder Sünde noch Belohnung, sondern ein Grundbedürfnis war, aber die Auffassung, dass meine Kleidergröße irgendetwas über meine Person aussagte, blieb. So ließen mich meine teenagerhafte Pummeligkeit und der von Instagram induzierte Fitnesswahn zwischen einer Kleidergröße 34 und 38 hin- und herschwanken. Das ging so lange gut, bis mich meine Zwanziger und meine Liebe zu Kohlenhydraten am Abend einholten. Als mich meine 38er-ASOS-Jeans nach einer Paella im Spanienurlaub mit einem widerspenstigen Schnaufen meines Reißverschlusses zum ersten Mal eine »Pummelpute« nannte, war ich untröstlich. Meine Größe 36 für eine 38 aufzugeben war verwirrend, jedoch nicht allzu schmerzhaft gewesen, da ich mich mit einer 38 noch in meiner mentalen 30er-Größen-Wohlfühlzone befand. Aber meine 38 aufzugeben und in die Welt der 40er-Größen einzutauchen kam in meinen Augen einer modischen und gesellschaftlichen Rente gleich. Also weigerten mein Ego und ich uns und quetschten weiterhin meinen gesamten Speck mitsamt Hüftgold und Bauchrollen ächzend in eine Größe 38.

Mein Retter in der Not hätte nicht unerwarteter sein können: ein Bauchnabelpiercing. Ein nostalgischer Gedankentrip in die Neunziger hatte mich davon überzeugt, dass ich nur mit einem Stück Metall im Bauch Britney Spears' goldene Ära ausreichend honorieren und glücklich weiterleben könnte. Mein Piercer erklärte mir – natürlich erst, nachdem er mir eine riesige Nadel durch den Bauch gerammt hatte –, dass für die nächsten Monate High-Waist-Hosen Tabu wären, wenn ich kein Fan von entzündeten Bauchnabeln war. Da High-Waist-Hosen das Koks der 2010er waren und nichts, was unter Magenhöhe saß, auf ASOS verkauft wurde, blieb mir also nichts anderes übrig, als meine Hosen eine Nummer größer zu bestellen, um sie niedriger auf der Hüfte tragen zu können. Eine willkommene Ausrede und der perfekte Zeitpunkt, um offiziell eine Hosengröße 40 zu werden. Es war nie deutlicher als jetzt, dass die 38 und ich über die Jahre einfach übereinander hinausgewachsen waren.

Ein triumphaler Wechsel. Eine Revolution der Gemütlichkeit. Und ich blickte, auch lange nachdem mein Bauchnabelpiercing schon verheilt war, nie wieder auf die 38 zurück.

Auch wenn der Helfer in der Not in diesem Fall leider nicht mein messerscharfer Verstand, sondern ein impulsives Piercing war, kann ich im Nachhinein bestätigen, dass es sich für keine (angeblich) gesellschaftlich anerkannte Kleidergröße der Welt lohnt, seine inneren und äußeren Organe zusammenzuquetschen wie einen HiPP Kinder Smoothie Mix im praktischen Quetschbeutel.

Die Entscheidung, an jemandem Interesse zu haben, nur weil derjenige kein Interesse an mir hat

Es ist ein Phänomen so alt wie die Zeit, so alt wie Jesus' ausgelatschte Havaianas und so alt wie die Geschichte des Datens selbst. Noch bevor der Mensch die Elektrizität, das Rad oder das Feuer entdeckt hatte, beschäftigte ihn bereits eine Frage. Sie lautete nicht, wie man am schnellsten ein Mammut filetieren konnte, und auch nicht, welche Fortbewegungsalternativen zum Gehen es geben könnte. Es war viel einfacher, aber auch viel komplizierter als das: »Warum steht diese eine Person einfach nicht auf mich?«

Ich bin mir sicher, dass Kunsthistoriker*innen, wenn sie nur genauer hinschauen würden, Höhlenmalereien von urzeitlichen »Dr. Sommer«-Leserbriefen finden könnten, in denen sich Höhlenfrauen über das Desinteresse des schnuckeligen Jägers vom benachbarten Stamm ausheulten: »Er hat beim letzten Vollmond seine Kaninchenkoteletts mit mir geteilt, aber als wir uns beim nächsten Erntefest trafen, ignorierte er mich komplett und flirtete mit der Dorfheilerin aus dem Tal gegenüber. Ich wollte ihn damit konfrontieren, aber er reagiert weder auf meine Rauchzeichen noch auf meine Knochenschnitzereien. Dr. Sommer, was soll ich tun?«

Worüber die Höhlenfrau in diesem Moment wahrscheinlich willentlich hinwegsah, war die Tatsache, dass ihr geliebter Jäger nicht einmal eine Steinzeittaube erschießen konnte, ohne sich zu übergeben, dass er immer viel zu kurze Lendenschurze trug und dass seine selbst geflochtenen Schuhe aussahen wie gefälschte Balenciaga Speed Trainer. Der Grund ihres Interesses war nämlich nicht sein beeindruckendes Potenzial als Lebenspartner, sondern ganz einfach der Fakt, dass er *kein* Interesse an ihrem Höhleneingang zeigte.

Etwa 2,6 Millionen Jahre vergingen, und ich befand mich in genau derselben Situation. Er war kein Jäger, sondern Tierchirurg, und er war kein Mitglied des benachbarten Stammes, sondern Grieche, aber auch wir teilten uns an einem Tag noch harmonisch ein Kotelett – sahen uns kurz danach aber nie wieder. Es sollte einer meiner verheerendsten Herzschmerze werden. Es war nicht seine wirklich charmante Schweinchennase und auch nicht sein entzückender Akzent oder die Art, wie er »Biets« statt »Bitch« sagte. Es waren ganz sicher nicht die wilden Storys über Drogenmissbrauch auf mediterranen Inseln und auch nicht der kurz rasierte Soldatenschnitt, den er nach seinem Jahr im griechischen Militär beibehalten hatte und der ihn aussehen ließ wie einen südeuropäischen Wentworth Miller. Es war auch ganz sicher nicht die Art, wie er nach dem ersten Date schüchtern »Can I kiss you?« fragte, die mich für die folgenden sechs Monate emotional verkrüppelte. Es war einfach die Tatsache, dass er eigentlich gar nicht an mir interessiert war.

Dabei war ich es, die anfangs kein Interesse gezeigt hatte. Einmal hatte ich ihm sogar mit einer billigen Ausrede ein Dinner-Date abgesagt, nur um mit meinem Mitbewohner in einem ranzigen Camden Club feiern zu gehen und ihm dann besoffen um vier Uhr morgens zu schreiben, ob er mich abholen könne. (Er holte mich ab, und zwar mit seinem Tierarzt-Nottransporter.)

Nach unserem vierten und letzten Date ging ich mit dem Gedanken nach Hause, dass er zwar süß, aber für meinen Geschmack etwas zu problematisch (Drogenmissbrauch auf mediterranen Inseln) war. Als ich jedoch in den Tagen darauf seine immer kärger werdenden Nachrichten und sein schwindendes Interesse an mir bemerkte, war ich auf einmal Feuer und Flamme. *Ich* war doch diejenige, die gar nicht so interessiert gewesen war. *Er* war derjenige, der vorgeschlagen hatte, dass wir mal mit seinem Tierarztwagen nach Brighton fahren und campen gehen sollten. Wie konnte *er* es also wagen, jetzt das Interesse an *mir* zu verlieren?

Je seltener er sich meldete, desto beleidigter wurde ich, und als er mir eine letzte verabschiedende Nachricht schickte, die inhaltlich in etwa »Sorry, Bro, ich habe momentan echt viel zu tun« besagte, verstand ich den Wink mit dem Zaunpfahl.

Mein Verständnis änderte aber nichts an der Tatsache, dass ich am Boden zerstört war. Dieser koksliebende Grieche war auf keinen Fall die Liebe meines Lebens – ich war auf nur vier Dates mit ihm gewesen, während derer er mich nicht gerade vom ergonomischen Drehhocker gerissen hatte. Aber es war das erste Mal in meinem Leben, dass *nicht ich* diejenige war, die in ganz eierloser Manier den Kontakt auströpfeln ließ, weil ich gemerkt hatte, dass das Gras auf der anderen Seite grüner war. *Nicht ich* hatte ihn wie eine heiße Ofenkartoffel fallen lassen, sondern er mich. Und das hatte gereicht, um mein Selbstbewusstsein so rapide absinken zu lassen wie einen Jutebeutel voller Hundewelpen und mein Interesse so drastisch zu beflügeln, wie es eigentlich nur ein Monatsvorrat Red Bull können sollte.

Die nächsten Monate waren voll mit Tränen, Trostbier und »Wieso steht er einfach nicht auf mich?«s. Der erklärungsarme Abschied hatte sein Desinteresse an mir nur noch schmerzhafter gemacht. Ich ging jetzt täglich jede meiner Aussagen und Outfits durch, weil ich unter allen Umständen herausfinden wollte, welcher meiner Makel so ausschlaggebend abstoßend war, dass der griechische Wentworth Miller nicht mehr mit mir in seinem Tierarzt-Transporter zum Campen nach Brighton fahren wollte.

Da es meine erste große Zurückweisung war, verlief meine Egogenesung nur langsam. Es dauerte Monate, bis ich begriff, dass meine Trauer um etwas, das niemals existiert hatte (beidseitiges Interesse), und das verkrampfte Inspizieren jeder meiner Makel nicht nur sinnlos, sondern auch selbstzerstörerisch waren. Das Desinteresse eines anderen stellte ja nicht meinen Wert infrage, sondern bloß unsere Kompatibilität. Und so begab es sich, dass ich auf die peinliche Tour lernte, dass es eine wirklich grottenschlechte Idee war, an jemandem interessiert zu sein, nur weil derjenige kein Interesse hatte.

Die Entscheidung, gerechtfertigte Kritik nicht anzunehmen, weil sie schmerzlich zutreffend war

Genauso wie es mir schon oft im Leben schwergefallen ist zu erkennen, wann mir eine Kritik möglicherweise nicht zu Recht und aus Gutmütigkeit heraus nahegelegt wurde, gab es schon unglaublich viele Situationen, bei denen ich im Nachhinein grübeln musste, ob eine anfangs ungerechtfertigt erscheinende Kritik nicht doch zutreffend gewesen sein könnte. Kritik muss nämlich nicht schmerzfrei sein, um wahr sein zu können.

Das Problem daran, gerechtfertigte Kritik aus Egogründen nicht anzunehmen, ist, dass man auf Dauer emotional stecken bleibt wie ein dickes Kind in einer McDonald's-Rutsche. Man entwickelt sich nicht weiter und spielt wie ein semitalentierter Disney-Kinderstar sein ganzes Leben lang dieselbe Rolle. Kritik muss aber nicht zwangsläufig der bloße Wunsch einer anderen Person sein, auf einem herumzuhacken. Sie kann – das habe ich zumindest mal gehört – anscheinend auch gut gemeint sein und im Sinne der eigenen Persönlichkeitsentwicklung ausgeübt werden.

Es gibt allerdings leider kein ultimatives Geheimrezept, um herauszufinden, ob man gerade einer gerechtfertigten oder einer ungerechtfertigten Kritik gegenübersteht. Einzig eine gesunde Portion Selbstreflexion kann helfen. Wenn dir jemand nahelegt, dass du dich heute Morgen wie ein Arschloch verhalten hast, leg das Klappmesser erst einmal beiseite oder schmier dir ein Käsebrötchen damit und dann denk darüber nach, ob deine Begrüßung »Guten Morgen, ihr alten Hängetitten« vielleicht legitimerweise Gefühle im Büro verletzt haben könnte. Es ist nicht leicht, die eigenen Imperfektionen auf den Tisch geknallt zu bekommen wie eine verkackte Mathearbeit. Aber Imperfektionen zu besitzen ist keine Einbahnstraße. Statt sie als unauslöschliche Schandflecke auf der Liste der eigenen Scheißigkeiten zu betrachten, könnte man sie auch als Verbesserungspotenzial sehen. Je fehlerhafter man ist, desto größer fällt es aus. Und Verbesserungspotenzial bedeutet am Ende ja nur, dass man nicht zwangsläufig wie ein dickes Kind in der McDonald's-Rutsche stecken bleiben muss, sondern mit ein bisschen Butter und Quetschen in Form von Kritik weiter in Richtung Charakterentwicklung rutschen kann. Daher gilt bei Kritik: Erst dreimal tief durchatmen und überlegen, ob nicht doch ein Quäntchen Wahrheit dran sein könnte. Wenn nicht, lass den T-Rex los. Aber wenn doch, dann zeig ihm die Rutsche und frag ihn, ob er sich wirklich sicher ist, dass er da durchpasst.

All diese egogeleiteten Entscheidungen, die sich ganz klar als falsch erwiesen haben, haben gemeinsam, dass ich sie getroffen habe, um Zurückweisung zu vermeiden, nur um mir damit am Ende selbst ins Knie zu schießen.

In der Situation, in der ich jemand anders absichtlich tagelang ignoriert habe, nur weil er es auch getan hat, war es die Befürchtung, dass der andere nicht an einer Versöhnung interessiert sein könnte, die mich davon abhielt, mich als Erste zu melden. Bei der

Hosengröße war es die Furcht vor (indirekter) gesellschaftlicher Zurückweisung durch »Fatshaming« (ich weiß mittlerweile, dass eine Größe 40 nicht bedeutet, dass man adipös ist, aber erklär das mal einem Magazin- und Social-Media-gebrainwashten Millennial), die mich davor bewahrte, eine gemütlich sitzende Hose zu tragen. In der Situation, in der ich mir selbst vorgaukelte, an einer Person Interesse zu haben, nur weil sie kein Interesse an mir hatte, waren es meine Unsicherheit und der unangenehme Gedanke an Zurückweisung, die mich an mir selbst und meinem Wert zweifeln ließen und mir den Gedanken in den Kopf pflanzten, dass nur das Interesse des Nichtinteressierten mir meinen Wert wiedergeben könnte. Und in den vielen Situationen, in denen ich nicht bereit war, gerechtfertigte Kritik anzunehmen, obwohl (oder gerade weil) sie zutreffend war, war es die Sorge, als »nicht gut genug« entlarvt zu werden, die mich davon abhielt, ihre Legitimität anzuerkennen und mich weiterzuentwickeln. Ich bin sicher nicht die Einzige, die letzteres Gefühl ziemlich gut kennt, und werde daher auch sicher nicht allein popelnd im Raum derjenigen stehen, die immer wieder dazu verleitet werden, das eigene Ego als Dampfwalze für jeden besonnenen Gedanken zu missbrauchen.

Letztendlich ist es nicht nur völlig okay, sondern sehr menschlich, kein egobefreiter, friedliebender, Kombucha brauender, Flip-Flops tragender, für den Friedensnobelpreis nominierter Messias zu sein, denn das sind die wenigsten von uns. Sich von seinem Ego leiten zu lassen kann ja auch, wie meine Liste der egogeleiteten Entscheidungen, die sich als gut erwiesen haben (auch die »Liste der Situationen, in denen ich mein massives Ego gutgeredet habe« genannt), gezeigt hat, äußerst produktiv sein und einen daran erinnern, dass niemand den Wert der eigenen Person definieren kann außer man selbst.

Ebenfalls aber kann man an meiner »Liste der egogeleiteten Entscheidungen, die sich am Ende als schlecht erwiesen haben« erkennen, dass es trotzdem empfehlenswert ist, sein Ego zumindest so weit zu erziehen, dass es einem nicht in jede einzelne Entscheidung reinscheißt. Denn das Lästige an egogeleiteten Entscheidungen ist, dass sie meistens nicht nur den anderen schaden, sondern hauptsächlich einem selbst. Das Ego schadet dem Ego. Wie unproduktiv.

Es ist schwer, in dem Moment, in dem man eine Ego-Entscheidung trifft, vorauszusehen, ob sie irgendwann auf der guten oder schlechten Liste landen wird. Der Grat zwischen »Seinen eigenen Wert kennen und verteidigen« und »Sich selbst über alle anderen stellen und auf ihren Gefühlen herumtrampeln, um den eigenen Kopf durchzusetzen« ist schmal. Aber es ist nicht unmöglich. Vor einem erneuten Frontalgalopp in einen großen Haufen (Ego-)Kacke könnte man zum Beispiel mal absteigen, sich die stinkende Jauche anschauen und sich fragen, was gerade *wirklich* und *wahrscheinlich* im schlimmsten Fall passieren könnte. Wie hoch würden die Reinigungskosten ausfallen, wenn man mit dem Kopf voran in die Gülle hechtet?

Ist das Fleckenpotenzial des Ausritts erst einmal untersucht, besteht die reelle Chance, vor dem zehnten impulsiven Galopp in den immer selben Kackhaufen doch mal über den eigenen Schatten zu springen und nachzugeben, bevor man achtlos weiter mit seinem Stolz und Egoismus durch die Gegend schmeißt und am Ende nicht nur sich selbst, sondern auch diejenigen trifft, die es eigentlich am wenigsten verdient haben.

Das Ego kann, wenn nicht richtig erzogen, nicht nur ein kleiner, rebellischer Problememacher sein, sondern uns auch ganz schön viel Platz im eh schon überfüllten Raum der Kommunikation wegnehmen. Aber genau wie das Ego zerstörische Kraft haben kann,

kann es, wenn richtig eingesetzt, auch schöpferische Kraft besitzen. Es kann als Morgenstern schwingender Barbar zur eigenen Verteidigung eingesetzt werden, taugt aber auch ganz wunderbar als sanftmütiges, schürzetragendes, keksebackendes Motivationsäffchen, das einem morgens mit Lippenstift motivierende Sprüche an den Spiegel kritzelt. Nicht umsonst hat Beyoncé einen ganze Love Song über das anscheinend *prächtige* Ego ihres Liebhabers geschrieben. Wobei es auch sein kann, dass es in dem Lied trotz des gleichnamigen Titels nicht *wirklich* um das angeblich sehr große Glied, äh, Ego ihres Auserwählten geht ...

Sei selbstbewusst

Selbstbewusstsein ist das Alpha und Omega einer erfolgreichen Existenz in der modernen Welt. Es ist der Anfang eines entscheidenden Bewerbungsgespräches, die Basis eines vielversprechenden ersten Dates, die Voraussetzung für selbstbestimmte Entscheidungen und die unentbehrliche Charakter-Kirsche auf dem Sahnehäubchen für alle, die etwas auf sich halten. Selbstbewusstsein ist der Thermomix des Lebens – kann alles, macht alles, regelt alles, und wenn irgendwas nicht funktioniert, dann bist einzig und allein du selbst daran schuld.

Nervös auf dem ersten Date? – Sei selbstbewusst!

Schiss vor der gemeinen Chefin? – Sei selbstbewusst!

Angst vor deiner eigenen Katze? – Sei selbstbewusst!

Das Wort »Selbstbewusstsein« wird noch inflationärer gebraucht als die Begriffe »veganes Leder« (alles, was aus Plastik ist) oder »biodegradable« (alles, was nicht aus veganem Leder ist), und *das* soll schon etwas heißen. Es ist überall, aber auch nirgendwo, wie ein*e verflossene*r Ex-Freund*in. Es wird überall versprochen wie der Nachname einer baltischen Auswandererfamilie, aber nie eingehalten wie die Eröffnungstermine eines gewissen Berliner Flughafens.

In unserer Welt mag es an vielen Sachen mangeln. An Ressourcen. An funktionierenden öffentlichen Toiletten. An gemütlichen Vierzehn-Zentimeter-Heels. An Gleichberechtigung, Bushaltestellensitzen und Männern, die Adam Sandler nicht lustig finden. An verständlicher Beamtensprache, Fusselrollern, Zopfgummis und

Toleranz für Leute, die kein Eis mögen. Aber wenn es uns an etwas nicht mangelt, dann sind es Tipps und Werbeversprechen dazu, wie man Selbstbewusstsein erlangt.

Jetzt mal ehrlich, was hast du heute online gesehen, von dem du dir sicher warst, dass dessen Besitz dich zwar finanziell ärmer, aber gesellschaftlich unendlich reicher machen würde? Welches Produkt hat dir mit heiserer Stimme und warmem Atem ins Ohr gewispert, dass du nur noch fünf bis sieben Werktage davon entfernt bist, unendlich besser auszusehen, unendlich besser zu wirken und generell einfach unendlich besser zu sein? Bei mir waren es:

- ein spanisches Anti-Cellulite-Öl
- ein Nasenhaartrimmer, dessen Notwendigkeit ich hier nicht weiter ausführen möchte
- ein frisch gepresster Selleriesaft, der – wenig überraschend – geschmeckt hat wie pürierte Popel (zumindest stelle ich mir den Geschmack von pürierten Popeln ungefähr so vor)
- ein Wimpernserum, gegen das ich anscheinend allergisch bin
- Stirn-Botox für meine Skepsisfalten
- eine Fitness-App, von der ich mir erhoffe, dass sie meinen Po rund wie einen Pfirsich und meinen Bauch flach wie ein Frühstückstablett aussehen lassen wird
- eine Feuchtigkeitscreme, die mir ganz bestimmt nicht nur das Geld aus der Tasche, sondern hoffentlich auch die Toxine aus der Haut ziehen wird, damit ich strahlend und selbstbewusst in den Tag starten kann

So gönnerhaft sich die Riesenkonzerne auch mit dem Selbstbewusstsein, das offensichtlich nur *ihr* Produkt uns verleihen kann, Luft in das verschwitzte Kapitalistengesicht wedeln, behaupte ich jetzt mal kackfrech: Sie gönnen uns dieses Selbstbewusstsein gar nicht. Stattdessen wollen sie exakt die Unsicherheiten ausnutzen, die sie uns vorher (mehr oder weniger) unterschwellig selbst suggeriert haben, nur um uns dann Selbstbewusstsein in Form von Produkten verkaufen zu können. Diese Riesenkonzerne haben anscheinend und *schockierenderweise* gar kein Interesse daran, uns wirklich zu *optimieren,* sondern planen schon die nächste Kampagne, in der uns mit leicht variierenden Models oder Produkten, jedoch der exakt selben Botschaft vermittelt wird, dass unser bisheriger Konsum noch nicht ausgereicht hat, um uns ultimativ *perfekt* zu machen. Denn selbstbewusste und zufriedene Menschen füllen ihren Warenkorb wohl nicht mit komplexentlastenden Produkten. Das ist jetzt keine neue, bahnbrechende Erkenntnis, aber eine, die man im Hinterkopf behalten sollte, wenn einem schon wieder jemand »Sei einfach selbstbewusst!!!« als Antwort auf jede kleinste Unsicherheitsbekundung entgegenschleudert. Die Bedeutung von *Selbstbewusstsein* wurde von der Werbeindustrie nämlich ausgelutscht wie die letzte Capri-Sonne auf einem Kindergeburtstag.

Fitness-Apps, Klamotten, Shakes, Beautyprodukte und Ernährungspläne werben damit, dass wir nur eine Klarna-Mahnung davon entfernt sind, endlich dem exklusiven Club der kompromisslos Selbstbewussten anzugehören. Mittelalte Motivationsredner mit roten Sneakern an den Füßen, Kanye-West-Biografie auf dem Nachttisch und Treuhandfonds im Hintertäschchen erscheinen auf unseren Instagram-Startseiten und erklären uns synchron zu aufploppenden Grafiken, dass nur ihr akribisch und mithilfe von erniedrigenden Übungen antrainiertes Selbstbewusstsein ihnen damals den Mut gegeben hat, sich 140.000 Euro von ihren mittelständischen Eltern zu leihen, um diese Kohle in nachhaltige, erneuerbare, 3-D-gedruckte Helikopterteile aus getrocknetem

Matsch investieren zu können. Für nur 19,99 Euro im Monat oder für läppische 199,99 Euro im Jahresabo können wir stolze Besitzer*innen ihrer Apps werden, in denen uns dann ein Lauch mit Undercut erklärt, wie wir uns mit mehr Selbstbewusstsein und drei einfachen Investment-Tipps schneller eine dicke Rolex am Arm leisten können, als unsere unterbelichteten Freunde uns darauf hinweisen können, dass wir etwas abgehoben sind.

Dass sich aber selbst eine Kombination aus Motivationssprecher-Apps, Fitness-Shakes und Gesichtscremes mit Vierundzwanzig-Karat-Goldpartikeln niemals als All-area-VIP-Pass, als Metro-Mitgliedschaft oder als IKEA-Family-Card für das eigene Selbstbewusstsein herausstellen wird, ist den meisten von uns spätestens nach dem Abbruch unseres ersten Ausfluges in die konsumintensive Fitness-Welt bewusst. Wir sind schließlich alle schon einmal Opfer eines atmungsaktiven pastellfarbenen Sport-BHs oder eines leistungssteigernden BCAA-Pulvers mit Wassermelonengeschmack geworden und haben festgestellt, dass uns beides weder nennenswert auf unserer Fitness-Reise noch bei der Akquise von Selbstbewusstsein weitergebracht hat.

Stattdessen wird uns jeden Tag auf zahlreiche Arten und Weisen klargemacht, was an uns alles falsch ist. Gleichzeitig wird uns täglich ins Gesicht gebrüllt, dass es genauso falsch ist, etwas an uns selbst falsch zu finden, weil wir ja einfach nur *selbstbewusst genug* sein müssten, um zu unseren vermeintlichen Makeln stehen zu können. Wenn wir uns dann aber auf der Suche nach einer Lösung für dieses selbstverschuldete Problem an genau die Leute wenden, die uns versprechen, uns ein Krümelchen vom Selbstbewusstseinskuchen abzugeben, ist es auch wieder falsch, denn auf einmal sind wir kapitalistische Konsumopfer. Und ich stelle mir dabei nur eine Frage: *Kann man überhaupt etwas richtig machen?!*

Um das zu beantworten, wäre an diesem Punkt eine Definition davon, was Selbstbewusstsein überhaupt sein soll, angebracht. Selbstbewusstsein kann, wie die Wortzusammensetzung schon vermuten lässt, als das Bewusstsein über das eigene Selbst definiert werden. Das herkömmliche Verständnis von »selbstbewusst sein« bezieht sich allerdings hauptsächlich auf die positive Überzeugung von den eigenen Fähigkeiten und den eigenen Stärken. Festgemacht wird diese Überzeugung vor allem am »selbstbewussten Auftreten«, also daran, dass eine Person nach außen hin überzeugend ausstrahlt, fest an sich und die eigenen Fähigkeiten zu glauben. Dass das Bewusstsein über die eigenen Unzulänglichkeiten aber ebenfalls zum Selbstbewusstsein gehört, wird oft beiseitegelassen oder als Unsicherheit abgestempelt. Dabei bedarf es einiges an Eiern und Eierstöcken, die eigenen Schwachstellen ehrlich zu reflektieren.

Die Problematik beim Selbstbewusstsein – oder eher bei unserer Wahrnehmung davon – ist, dass wir uns mehr für das »selbstbewusst wirken« als das »selbstbewusst sein« interessieren. Selbstbewusstes Auftreten als angeblicher Schlüssel zu einem erfolgreichen Leben richtet sich daher in erster Linie danach, *andere* etwas glauben zu lassen. Wie ehrlich und authentisch dieses Selbstbewusstsein im Inneren ist und wie viel davon nur demonstrativ nach außen hin performt wird wie ein billiger Karaoke-Song an einem feuchtfröhlichen Donnerstagabend, ist damit aber nicht ansatzweise gesagt. Das Englische unterscheidet nicht ohne Grund zwischen »self-confident« (selbstsicher sein, selbstbewusst auftreten) und »self-aware« (sich seiner selbst bewusst sein, selbstkritisch sein). Im Deutschen gibt es zwar auch mehrere Begriffe, die eine Unterscheidung erleichtern würden (»Selbstbild« nach außen, »Selbstwert« nach innen) – benutzen tun wir sie aber trotzdem ganz schnippisch nicht.

Die allererste und wichtigste Regel zum Thema Selbstbewusstsein lautet daher: Nur weil eine Person selbstbewusst wirkt, muss sie es noch lange nicht sein. Und die zweite: Nur weil diese Person tief in ihrem Inneren vielleicht nicht selbstbewusst ist, ist sie noch lange kein*e Versager*in. Ich behaupte sogar im Gegenteil: Viel mehr Menschen, als man denkt, tun deutlich selbstbewusster, als sie sind.

Natürlich gehören weder du noch ich, noch sonst jemand, der dieses Buch gekauft hat und hoffentlich auch noch auf Amazon eine Fünf-Sterne-Bewertung hinterlässt, zu dieser absonderlichen Kategorie Mensch. Das wäre ja peinlich. So zu tun, als wäre man selbstbewusst, obwohl man es nicht ist, und sich Gedanken darüber zu machen, was andere von einem denken, ist auch so was von 1950. Wir sind ja keine Lauchs, die es nötig haben, etwas vorzutäuschen. Aber stellen wir uns mal ganz kurz eine Welt vor, in der es okay wäre, über all die Momente zu sprechen, in denen man sich absichtlich selbstsicherer gibt, als man sich fühlt. Einfach nur um zu gucken, ob uns das vielleicht doch nicht zu menschlichem Abfall macht. Ich präsentiere euch daher feierlich meine

Liste der Situationen, in denen ich Selbstbewusstsein vorgetäuscht habe

- Als ich bei *Jamie Oliver's Fifteen* zu teuren Wein bestellt habe (erklärt sich von selbst)
- Als ich in meinen Lebenslauf geschrieben habe, dass ich über gute Spanischkenntnisse verfüge (Litauischkenntnisse sind auf dem Arbeitsmarkt nicht so gefragt, wie ich dachte)
- Als meine Steuerberaterin mich gefragt hat, ob ich alles verstanden hätte (ich habe nichts verstanden)

- Als die Verkäuferin im Diptyque Store achtzig Dollar für eine Kerze verlangt hat (mein Stolz hat nicht zugelassen, ihr die bereits ausgestreckte Karte zu verweigern)
- Als ich mir einen Pony geschnitten habe (klassisches unterdrücktes Schluchzen im Friseurdrehstuhl)
- Als ich schlüpfrige Dessous bei Hunkemöller gekauft habe (wer der Verkäuferin dabei in die Augen schauen kann, verdient eine Ehrenmedaille)
- Als ich meiner Mutter mein Katzentattoo gezeigt habe (die Legende besagt, dass sie einst drei Mann mit nur einem Blick getötet hat)
- Als ich mit orangefarbenen Selbstbräunerhänden rumgelaufen bin (Tipp: Selbstbräuner gehört [offensichtlich] nicht auf die Handflächen)
- Als ich zum ersten Mal meine neuen Ballerinas mit Schnüren zum Um-die-Knöchel-Binden angezogen habe (scheint so, als würde nicht jedem der »Strenge russische Ballettlehrerin«-Look gefallen)
- Als ich einen XXL-Croque bestellt habe (große Portion, mittelgroße Frau, kleines Selbstbewusstsein)
- Jedes Mal, wenn ich beim Sex oben war (der Gedanke, wie meine Rollen von da unten aussehen, lässt mich nachts nicht schlafen)
- Bei jedem ersten Date, auf dem ich jemals war (wer etwas anderes von sich behauptet, lügt [und ist ein Eierkopf])
- Jedes Mal, wenn ich Tampons gekauft habe (am besten bei einem männlichen Kassierer und mit einem Haufen pubertärer Teenager in der Schlange hinter mir)
- Jedes Mal, wenn ich mich, nachdem ich in die falsche Richtung gelaufen bin, mit gespielter Selbstverständlichkeit

wieder umgedreht habe und in die entgegengesetzte Richtung gelaufen bin (mit Blick aufs schwarze, nichtssagende Handydisplay als Wegweiser)

- Jedes Mal, wenn meine Bankkarte im Laden gestreikt hat und ich so getan habe, als müsste es ein technisches Problem sein (ich sage mittlerweile »Da werde ich doch direkt mal meine Bankberaterin anrufen und eine Beschwerde einreichen« mit solch einer Überzeugung, dass ich selbst fast glaube, dass der Grund für die fehlgeschlagene Zahlung ein technisches Problem und nicht mein mickriger Kontostand ist)
- Jedes Mal, wenn ich an einer Gruppe von Teenagern vorbeigegangen bin (der Irrwicht aus »Harry Potter« würde sich mir als johlende Teenie-Gruppe mit Air Force 1's zeigen)
- Jedes Mal, wenn mir jemand ein Kompliment gemacht hat und ich darauf mit »Ich weiß« geantwortet habe (bedeutet so viel wie »Ich freue mich über dein Kompliment, kann aber nicht damit umgehen und mache mich lieber unsympathisch, als es einfach dankend anzunehmen«)

Bin ich jetzt eine Aussätzige der Gesellschaft, weil ich manchmal Selbstbewusstsein vortäusche, um in den unangenehmen Situationen des Lebens nicht schreiend davonrennen zu müssen? Ist mein Selbstschutzmechanismus eine Charakterschwäche, die mich als lausigen Lügenbold entblößt? Oder könnte das Ganze ein Prozess sein, der mir auf der ewigen Suche nach der ultimativen Selbstbewusstseinserlösung sogar hilfreich werden könnte? Und zuletzt: Ist der Ratschlag »Sei selbstbewusst« überhaupt zulässig, wenn mit »Selbstbewusstsein« in der Regel gar nichts darüber ausgesagt wird, wie viel davon nur vorgetäuscht ist?

Ich liebe es, Fragen zu stellen, nur um sie selbst zu beantworten. Nein, nein, ja, nein. Da es aber etwas zu einfach wäre, euch jetzt damit aus dem Kapitel zu schmeißen, segne ich euch vorher noch mit ein paar mehr meiner komplexeren Gedanken.

Kommen wir noch mal auf all die Hilfsmittel zurück, die wir kaufen können, um unser Selbstbewusstsein zu boosten. Mir, Pati Val-Konsumopfer, würde wohl kaum einer glauben, wenn ich die allesamt als nutzlos verteufeln würde. Dafür bin ich ein viel zu großer Fan von porenverkleinernden Sheet-Masken, bauchwegquetschenden Lululemon-Leggins und Nasenhaartrimmern.

All diese Dinge *können* dazu beitragen, dass man sich besser fühlt und ein gewisses Maß an Selbstbewusstsein ausstrahlt. Natürlich fühle ich mich mit meiner Lieblings-»Luminous Silk«-Foundation im Gesicht, seidig glänzenden Haaren über den Schultern und getrimmtem Nasenpelz selbstbewusster als im Schlaf-Shirt mit durchlöcherten Socken und einem Atem wie ein Bergtroll. Trotzdem muss dieses Gefühl auf irgendetwas aufbauen, das (leider) nicht als Gratisbeigabe in der ASOS-Tüte mitgeliefert wird: dem Gefühl, sich selbst grundlegend ganz in Ordnung zu finden. Und dieses Gefühl kann mehr schwanken als eine Gruppe betrunkener Brautjungfern auf Mykonos. An manchen Tagen fühle ich mich in meinem perfekt farbkoordinierten Acne-Outfit mit passender Unterwäsche genauso verhunzt, wie mein Schlaf-Shirt aussieht – und an anderen Tagen fühle ich mich selbst in den ausgeleierten Boxershorts meines One-Night-Stands wie Bella Hadid bei der Paris Fashion Week. Ich möchte daher nicht die positiven Aspekte von Selbstbewusstseins-Tools kleinreden wie ein engstirniger alter weißer Cis-Mann die Probleme von Minderheiten. Aber ich möchte, auch wenn Wasser nass ist, noch mal hier reinpupsen, dass Selbstbewusstsein nichts ist, was man kaufen kann, was einfach zu erlernen wäre oder was zwingend in einer linearen Kurve steil nach oben verläuft.

Selbstbewusstsein stagniert manchmal wie der litauische Arbeitsmarkt, verschwindet zwischendurch spurlos wie ein malaysisches Passagierflugzeug und dreht sich ab und an im Kreis wie ein orientierungsloser Staubsaugerroboter in einer schlecht geschnittenen Wohnung. Selbstbewusstsein ist kein vordefinierter Wert X, den jede*r hat und von dem aus man sich grundsätzlich nur noch steigern kann. Es gibt ganz einfach keine Selbstbewusstseins-Ziellinie, die man irgendwann erreichen kann, es gibt kein Selbstbewusstseins-Zertifikat, das nach Abschluss der Selbstbewusstseins-Akademie durch den Erwerb von zwanzig Affirmationskärtchen und eines Abos der »ConfiDance«-Selbstbewusstseins-Tanz-App überreicht wird, und es gibt kein Erleichterungsgefühl, weil endlich die letzte imaginäre Selbstbewusstseins-Prüfung abgeschlossen ist. Zudem ist Selbstbewusstsein undankbar. Diejenigen, die am härtesten dafür arbeiten, um händefummelnd und beinezitternd aus ihrer Komfortzone herauszukommen, sind oft nicht diejenigen, die dafür mit einem Tsunami aus Selbstbewusstsein belohnt werden.

Heißt das also, dass wir gleich heulend und mit Rotze am Pulloverärmel das Handtuch werfen können? Dass wir uns besser gleich den nächsten Gullideckel suchen sollten, um uns in der Kanalisation zusammen mit ein paar domestizierten Kanalkrokodilen ein neues Leben aufzubauen, weil es für uns eh keine Chance auf die ultimative Selbstbewusstseinsmedaille gibt?

Natürlich nicht! Wäre ja sonst ein absolut beschissenes Kapitel.

Mein Vorschlag ist, dass wir vielleicht akzeptieren sollten, dass 1. inneres Selbstbewusstsein zu haben oder nicht zu haben keine Trennlinie zwischen Gewinner*in und Verlierer*in darstellt und 2.

das äußerliche Vortäuschen von Selbstbewusstsein keine charakterliche Schwäche ist, sondern ein ganz natürlicher Schutzmechanismus vor einer ziemlich verwirrenden und ab und zu echt toxischen Welt.

Selbstverständlich ist es hilfreich, an die eigenen Fähigkeiten zu glauben und nicht ständig an jeder Kleinigkeit zu verzweifeln. Aber genauso ist es legitim, sich die eigenen Fehler einzugestehen, an sich und seinen Fähigkeiten zu zweifeln und auch einfach mal schamlos, auch häufig, und ja okay, manchmal auch über Jahre hinweg Selbstbewusstsein vorzutäuschen. Nichts davon spricht einem die prinzipielle Fähigkeit ab, selbstbewusst sein zu können.

Selbstbewusstsein muss nicht unbedingt in grellen Klamotten in einen Raum kommen und rumschreien. Selbstbewusstsein muss auch nicht bedeuten, seinem Chef ins Gesicht zu sagen, dass er eine Fotze ist. Selbstbewusstsein muss auch nicht die Überzeugung von der eigenen Fehlerlosigkeit sein. Manchmal ist Selbstbewusstsein, dem Paketboten in Unterhose die Tür aufzumachen (vielleicht ist das aber auch sexuelle Belästigung, das schlage ich lieber noch mal nach). Manchmal ist Selbstbewusstsein, ihm oder ihr als Erste*r zu schreiben. Und manchmal ist Selbstbewusstsein auch schon der bloße Akt, aus der Haustür zu gehen.

Die »Work hard, play hard«-Strategie funktioniert in Sachen Selbstbewusstsein nur teilweise. Manchmal ist es eher ein »Work hard, cry hard«. Oder ein »Work hard und vekriech dich mit Beruhigungspillen und Kürbissuppe unter der Bettdecke«. An diesen Tagen ist es eine völlig legitime Überlebensstrategie, einfach nur so zu tun, als wäre man selbstbewusst. Und auch an allen anderen Tagen ist das okay, wenn wir gerade schon dabei sind. Drum scheut euch das nächste Mal nicht, wenn jemand eure Probleme mit einem herablassenden »Sei selbstbewusst!« herunterspielt, das Ganze mit einem freundlichen, aber bestimmten »Fick dich« (oder alternativ »Das Aneignen von Selbstbewusstsein ist ein dauerhafter Prozess, der sich nicht durch deinen beschissenen Motivationsrednertipp beschleunigen lässt«) zu quittieren.

Solltet ihr mal auf der tippgebenden Seite stehen, dann seid euch sicher, dass der*die Problemhabende bereits selbst auf die Idee gekommen ist, dass eine gesunde Portion Selbstbewusstsein einiges im Leben erleichtern würde. Dieser keineswegs revolutionäre Ratschlag wird daher in den meisten Fällen genauso wenig weiterhelfen wie das obligatorische, aber maßlos dumme »Du musst nur positiv denken« bei einer Depression. Drum nimm den*die Problemhabende*n stattdessen bei der (desinfizierten) Hand, um zusammen mit dem Atem einer Gruppe Pubertierender im Nacken massenweise Tampons und Nasenhaartrimmer bei einem männlichen Kassierer zu kaufen. Denn diese ganzen unangenehmen Situationen, die das Leben einem so bietet und die einen gerne mal an der eigenen Fähigkeit zweifeln lassen, überhaupt jemals ein gewisses Maß an Selbstbewusstsein erreichen zu können, sind in kollektiver Scham mit einem oder einer Leidteilenden nicht mehr ganz so schlimm. Und scheut euch nicht, dabei etwas selbstbewusster zu tun, als ihr eigentlich seid. Immerhin muss man auch erst lernen, auf der Achtelvioline zu spielen, bevor man die 4/4-Geige benutzen darf.

Verfolge deine Träume

»Verfolge deine Träume« ist nicht nur ein allseits beliebter Rat-schlag, sondern auch die Moral jeder zweiten Netflix-Produktion. »Du träumst davon, den größten Schokoladendinosaurier der Welt herzustellen? Back dich zum Erfolg!« »Dein größter Wunsch ist es, lizenzierter Clown zu werden? Witzel dich zum Ziel!« »Du willst unbedingt den Titel ›Miss Berlin Kreuzberg 2025‹ dein Eigen nen-nen? Rave dir den Weg zu deinem persönlichen Glück frei!«

Und auf den ersten Blick sollte man doch auch wirklich meinen, dass gegen diesen Ratschlag, dessen Existenz zugegebenermaßen eine wichtige Errungenschaft unserer modernen Zeit ist, niemand etwas einzuwenden haben könnte, oder? Aber diese Annahme ist so falsch wie meine Brüste. Ich wäre nicht ich, wenn ich nicht jeden noch so harmlos wirkenden Ratschlag zum Problem machen könnte. Wer suchet, der findet, und ich finde den Ratschlag eben scheiße.

Das fängt schon damit an, dass der Ratschlag erst dann auch nur ansatzweise Verwendung finden kann, wenn das Konzept persönli-cher Wunschvorstellungen nicht zufällig von der Tatsache über-schattet wird, dass schlichtes Überleben auf der Tagesordnung steht. Träume zu haben und verfolgen zu können ist ein Luxus, der voraussetzt, dass für alles Lebenswichtige bereits gesorgt ist und daher schon ein gewisses Maß an gesundheitlicher, geografischer, sozialer und finanzieller Freiheit besteht. Doch weil die Welt ein kleiner gemeiner Ort voll gemeiner kleiner Leute ist, trifft das nicht auf jede*n zu, weswegen es – höflich ausgedrückt – ganz schön unsensibel sein kann, einer Person zur Traumverwirklichung zu raten, die vielleicht gerade ganz andere Probleme im Leben hat. Vor nicht allzu langer Zeit hätte man auch einer wie mir, einer einfachen Frau aus einer mittellosen Einwandererfamilie, in der es alle Männer geschafft haben, vorzeitig den Löffel abzugeben und sich damit frühzeitig aller Verantwortung für ihren Nachwuchs zu entziehen, mit Sicherheit nicht geraten, meine Träume zu verfolgen. Vermutlich hätte man mir eher so etwas wie »Sprich etwas leiser«, »Schnür dein Korsett etwas enger« oder »Lern, die Mandoline zu spielen, damit du in deiner nächsten Saison endlich einen reichen Mann heiraten kannst, du elendes Weibsbild« nahegelegt.

Heute kann ich von großem Glück sagen, dass sich das geändert hat, denn mein Mandolinenspiel würde mir nur die Wut meiner Volksmusik hassenden Nachbarn und eventuell das Urteil »Scheiterhaufen wegen Lärmbelästigung« einbringen. Jedoch stellt mir die bloße Menge meiner Träume an der nächsten schlecht beleuchteten Straßenecke mit lasziv ausgestreckter Extremität ein Bein. Tatsache ist: Sobald die Frage nach den eigenen Träumen aufkommt, fühle zumindest ich mich schnell wie in einem Guy-Ritchie-Film, in dem ein aufgebrachter Gesetzeshüter in der New Yorker Rushhour in ein Taxi springt und dem Fahrer »Verfolgen Sie diesen Wagen!« von der Rückbank zubrüllt. Ich bin offensichtlich der ahnungslose Taxifahrer, der einfach nur versucht, seinen Job zu machen, von den Tausenden infrage kommenden Autos völlig überfordert ist und keinen Schimmer hat, welches von ihnen jetzt zu verfolgen ist.

Wenn mir jemand »Verfolge deine Träume« sagt, weiß ich absolut nicht, welche meiner zahlreichen Träume ich zuerst angehen sollte. Ich könnte nicht wie eine Disney-Protagonistin enthusiastisch aufspringen und augenblicklich wissen, dass offensichtlich nur mein Traum, die erste Basketballspielerin auf Rollerskates zu werden, gemeint sein kann. Bei mir könnte alles Mögliche gemeint sein: mein Traum, einen Olivenbaum zu adoptieren. Mein Traum, Hühner auf meinem Balkon halten zu dürfen. Mein Traum, tanzen zu können wie die Pussycat Dolls. Oder mein Traum, einen Backflip zu lernen. Ansonsten könnte auch mein Traum gemeint sein, mich nicht ständig zu verhaspeln, wenn ich zu einem Song von Nicki Minaj mitrappe. Mein Traum, in eine Wohnung zu ziehen, die zwar am Meer gelegen ist, aber sich auch inmitten einer betriebsamen, aber nicht *zu* touristischen Metropole mit wertvollem Kulturgut befindet. Oder mein Traum, Pianistin eines bekannten, aber nicht *zu* bekannten Jazz-Quartetts zu werden. Schon der Gedanke daran, wählen zu müssen, welchem dieser Träume ich als zuerst fanatisch hinterherjagen soll, lässt mir die Acrylnägel schlackern. Wie soll ich mich bloß für die Hühnerzucht *oder* für meine Jazzkarriere entscheiden? Wie soll ich herausfinden, ob mir der Backflip *oder* der Olivenbaum wichtiger ist?

Doch das Privileg, überhaupt eigene Träume haben zu dürfen, für deren Existenz man nicht umgehend aus dem Familientestament gestrichen, von der Gesellschaft verstoßen oder ins Gefängnis geworfen wird, reicht absolut nicht aus, um ein beeindruckendes Raunen des »Verfolge deine Träume«-Komitees zu kassieren. Denn ein Traum ist nur dann etwas wert, wenn man alles daransetzt, ihn Realität werden zu lassen. Jeder Hans und Franz kann ein*e *Träumer*in* sein. Aber ein*e *Macher*in* sein! Das ist etwas, was einem erst wirklich den Respekt der Träume-Elite erkaufen kann.

Aber: Augen auf bei der Träumewahl! Denn selbst wenn man die ersten Hürden zur erfolgreichen Erfüllung dieses Ratschlages überwunden hat, bedeutet das noch lange nicht, dass man jetzt eine Ehrenmedaille als »Beste*r Traumverfolger*in der Welt« überreicht bekommt. Denn man muss, neben allen anderen Qualifikationen, zur korrekten Erfüllung des Ratschlages auch noch den *richtigen* Traum, den man zu verfolgen gedenkt, wählen. Es gibt *sinnvolle* Träume (Pandaauffangstation gründen, Menschenleben retten, Mithelfer*in bei einer Krötenwanderung werden) und *bescheuerte* Träume (Olivenbaum adoptieren, Pianist*in eines bekannten, aber nicht *zu* bekannten Jazz-Quartetts werden, einen Backflip lernen). Es gibt *realistische* Träume (weniger Milchprodukte essen, Rechtsanwält*in werden, mal Adel Tawil in Berlin begegnen) und *unrealistische* Träume (Weltfrieden initiieren, die Lyrics zum »Macarena« lernen, einmal eine gute Quiche backen).

Nur wenn der eigene Traum zweifelsfrei in die Kategorien »sinnvoll« und »realistisch« fällt, kann man sich stolz und mit dem Wind der gesellschaftlichen Unterstützung im Rücken für die Metamorphose zum*zur *Macher*in* herrichten.

Was aber, wenn man dazu neigt, unglaublich viele *unrealistische* Träume zu haben, die weit davon entfernt sind, in irgendeiner Galaxie als »sinnvoll« eingeordnet zu werden? Was ist, wenn man diese Träume noch dazu häufiger wechselt als Miley Cyrus ihre Outfits bei den VMAs 2015? Was ist, wenn die eigenen Träume beständig von den Macher*innen aus der Umgebung belächelt werden, weil man sich lieber täglich neue sucht, als die alten konsequent zu verfolgen? Was ist, wenn man *bloß* Träumer*in ist und nur sehr selten (und widerspenstig) Macher*in sein will? Hat man dann das Privileg, seine Träume verfolgen zu dürfen, gar nicht erst verdient, weil man bei der Träumewahl geschludert hat?

Wenn ich mir meine Träume der Vergangenheit und Gegenwart so anschaue sowie die Quote der Träume, die ich tatsächlich habe Realität werden lassen, scheint es, als könnte ich diesen Verdacht erst einmal nicht so schnell wegargumentieren.

Chronologische Liste meiner (Vergangenheits-)Träume

Meine Träume mit 8 Jahren:
- Einem Hundewelpen ein liebevolles Zuhause schenken ☐
- Einen Barbie-Frisierkopf besitzen ☑
- Einen Liebesbrief bekommen ☐
- Eiskunstläuferin werden ☐
- Blond sein ☐
- Ein bisschen wie Barbie aussehen ☐

Meine Träume mit 13 Jahren:
- Cool und beliebt sein ☐
- Bauchfrei tragen dürfen ☐
- Einen Liebesbrief bekommen ☐
- Einen süßen Freund mit Sixpack haben ☐
- Tanzen können wie die Pussycat Dolls ☐
- Schauspielerin werden ☐

Meine Träume mit 18 Jahren:
- Auf möglichst viele Hauspartys eingeladen werden ☑
- Absolut Vodka in jeder Geschmacksrichtung probieren ☑
- Bauchfrei tragen können, ohne dass eine Speckrolle über den Bund hängt ☐
- Einen Liebesbrief bekommen ☐
- Einen süßen Freund mit Sixpack haben ☑
- Tanzen können wie die Pussycat Dolls ☐
- Irgendwas studieren ☑

Meine Träume mit 21 Jahren:
- Einen Liebesbrief bekommen ☐
- Einen süßen Freund mit Auto haben ☐
- Tanzen können wie die Pussycat Dolls ☐
- Einen größeren Po haben
- Mein Bachelorstudium beenden ☑

Meine heutigen Träume:
- Fließend zu einem Song von Nicki Minaj mitrappen können ☐
- Meine Freundinnen davon abhalten, Typen nur aufgrund ihres Sixpacks zu daten ☐
- Einen Olivenbaum adoptieren ☐
- Einen Backflip lernen ☐
- In eine Wohnung ziehen, die zwar am Meer gelegen ist, aber sich auch inmitten einer betriebsamen, aber nicht *zu* touristischen Metropole mit wertvollem Kulturgut befindet ☐
- Hühner auf dem Balkon zu halten ☐
- Mir merken können, wie »Amuse-Bouche« geschrieben wird ☐
- Pianistin eines bekannten, aber nicht *zu* bekannten Jazz-Quartetts werden ☐
- Whisky mögen ☐
- Einen Liebesbrief bekommen ☐
- Eine ganze Woche lang nicht heulen ☐
- Einmal bei einem Tierfotografie-wettbewerb gewinnen ☐
- Tanzen können wie die Pussycat Dolls ☐
- Eine gute Quiche backen ☐
- Die Lyrics zum »Macarena« lernen ☐
- Eine Chaiselongue besitzen ☐
- Mein Masterstudium beenden ☑
- Irgendwann dieses Buch fertig schreiben ☑

Von den Dingen, die im Leben der 8-jährigen Vergangenheits-Pati von Wichtigkeit waren, hatte ich bis zum Anfang meines nächsten Lebensabschnittes genau eine Sache geschafft: einen Barbie-Frisierkopf zu besitzen.

Ich kann euch versichern, dass mein 8-jähriges Ich auch hinsichtlich der weiteren Punkte ihr Bestes gegeben hat, um seine Mutter von der Notwendigkeit eines Hundewelpen und blondierten Haaren im Barbie-Look zu überzeugen. Aber eine litauische Mutter, die selbst unter dem Druck einer sowjetischen Diktatur nicht eingeknickt war, konnte offenkundig auch von den mühevoll hervorgequetschten Tränen einer halbwüchsigen Sattelpupserin nicht umgestimmt werden. Dass ich in diesem Altersabschnitt niemals einen Liebesbrief bekam, führe ich ebenfalls auf die Tatsache zurück, dass ich es nie schaffte, auch nur ein kleines bisschen wie Barbie auszusehen – Diversität war im ersten Jahrzehnt der 2000er ein Begriff, der lediglich von Drei-Sterne-Hotelketten benutzt wurde, um die Vielfältigkeit ihres interkontinentalen Frühstücksbüfetts anzupreisen. Ob man es glaubt oder nicht: Die damaligen Schönheitsstandards machten mein halbwüchsiges, pummeliges, monobebrautes, strubbelhaariges und in litauische Volkskleidung gekleidetes Ich nicht gerade zum Schwarm meiner männlichen Klassenkameraden.

Dass ich die Lust an meinem Traum, Eiskunstläuferin zu werden, schneller verlor als Professor Quirrell seine Stelle als Lehrer für Verteidigung gegen die dunklen Künste, könnte etwas mit meinem unterentwickelten Gleichgewichtssinn und meinem Hang zu mitternächtlichen Snacks zu tun haben. Und mit dem Fakt, dass ich nicht besonders gut Schlittschuh laufen konnte.

Heißt das, dass mein 8-jähriges Ich darin versagt hat, stets seine Träume zu verfolgen? Hat es sie zerplatzen lassen wie einen McDonald's-Gratisluftballon und ist damit zur Enttäuschung für alle

Träumenden der Welt geworden? Oder waren seine Träume sowieso unrealistisch und bescheuert und deswegen von vornherein nichts wert?

Obwohl ich mir sicher bin, dass es mir und meinem Selbstbewusstsein absolut nicht geschadet hätte, einem Hundewelpen ein liebevolles Zuhause zu schenken oder einen Liebesbrief zu bekommen, glaube ich, dass das mit dem Barbie-Look damals wirklich nicht gut ausgegangen wäre. Das Schlittschuhlaufen hätte auch sicher nicht mit einer vielversprechenden Karriere als professionelle Eiskunstläuferin geendet, sondern dank meines unterentwickelten Gleichgewichtssinnes eher in der Notaufnahme. Wenn ich also darüber nachdenke, bin ich im Nachhinein vielleicht sogar ganz froh darüber, dass die meisten meiner Kindheitsträume nicht in Erfüllung gegangen sind. Gott weiß, dass nur mein zerplatzter Traum vom Eiskunstlaufen der Grund dafür ist, dass ich heute noch genug Finger übrig habe, um dieses mittelmäßige Buch in den Laptop tippen zu können.

Die Erfolgsquote der Träume, an die sich mein 13-jähriges Vergangenheits-Ich geklammert hat wie Rose in »Titanic« an dieses mindestens zwei-Personen-große Stück Treibholz im nordatlantischen Ozean, sieht noch jämmerlicher aus als die Quote der vorherigen Liste. Dass ich auch in diesem Lebensabschnitt nicht blond wurde, daher nicht mal ein kleines bisschen wie Britney aussah, folglich ganz sicher nicht cool und beliebt wurde und demzufolge auch niemals einen Liebesbrief oder einen süßen Freund mit Sixpack bekam, versteht sich wahrscheinlich von selbst. Im Nachhinein frage ich mich aber sowieso, was mein 13-jähriges Ich mit einem Freund mit Sixpack wollte.

Mein Bestreben, irgendwann einmal tanzen zu können wie die Pussycat Dolls, hielt noch über diesen Lebensabschnitt hinweg an, was aber nicht bedeutet, dass mein Tanzstil dem der Pussycat Dolls jemals auch nur ansatzweise ähnlicher geworden wäre. Mein Traum, Schauspielerin zu werden, verflog hingegen genauso rasch, wie er aufgetaucht war, als ich realisierte, dass man mich dank meines äußerst selten in den Massenmedien vertretenen Aussehens höchstens als Hauptrolle in einer Doku über Taschendieb*innen am Alexanderplatz oder für eine schmuddelige Budget-Produktion von »Aladdin« casten würde.

Meine Prioritäten und somit auch meine Träume änderten sich bis zu meinem 18. Lebensjahr drastisch. Der Wunsch nach einem künstlerischen Beruf wich Gleichgültigkeit und der Sehnsucht danach, auf möglichst viele Hauspartys eingeladen zu werden. Meine Träume wurden simpler, was vermutlich auf den regelmäßigen Alkoholkonsum und das dazugehörige Massensterben meiner Gehirnzellen zurückzuführen war. Das trug aber immerhin zu einem erfreulichen Anstieg der Bilanz meiner erfüllten Träume bei. Ich kann voller Stolz behaupten, dass meine Geschmacksknospen tatsächlich das Privileg hatten, alle Sorten Absolut Vodka zu kosten, die es um 2013 rum auf dem deutschen Markt gab. Ich erfüllte mir außerdem den lang gehegten Traum, einen Freund mit Sixpack zu ergattern. (Diese erfolgreiche Akquise eines temporären Partners fürs Leben kann direkt mit der Langzeitstudie zur Vodkaverkostung auf möglichst vielen Hauspartys in Verbindung gebracht werden.) Meinem Traum, einen Liebesbrief zu bekommen, brachte mich diese Errungenschaft leider trotzdem nicht näher.

Natürlich verfiel auch mein absolut beeinflussbares 18-jähriges Vergangenheits-Ich dem alles dominierenden Magerwahnsinn und konnte sich nichts Erfüllenderes vorstellen als einen flachen Bauch und die Abwesenheit von Speckrollen oberhalb und unterhalb der Gürtellinie. Doch auch dieser Traum wurde mir aufgrund meiner verhängnisvollen Schwäche für herzhafte Mitternachtssnacks verwehrt.

Der unspezifische Traum, »irgendwas« studieren zu wollen, klingt bedrückend unromantisch, aber Fakt ist, dass mich weniger interessierte, *was* ich studieren würde, sondern eher das ganze Erlebnis drum herum. Ich behaupte sogar, dass das für die meisten Leute der ausschlaggebende Grund ist, warum sie überhaupt studieren wollen. Das, und weil ein Studium (oder eine Ausbildung, ein Aushilfsjob o. Ä.) ein gesellschaftlich akzeptierter Lückenfüller für Zeiten ist, in denen man gerade keine rentablen Träume parat hat, die man möglichst zielstrebig verfolgen könnte.

Wie sich schnell herausstellte, bestand das ganze Studienerlebnis am Ende daraus, vollalkoholisiert in der Neun-Uhr-Vorlesung zu sitzen und zu versuchen, nicht einzuschlafen oder zu kotzen (oder beides gleichzeitig), aber trotz der verfehlten Idylle gelang es mir mit Bravour, mir immerhin diesen einen Traum zu erfüllen. Das lag aber vielleicht auch einfach daran, dass sich in der Zwischenzeit kein neuer Traum einschlich, der mich von dem vorherigen hätte ablenken können.

Wenn ich mir diese Liste der Träume meines 18-jährigen Ichs so anschaue, denke ich mir, dass jeder (bis auf den letzten) absolut in-die-Tonne-tret-würdig ist. Und eine ganze Menge von Leuten mit einem Rucksack voll sinnvoller und realistischer Träume würde mir hier wohl zustimmen. Dass mir meine einstigen Träume heute so belanglos vorkommen, hängt aber wahrscheinlich bloß damit zusammen, dass ich eben nicht mehr 18 Jahre alt bin und meine Prioritäten sich in der Zwischenzeit ganz einfach geändert haben (nicht, was den Vodka angeht). Auf der anderen Seite mag ich mich entsinnen, dass dieser Lebensabschnitt trotz zahlreicher Eskapaden und massenhaft daraus resultierender gesellschaftlicher Fehltritte definitiv zu meinen besten zählt. Denn auch wenn mir meine damaligen Träume und Prioritäten im Nachhinein wie der größte Haufen Müll vorkommen, waren sie zum damaligen Zeitpunkt absolut in meinem Interesse, was sie, zumindest in meinen Augen, völlig ausreichend legitimiert.

Im Verlauf der nächsten Jahre sollte sich wenig daran ändern, dass ich mir immer wieder Träume suchte, die dem strengen Blick der Bruderschaft der legitimen Träume nicht standhalten würden. Während mir mit 18 nichts wichtiger war als einen flachen Bauch zu bekommen (nicht, dass das geklappt hätte), fing mein Ich mit Anfang 20 an, sechsmal die Woche ins Fitnessstudio zu gehen, um sich einen dicken Arsch anzutrainieren (was mindestens genauso erfolglos war).

Mein Traum, endlich einen süßen Freund mit Sixpack zu haben, wandelte sich schlagartig, als mir bewusst wurde, dass ein Sixpack mich nicht um 5:00 Uhr morgens von einem schmierigen Club auf der Reeperbahn abholen und mit mir zum McDrive fahren konnte. Der daraus resultierende Wunsch nach einem süßen Freund mit Auto blieb jedoch erst einmal unerfüllt. Ich bekam auch mit 21 niemals einen Liebesbrief, und ich bin überzeugt, dass das damit zusammenhängt, dass sich mein Pussycat Doll'scher Hüftschwung auch nach geraumer Zeit nicht zum Besseren entwickelte (eher das Gegenteil).

Immerhin schloss ich aber mein Bachelorstudium nach unzähligen Heulkrämpfen, Nervenzusammenbrüchen und »Ich schwöre, ich brech diese Scheiße ab«s tatsächlich und trotz meiner Alkohol- und Party-Eskapaden in der Regelstudienzeit ab. Zumindest das kann ich immer zu meiner Verteidigung vorbringen, wenn all die anderen Träume in meinem Leben für Kritik sorgen. Und es klappt (zumindest in Deutschland, dem Land der Dichter, Denker und der

Leute, die einen erst ernst nehmen, wenn man einen Abschluss vorzuweisen hat) erstaunlich gut.

Von den Träumen, die mein halbwüchsiges Ich so zu manifestie-
ren versuchte, erfüllten sich zusammengerechnet nicht mal die
Hälfte. Steht es mir da heute noch zu, weiterzuträumen, wenn nicht
nur mein Traumlisteninhalt, sondern auch meine Traumerfolgsbi-
lanz beschämender ist als meine Amazon-Wunschliste? (»Blinger«
Styling Tool, mit dem man kleine Plastikedelsteine an die Haare an-
bringen kann, »Les Miserables«-Klaviernoten für Anfänger, Katzen-
streu-Auffangmatte, Käse-Popcorngewürz …)

Wenn man sich die wirklich umfangreiche (und nicht mal im
Ansatz vollständige) Liste meiner aktuellen Träume mal so an-
schaut, ist meine Antwort darauf ein klares Ja. Zwei haben auch
tatsächlich bereits ein Häkchen abbekommen. Nachdem ich mein
Bachelorstudium schon so sehr gehasst hatte, war es im Sinne des
Masochismus (und meiner absoluten Ratlosigkeit, was ich stattdessen tun sollte) nur konsequent, auch noch einen Master dran-
zuhängen. Parallel dazu (und noch darüber hinaus) dieses Buch
zu schreiben, fühlte sich eine Zeit lang wie der sinnvollste Traum
von allen an — etwa bis zu dem Moment, wo ich dann wirklich mit
dem Schreiben anfangen musste. Und mit Sicherheit hätte ich
auch diesen Traum eigenhändig mit Benzin übergossen und an-
gezündet, wenn ich nicht bereits einen Vertrag unterschrieben
hätte, der sich durch bloßes Mit-Benzin-Übergießen-und-Anzün-
den nicht auflösen ließ. Trotzdem bin ich mir sicher, dass ich froh
(oder zumindest erleichtert) sein werde, wenn der Bums dann irgendwann tatsächlich in meinem und dem Regal meiner Mutter
stehen wird.

Allerdings sind Träume in dem Sinne hinterhältig, dass sie, wenn
sie erfüllt wurden, nicht bloß reine Glücksgefühle hinterlassen, son-

dern auch gerne mal die nagende Frage, auf die ich noch nie in meinem Leben eine Antwort parat hatte: Und was machst du jetzt?

Ich kann mich noch genau daran erinnern, wie ich mich gefühlt habe, nachdem ich meine Masterarbeit abgegeben hatte. Ich stand am Fenster, rauchte eine Belohnungszigarette und wartete hoffnungsvoll darauf, dass mich endlich so etwas wie Erleichterung oder Glück durchfluten würde. So, wie man es meiner Meinung nach eben empfinden sollte, wenn man endlich den lang ersehnten Abschluss in der Tasche hat. Ich wartete jedoch vergeblich. Stattdessen machte es sich ein kleines, ekliges Gefühl mit Stinkefüßen in meinem Hinterkopf gemütlich: das Gefühl, plötzlich kein Ziel mehr zu haben.

Wer mit der Frage nach dem nächsten großen Ziel grundsätzlich kein Problem hat, weil er oder sie konstant mit Träumen vollgestopfte Koffer im Keller herumliegen hat, aus denen sich bedient werden kann: Herzlichen Glückwunsch, ich wäre gerne wie du. Obwohl es ja auch bei mir nicht die Anzahl der Träume ist, die mir im Weg herumstehen wie eine Herde unerzogener Bergziegen, sondern die mangelnde Fähigkeit, sie auch umzusetzen. Aber als beizeiten rumstromernde Träume-Vagabundin finde ich sowieso, dass es auch in Ordnung sein sollte, mal *nicht* zu wissen, an wessen Schreibtisch, auf wessen Gehaltscheck oder in wessen Ehebett man sich in fünf Jahren oder auch nur in zwei Wochen sieht. Ich sehe mich da an wirklich vielen Tischen, auf diversen Schecks und in einer Anzahl von Betten, die zum jetzigen Zeitpunkt auf jeden Fall größer als eins ist. Welchen Grund habe ich auch, mich festlegen zu wollen?

Ein Traum ist per Definition ein »unerfüllter Wunsch« und damit nur so lange existent, wie er unerfüllt bleibt. Das ist so philosophisch wie auch in-eine-Schlucht-stürz-würdig, weswegen ich, was meine verbleibenden Träume betrifft, keinen Grund dafür sehe, zu streng mit mir oder zu konsequent mit ihnen zu sein. Denn egal, wie Ellen-DeGeneres-untauglich und un-Disney-mäßig sie sein mögen, der Wert von Träumen sollte weder an ihrer gesellschaftlichen Relevanz noch an ihrer Vorbildlichkeit, Filmtauglichkeit, Sinnhaftigkeit, Ehrenhaftigkeit, Rührseligkeit, Nahbarkeit, Realitätsnähe, Vernünftigkeit oder auch nur Umsetzbarkeit gemessen werden. Keiner meiner aktuellen Träume kann als gesellschaftlich anerkannt (außer vielleicht der mit der Quiche), vernünftig (das Thema hatten wir ja schon) oder als »hat irgendeine Art von Mehrwert« eingestuft werden (zählt einen Olivenbaum zu adoptieren als wohltätige Arbeit?). Meine Träume sind weder tiefgründig noch weltverändernd, noch rentieren sie sich finanziell (außer vielleicht die Hühner auf dem Balkon?). Sie beinhalten keine typischerweise als wichtig erachteten Lebensziele wie Heirat, Kinderkriegen oder einen Immobilienkauf (ich bin absolut zufrieden, wenn die Wohnung, die zwar am Meer gelegen ist, aber sich auch inmitten einer betriebsamen, aber nicht *zu* touristischen Metropole mit wertvollem Kulturgut befindet, eine Mietwohnung ist). Viele davon verfolge ich nicht einmal ansatzweise zielstrebig. Sie haben keinen anderen Nutzen außer dem, mich glücklich zu machen, weil ich mich daran erfreue, dass sie in meinem Kopf existieren (dürfen). Und das reicht mir auch völlig. Denn damit haben sie ihren Zweck als Traum für mich schon erfüllt. Sie müssen nicht groß und Hollywood oder für andere verständlich sein. Es reicht, wenn sie mein Leben ein wenig versüßen – wie eine Prise Zucker in der Bolognese, ein Schuss Kondensmilch im Kaffee oder ein bisschen Hochprozentiges im Bauchnabel des muskulösen mediterranen Barkeepers im Kroatienurlaub.

Gleichzeitig sind meine Träume nicht notwendigerweise Lebensträume, ohne deren Erfüllung meine Existenz ihren Sinn verliert. Ich weiß nämlich, dass ich mich ganz sicher nicht dafür fertigmachen werde, wenn ein weiterer von ihnen ins Wasser fällt, auch wenn das bedeutet, dass ich mich bis an mein Lebensende bei »Boy Toy named Troy used to live in Detroit, big dope dealer money, he was gettin' some coins« verhaspele. Ich muss eben einfach einsehen, dass Nicki Minaj die Queen of Rap ist.

Es ist egal, wie irrelevant ein Traum für die eigene Lebensplanung ist, wie belanglos für den Rest der Gesellschaft oder wie temporär und wechselhaft er sein mag. Solange der Traum nichts damit zu tun hat, dass ein anderer Mensch Schaden nimmt, Urang Utans leiden müssen oder ein Drogenring im Keller einer All-you-can-eat-Sushi-Bar Menschenhandel betreibt, ist alles in Butter.

Viele meiner Träume haben sich über die Zeit in Luft aufgelöst oder sich als gar nicht so erstrebenswert entpuppt, wie ich das angenommen hatte – ganz egal, ob ich hartnäckig oder nachlässig daran gearbeitet habe. Die Träume eines (semirespektablen) Menschen schwanken eben manchmal wie ein betrunkener Matrose auf Landgang, weil ein Mensch zu verschiedenen Zeitpunkten (Lebensphasen, Tageszeiten, Zyklusstadien, Alkoholpegel) nun mal verschiedene Ziele und Prioritäten hat. Und damit meine ich sowohl die kleinen alltäglichen unvernünftigen Dinge (Gratiskugelschreiber am Hauptbahnhof, ein neu zugezogener und sehr bumsbarer Nachbar, Rotkäppchen im Angebot bei Lidl) wie auch die großen Lebensträume (Weltfrieden, vollautomatische japanische Toilette). Und nach einiger Zeit zu merken, dass einige dieser Träume absoluter Blödsinn waren, spricht nicht gegen die Träume an sich, sondern für das eigene Entwicklungsvermögen.

Ich sehe mich in der absolut privilegierten Situation, sagen zu können, dass die Liste meiner heutigen Träume (je nach Lebensphase, Tageszeit, Zyklusstadium und Alkoholpegel) so unerschöpflich ist, dass sie noch mindestens für die nächsten dreihundert Jahre reichen wird. Auf dem Weg werden sicher einige davon verloren gehen (eines Tages werde ich wohl einsehen müssen, niemals wie die Pussycat Dolls tanzen zu können), bei anderen werde ich mich fragen, warum ich überhaupt jemals nach ihnen gestrebt habe (siehe Freund mit Sixpack). Wieder andere werde ich mir vielleicht erfüllen (ich hoffe, es ist die Olivenbaumpatenschaft), und einige werden für immer unerreichbar bleiben (ich glaube nicht, dass ich meine Vermieterin jemals davon werde überzeugen können, Hühner auf dem Balkon halten zu dürfen). Viele Träume zu haben und sie gelegentlich auch durch neue zu ersetzen bringt einfach den Vorteil mit sich, dass es nicht so wild ist, wenn einer mal wegfallen sollte, egal ob durch Eigenverschulden, Fremdeinwirkung oder die Tatsache, dass Backflips wirklich unglaublich schwer sind. Es bleiben ja noch unendlich viele andere Träume. Außerdem ist es auch völlig okay, auf Umwege zu geraten, einen Traum zwischenzeitlich zu vergessen, zu ihm zurückzukehren, zu realisieren, dass er doch scheiße war, nur um ihn Jahre später wieder verfolgen zu wollen. Denn erst diese komischen Umwege, auf die uns das ebenfalls komische Leben manchmal so führt, bringen uns dazu, Dinge zu tun, die wir uns niemals erträumt (und die wir erst recht nicht absichtlich verfolgt) hätten. Kofuzius hat uns nicht umsonst die sehr rapbare Zeile »Der Weg ist das Ziel« hinterlassen. (Dass die Zeile sehr rapbar ist, sollte eigentlich nur ein Witz sein, aber eine schnelle Recherche meinerseits hat ergeben, dass sie tatsächlich bereits in beachtlich vielen Deutschrap-Songs vorgekommen ist.)

Für andere müssen die eigenen Träume auch keinen Sinn ergeben. Menschen das Gefühl zu geben, dass ihre Träume einer strengen Sinnhaftigkeit folgen müssen, schränkt sie bloß in ihrer Vielseitigkeit ein. Man kann selbstverständlich Anwalt oder Anwältin werden und gleichzeitig selbst gemachte Perlenarmbänder auf Etsy verkaufen. Spätestens Troy Bolton hat uns doch gezeigt, dass er Basketballer *und* Musical-Darsteller gleichzeitig sein kann und sich nicht nur für *einen* Traum entscheiden muss (das geht an dich, Coach Bolton). Und schaut euch mal Barbie an: Laut Google ist sie Astronautin, Köchin, Pilotin und hat noch ca. 125 andere (und zugegebenermaßen sehr rentable) Berufe vorzuweisen. Eine Queen. Aber ich würde meinen Lieblingszeh darauf verwetten, dass selbst so eine produktive Legende wie Barbie einige gesellschaftlich irrelevante Dinge auf ihrer Traumliste stehen hat wie zum Beispiel:

• Ken mal richtig die Fresse polieren, wenn er wieder seine Socken neben ihrem Bett liegen gelassen hat
• Einmal mit vollem Namen angesprochen werden (Barbara Millicent Roberts)
• Shelly ins Gesicht sagen, dass sie ihre Stummelbeine allein zur Schule bewegen kann
• Einen Dreier mit Steffi Love und Polly Pocket haben
• Eine Oscar-Nominierung für ihre unglaubliche Performance in dem packenden Psychothriller »Barbie: Fairytopia« erhalten
• Ein Kohlenhydrat essen, ohne dass sie anfängt zu heulen

Diese (auf Spekulationen basierende) Liste zeigt klar und deutlich, dass Barbie auch nur eine normale, unvollkommene, von Kohlenhydraten träumende (Höchststeuersatz zahlende) Bürgerin ist wie du und ich. Nur mit viel weniger Taille. Aber mal ganz abgesehen davon, dass auch Barbies Traumliste ein paar richtige Scheißträume in petto hat, bin ich mir ganz sicher, dass auch sie, nachdem der Traum von der Kopfnuss für Ken endlich erfüllt ist, einfach mal so gar keinen Plan mehr hat, was sie als Nächstes machen soll. Ich könnte schwören, dass sie zwischendurch monatelang auf Kens Couch pennt, weil sie ihren glamourösen Lifestyle selbst mit 125 Jobs einfach nicht mehr finanzieren kann. Und ich bin mir sicher, dass auch sie immer mal wieder vom Weg abkommt, weil sie von all den Möglichkeiten überfordert ist, bevor sie sich endlich ihre weiteren hundertdreißig Lebensträume erfüllen kann.

Ihr seht es also am Beispiel von Miss Barbie höchstpersönlich: Man muss nicht immer zielstrebig, geradlinig und erst recht nicht nur die Art von auserwählten Träumen verfolgen, die gesellschaftlich anerkannt sind. Ab und zu mal vom Weg abzukommen, eine Runde mit dem Zeitungsverkäufer an der ersten Abzweigung des Pfades der Träume zu plaudern und seine Träume währenddessen kurz zu vergessen oder vielleicht sogar langfristig zu ändern ist absolut okay. Naive, unrealistische, kleine oder beschissene Träume zu haben, die man gar nicht mal so aktiv verfolgt, ist es ebenso. Jede*r liebt es, große Reden davon zu schwingen, warum gerade der eigene große Traum so bedeutend ist, vergisst dabei aber, dass es eigentlich niemanden juckt. Geh und werde CEO einer Firma, die Klamotten für die Haustiere der Oberschicht designt, wenn du das möchtest. Werde Pâtissier einer Bäckerei, die einzig und allein Überreste von Kindergeburtstagspartys für ihre Kreationen verwendet, wenn dir danach der Sinn steht. Einen großen Traum und ein festes Ziel vor Augen zu haben ist super, und seine Träume zu verfolgen ist auch super. Aber manchmal ist es echt auch absolut super, vor sich hin zu vegetieren, sich treiben zu lassen wie eine falsch entsorgte vollgekackte Windel auf der Spree, ohne zu wissen, an welches Ufer man am Ende gespült wird.

Wenn ihr Macher*innen seid, lasst euch nicht davon abhalten zu machen. Irgendwer muss ja die Haustiere der Elite einkleiden. Aber lasst bitte die Träumer*innen so lange weiterträumen, wie sie wollen. Denn nicht jeder spontan auf einem Toilettengang erdachte Wunsch muss in Erfüllung gehen, um irgendeinen Wert zu haben.

Sei offen für Neues

Wenn unsere Generation sich an eine Marketingagentur verkaufen müsste, wäre ihr USP, dass sie unvergleichlich offen für Neues ist. Unsere Generation ist nämlich der Vater von »offen für Neues sein«. Wir sind nicht nur offen für Neues, wir sind sogar offen für Sachen, die noch gar nicht existieren (menschliche Zivilisation auf dem Mars, Gleichberechtigung, eine klassenlose Gesellschaft, das Metaverse), und offen für Sachen, die nicht existieren sollten (Saftkuren, Wraps, Stoppersocken). Wir sind offen für neue Jobs mit neuen Jobbezeichnungen, wir sind offen für neue Gerichte, die gar nicht neu sind, aber die uns durch ihre amerikanisierten Namen genau das weismachen wollen, wir sind offen für neue Schuhkreationen von Kanye West, die aussehen wie Crocs auf Crack, und wir sind offen für neue Technologien, die uns alte Dinge erleichtern, neue Dinge ermöglichen oder einfach bloß schweineviel kosten.

Ich würde lügen, wenn ich behaupten würde, dass ich den Ratschlag »Sei offen für Neues« genauso formuliert selbst äußern würde. Das wäre irgendwie peinlich. »Sei offen für Neues« klingt wie »Live, laugh, love«. Oder »Träume nicht dein Leben, sondern lebe deinen Traum«. Es klingt wie ein billiger Wandslogan, der so ausgelutscht ist, dass sogar die klischeebehaftetste Tante mit Liebe zu kitschigem Interieur ihn unbeachtet bei NANU-NANA auf dem Grabbeltisch liegen lassen würde, selbst wenn er um sechzig Prozent reduziert wäre. Mir entfleucht dieser Ratschlag eher in Form eines »Probier das mal aus«, eines »Lass uns mal in dieses neue Restaurant gehen« oder eines »Glaub mir, nächstes Jahr werden alle Speedos tragen«. Ab und zu auch in Form eines »Meinst du, Intimpiercings tun weh?« und gelegentlich in Form eines »Ich weiß, dass der Typ gedacht hat, dass Schrödingers Katze das Haustier des britischen Premierministers ist, aber sollte ich nicht trotzdem zumindest auf ein erstes Date mit ihm gehen?«. Wer würde denn schon von sich selbst behaupten, keine neuen Dinge sehen, machen und ausprobieren zu wollen? Dazu muss *uns,* den Erfindern von *offen für Neues sein,* doch nicht erst geraten werden.

Aber da passiert einmal das Unmögliche, und *ich* bin bereit, mich freiwillig an einen Ratschlag zu halten, und plötzlich kommt irgendein Eierkopf daher und behauptet, dass *Altes* viel besser sei als *Neues.* Als könne man nur *entweder* offen für Neues sein *oder* alte Sachen cool finden. Nehmen wir das Beispiel Mode: Für die »Alt ist besser als neu«-Kandidat*innen sind die, die neue Trends ausprobieren, persönlichkeitslose Mitläufer*innen. Wer sich aber lieber in Woodstock'sche Blumenkleider schmeißt, die regelmäßig als All-you-can-eat-Büfett für altersschwache Hippie-Motten dienen, ist ein Mode-Messias. Dasselbe gilt für Hip-Hop. Wenn du nicht jede Zeile aus einem Biggie-Song mitrappen kannst, *wie* kannst du absoluter Judas überhaupt behaupten, Hip-Hop zu mögen? Du hast doch noch nie richtigen Hip-Hop gehört!

Dieses Phänomen ist ebenso auf Filme anwendbar. Wenn ich noch einmal »Wie, du hast noch nie ›König der Löwen‹ gesehen?!« höre, steche ich mir mit einem Cocktaillöffel das Trommelfell durch. »Nein, Annika. Ich durfte als Kind keinen Spaß haben, weil meine in der Sowjetunion aufgewachsene Mutter der Meinung war, dass jede Sekunde, in der ich nicht produktiv arbeite, mich der Straße, einer kriminellen Laufbahn und schließlich einem grausamen Tod näherbringt. Also nein, ich habe noch nie ›König der Löwen‹ geguckt, Annika.«

Vielleicht bin ich deshalb so zynisch gegenüber älteren Filmen (und Dingen). Weil ich 1. Anfang der Neunziger noch flüssig war, 2. kein Fernsehen gucken durfte, als ich das fernsehschaufähige Alter erreicht hatte, und es mir 3. Leute meines Alters und aufwärts bis heute jedes scheiß Mal vorhalten, wenn ich irgendeinen beknackten Disney-Film oder irgendeinen beschissenen Streifen, in dem Uma Thurman im Latex-Kostüm Leute abschlachtet, nicht kenne. Gerade bei dieser Kategorie Film (Action-Film, der durch übermäßig lange [und übermäßig schlechte] Dialoge davon ablenken will, wie schlichtweg stumpf er ist), kickt die »Alt ist besser als neu«-Propaganda besonders hart. Es ist wirklich bemerkenswert, wie verzweifelt Filmliebhaber*innen schon bei minimaler Kritik anfangen, schwitzend und händeringend zu erklären, warum ausgerechnet *dieser* Film, in dem ständig rumgeballert wird, Drogen konsumiert werden und im Minutentakt jemand auf grausame Art ums Leben kommt, kulturell so viel wertvoller sein soll als jeder andere zwischen 2005 und 2021 erschienene Kackfilm von Guy Ritchie.

Wie man merkt, gehen mir diese »Alt ist besser«-Sackgesichter deutlich auf die Nerven. Vor allem, wenn sie sich einfach nicht eingestehen wollen, dass »alte Dinge gut finden« und »neue Dinge gut finden« sich tatsächlich nicht gegenseitig ausschließt. Sie dürfen nebeneinander existieren. Die Bee Gees verzeihen es dir, wenn du K-Pop richtig geil findest – da bin ich mir sicher.

Haben wir mit »Sei offen für Neues« also endlich einen *guten* Ratschlag gefunden, dem ich nicht nur zustimmen kann, sondern den ich sogar bereit bin zu verteidigen?

Natürlich nicht! Sosehr ich auch die Neues-Hasser*innen hasse, sosehr ich ihnen unter die Nase reiben will, dass ihre Oma ohne *das Neue* sicher nicht so sorgenfrei und mit metallisch klirrender Hüfte beim Bingo-Abend das Tanzbein schwingen könnte, muss ich mir natürlich auch eingestehen, dass es schon Momente in meinem Leben gab, in denen ich ebenfalls nicht offen für Neues war. Es gab sogar Momente, in denen ich das Neue verflucht habe wie eine Seniorin den frisch dazugestoßenen veganen Koch im Pflegeheim. Momente, in denen ich absolut nicht offen für Neues war, sondern verschlossen wie die Kacktür, hinter der der Zerberus Fluffy in »Harry Potter und der Stein der Weisen« residiert.

Daher präsentiere ich hiermit feierlich die:

Liste der Momente, in denen ich nicht offen für Neues war

- Als mir das erste Mal ein ungeschälter Shrimp serviert wurde
- Als Radlerhosen in Mode kamen
- Jeder Moment, in dem mich jemand dazu zu überreden versucht hat, etwas anderes als »Bridget Jones« zu gucken
- Als ich 2021 zum ersten Mal »Guns Akimbo« gesehen habe (wenn ihr schon immer mal einen Film sehen wolltet, in dem Harry Potter mit an die Hände getackerten Pistolen Bösewichte jagt, ist der was für euch)
- Als ich zum vierten Mal versucht habe, Sally Rooneys »Conversations with Friends« durchzulesen
- Als der alte Film-Dumbledore durch einen neuen Film-Dumbledore ersetzt wurde
- Als Instagram Stories eingeführt wurden
- Als Minimalismus wieder cool wurde
- Jedes Mal, wenn ich einem Ex betrunken Nachrichten geschrieben habe
- Als Kanye West und Julia Fox anfingen zu daten

- Jedes Mal, wenn ich der festen Überzeugung war, dass es jetzt Zeit wäre, mir die Haare kurz zu schneiden
- Immer, wenn »das Neue« mit Verantwortung oder Verpflichtungen einhergeht

Als mir das erste Mal ein ungeschälter Shrimp serviert wurde

Bis zu meinem 20. Lebensjahr hatten sich Meereslebewesen höchstens in Form von Fischstäbchen in meinen Magen verirrt. Ich schreibe das der Tatsache zu, dass mir meine Mutter zu meinem 9. Geburtstag einen siamesischen Kampffisch schenkte, den ich Pablo (Picasso) taufte und der vier wundervolle Jahre als allseits geliebtes Haustier bei uns verbrachte. Bis mein Vater auf die glorreiche Idee kam, ihm in unserer Abwesenheit einen Artgenossen zu spendieren, der Pablo bereits kurz nach seiner Ankunft auffraß.

Das Trauma, das ich davontrug, hielt mich trotzdem nicht davon ab, es Pablos Mörder ein paar Jahre später gleichzutun und (zumindest für eine kurze Zeit) Pescetarierin zu werden.

Ich saß also an einem verhängnisvollen Frühlingsnachmittag mit einem groß gewachsenen und wirklich sehr charmanten Spanier in einem valencianischen Fischrestaurant, als die von mir bestellten »Gambas a la Plancha« gebracht wurden. Mitsamt Füßen, Shrimp-Outfit und leblos die mediterrane Wandmalerei betrachtenden Shrimp-Augen. Da ich und der große Spanier uns noch in der Phase befanden, in der man das Gegenüber davon zu überzeugen versucht, wie *hammergeil* und *spaßig* und einfach *wirklich super* man ist, betete ich stumm das Vaterunser (»Unseren täglichen Shrimp gib uns heute«) und befreite das Krustentier, das sich sein

Ableben bestimmt etwas würdevoller vorgestellt hatte, innerlich schreiend und mit ein bisschen Kotze im Mund von seinen gottgegebenen Shrimp-Kleidern. Ich realisierte, dass ich in diesem Moment nicht offen für Neues war. Ich würde auch zu jedem späteren Zeitpunkt, an dem mir ein ungeschälter Shrimp serviert würde, nicht offen für Neues sein. Denn wenn »offen für Neues sein« bedeutet, einem Shrimp jedes einzelne seiner Bein auszureißen, dann möchte ich nicht offen für Neues sein.

Als Radlerhosen in Mode kamen

Als Kim K. 2018 das erste Mal in Nylon-Radlerhosen aus ihrer G-Klasse stieg, schwor ich mir, dass mich keine Menschenseele jemals davon würde überzeugen können, mich in so ein Beinkondom aus Latex zu quetschen. Bis dahin war ich der Meinung gewesen, dass ich modemäßig wirklich immer offen für Neues wäre, doch das angebliche Fashion-Potenzial dieser abgeschnittenen Tour-de-France-Grausamkeit aus Disco-Stoff überstieg selbst die Schmerzgrenze meiner Modetoleranz.

Aber hier sitze ich nun, wenige Jahre später, in meinen Lululemon-Radlerhosen auf dem Sofa und mag mich nicht an die Zeit erinnern, in der ich lieber Mini-Shorts trug, aus denen meine Arschbacken heraushingen wie Pfannkuchen von IHOP.

Die Funktionalität von Radlerhosen hat irgendwann selbst mich, die ultimative Radlerhosenpessimistin, zu einem bekennenden Fan gemacht. In diesem Fall hat Kim K.'s Einfluss auf die Modeindustrie mich aus den Fängen von Mini-Shorts befreit und mir letztendlich gezeigt, dass es manchmal einfach seine Zeit braucht, um offen für Neues zu sein. Man muss sich auch mal an was gewöhnen dürfen, ehe es das Leben und das eigene Arschbacken-Game nachhaltig positiv verändern kann.

Jeder Moment, in dem mich jemand dazu zu überreden versucht hat, etwas anderes als »Bridget Jones« zu gucken

Jeder Mensch, der mich auch nur ansatzweise kennt, weiß, dass regelmäßige Filmabende mit mir so ziemlich das Beschissenste sind, was einem passieren kann. Denn aus noch nicht diagnostizierten Gründen verkrafte ich es seelisch einfach nicht, einen Film zu gucken, in dem *keine* Mittdreißiger-Frau um die Gunst eines verkrampften Menschenrechtsanwaltes mit Stock im Arsch kämpft, während sie zeitgleich von den Umwerbungen ihres unverschämten, aber zugegebenermaßen wirklich süßen Bosses abgelenkt wird. Jedes Mal, wenn ich mich im Sinne der Sympathie doch darauf einlasse, mir einen Kunstfilm, Ballerfilm oder auch wirklich egal welche Art von Film anzuschauen, werde ich zum einen maßlos enttäuscht und zum anderen darin bestätigt, dass es manchmal absolut berechtigt ist, nicht offen für Neues zu sein.

Je älter ich werde (und man müsste meinen, dass ich gar nicht *so* alt bin), desto mehr wird der Konsum von (angeblich) tiefgründigeren Medien von mir erwartet. Diese Erwartungshaltung wird nicht durch eine Werbetafel oder inmitten einer Fernsehpause kommuniziert, sondern mir durch ständiges und vehementes *»Waaas, das hast du noch nicht gesehen?!«* vermittelt. Eigentlich könnten sich die verkrampften Alte-Filme-Liebhaber*innen und die Immer-nach-einem-neuen-traumatisierenden-Film-Sucher*innen bei diesem Punkt die Hände reichen und auf ihren Rössern (eins davon alt und

klapprig, das andere jung und pseudobedeutungsvoll) in den Son-
nenuntergang reiten. Aber beide Parteien sind zu überzeugt von
sich selbst, sodass ihr Zusammenschluss glücklicherweise nur eine
Dystopie bleibt. Sie sind genauso wenig offen für Neues, das sich
außerhalb ihrer Komfortzone der verstörenden Dramen oder ermü-
denden Historienfilme bewegt, wie ich es bin. Doch während sich
die Alte-Filme-Liebhaber*innen und Neue-Filme-Fetischist*innen
bekriegen, schaue ich Bridget Jones zum dreihundertsten Mal dabei
zu, wie sie zu »All by Myself« von Céline Dion lipsynct, und fühle
mich auf die purste und primitivste Art und Weise unterhalten.

Als ich 2021 zum ersten Mal »Guns Akimbo« gesehen habe (wenn ihr schon immer mal einen Film sehen wolltet, in dem Harry Potter mit an die Hände getackerten Pistolen Bösewichte jagt, ist der was für euch)

Ich weiß wirklich nicht, ob ich viel dazu sagen muss. Der Film heißt,
wie gesagt, »Guns Akimbo«, und Daniel Radcliffe wacht darin eines
Morgens, nachdem er von Internet-Gangstern überfallen wurde,
mit an die Hände geschraubten Maschinenpistolen auf. Ich war,
auch wenn es überraschend erscheinen mag, nach etwa fünfzehn
Minuten dieses Films nicht mehr offen für Neues.

Als ich zum vierten Mal versucht habe, Sally Rooneys »Conversations with Friends« durchzulesen

Auch Bücher gehören zu den Medienformen, von denen erwartet
wird, dass ihr (angeblicher) Anspruch dem eigenen Alter entspre-

chend zunehmen sollte. Sally Rooneys »Conversations with Friends« war mein erster Schritt in Richtung literarischen Erwachsenwerdens, oder zumindest hatte ich das gehofft. Als ich das Buch zum ersten Mal gelangweilt und angenervt beiseitelegte, weil ich ihm nichts anderes als die Erkenntnis entnehmen konnte, dass es beschissene und toxische Freundschaften gibt (was auch in meinem zarten Alter nichts Neues war), dachte ich, es läge bestimmt an mir, weil ich lange kein Buch mehr gelesen hatte, das ich nicht studienbedingt und somit zwangsweise lesen musste. Als ich das Buch aber nach einigen Tagen zum zweiten Mal enttäuscht weglegte, nach einigen Wochen zum dritten Mal frustriert auf den Nachttisch klatschte und nach einem weiteren Monat für immer in die Ecke verbannte, in der halt bei mir in der Wohnung die für unlesbar befundenen Bücher ihr Dasein fristen, wusste ich, dass ich zu dem Zeitpunkt einfach nicht offen für Neues war.

Als der alte Film-Dumbledore durch einen neuen Film-Dumbledore ersetzt wurde

Wer auch immer die »Harry Potter«-Filme mit der Aufmerksamkeit geschaut hat, die sie verdienen, dem wird aufgefallen sein, dass Dumbledore ab dem dritten »Harry Potter« deutlich gröber, gemeiner und einfach nicht mehr ganz so Zen war. Ja, ich spreche von der Szene in »Harry Potter und der Feuerkelch«, in der Dumbledore Harry gegen die Wand schubst und ihm ins Gesicht brüllt, ob er seinen eigenen Namen in den Feuerkelch geworfen hat. Einfach schockierend.

Dieser Charakterwandel kam nicht daher, dass die Drehbuchautoren sich dachten, Film-Dumbledore sei ein Weichei und müsse mal ein bisschen autoritärer werden. Nein, es lag daran, dass der

Schauspieler, der Dumbledore in den ersten beiden »Harry Potter«-Filmen verkörpert hatte (Richard Harris), nach Abschluss des Drehs von Teil zwei verstarb. Obwohl eine Neubesetzung also offensichtlich vonnöten war, kann ich nicht sagen, dass ich offen genug für Neues war oder es jemals sein werde, um den neuen Film-Dumbledore vollständig zu akzeptieren. Vor allem nicht, wenn er den armen, mutterlosen Harry durch die Gegend schubst.

Als Instagram Stories eingeführt wurden

Ich war einst, wie viele von uns, eine überzeugte Snapchat-Nutzerin. Die Kurzlebigkeit versendeter Bilder und Videos, die sich auflösenden Chats und die 24-stündige Story-Funktion vereinten genau das, was eine Person braucht, die schon nach zwei Sekunden von allem gelangweilt ist. Als Instagram aber beschloss, es Snapchat gleichzutun und eine Story-Funktion einzuführen, war ich trotzdem skeptischer als der skeptische Hamster von Ebay, weil Instagram nun mal nicht Snapchat war. Na ja, und weil ich zunächst nicht wusste, wie man Instagram Stories benutzte. Ich war nicht offen für Neues. Es dauerte nur wenige Monate, bis ich dann doch das Potenzial der Story-Funktion erkannte – und seither sah man mich nie wieder auf Snapchat.

Als Minimalismus wieder cool wurde

Ich als bekennende Maximalistin habe noch nie verstanden, was so aufregend an Beige sein soll. Beige ist die wahrscheinlich langweiligste Farbe von allen, sogar noch langweiliger als Grau. Grau bringt zumindest irgendeine Art Statement mit sich, so eine gewollte Lustlosigkeit. Aber Beige ist nur Grau mit Stock im Arsch. Es hält sich für die Elite der gedeckten Farben, dabei ist es nur ein Snob. Jemand, dessen Lieblingsfarbe Beige ist, dessen Leibgericht sind auch Reiswaffeln. Sogar Braun ist besser als Beige. Braun strahlt eine gemütliche Wärme aus, verspricht Würze und Geschmack und ist eigentlich ein legeres Schwarz für Menschen, die sich nicht übermäßig cool fühlen. Beige wiederum verrät über die Träger*innen, dass ihr Charakter genauso aufregend ist wie die Reisewaffeln, die sie so gerne essen.

Demnach war es nur gerechtfertigt, dass ich anfing, eine verzweifelte Leere in mir zu spüren, als auf einmal nicht nur alle Wohnzimmer, sondern auch die Outfits der Leute verblassten und beige wurden. Die Leere fühlte sich genauso an wie eines dieser beigen Wohnzimmer mit durchdacht karger Einrichtung, in denen alle Versprechungen von Spaß im Sinne des Minimalismus verbannt und stattdessen durch charakterlose Coffee Table Books mit verdächtig makellosem Einband ersetzt worden waren.

Ich war damals nicht für Minimalismus offen, und ich werde es auch in Zukunft nie sein. Denn wenn offen für Minimalismus sein bedeutet, so tun zu müssen, als wären pigmentlose Farben, die sich aufgrund ihrer Pigmentlosigkeit gar nicht wirklich als Farben qualifizieren dürften, repräsentativ für die Sess- und Ernsthaftigkeit von besonders erwachsenen Erwachsenen, dann will ich Minimalismus nicht. Und vor allem will ich nicht offen für Neues sein.

Jedes Mal, wenn ich einem Ex betrunken Nachrichten geschrieben habe

Die kürzeste Story der Welt. Wer dem oder der Ex betrunken, bekifft oder auch komplett nüchtern Nachrichten schreibt, ist nicht offen für Neues. Ich war es auch nicht, keines der dreihundert Male, die ich einem Ex geschrieben habe.

Als Kanye West und Julia Fox anfingen zu daten

Ich will nicht behaupten, dass meine Meinung zum Dating-Leben von Kanye West, Julia Fox oder jeglichen anderen Personen des öffentlichen Lebens berechtigt oder relevant wäre, aber wir brauchen natürlich auch gar nicht erst so zu tun, als hätten wir nicht alle eine eindeutige Meinung zu der »Juliye«-Vereinigung gehabt. Vielleicht war es meine internalisierte Misogynie (ich arbeite dran) oder meine Abneigung gegen Julia Fox' oft getragene Low-Waist-Latexröhrenjeans (daran arbeite ich ganz sicher nicht), aber wie so viele von uns blickte ich dem Ganzen von Anfang an eher skeptisch entgegen. Niemand, wirklich niemand konnte mich davon abhalten, gespielt genervt »Das mit ihm und Julia Fox wird doch eh nur zwei Wochen halten« zu sagen, wenn Kanye West auch nur im Nebensatz eines Gesprächs erwähnt wurde. Nein, auch nicht, wenn keine Sau nach meiner Meinung gefragt hatte. Ich war, das kann man klar sagen, nicht offen für Neues (aber ich war, das kann man klar sagen, definitiv sehr offen dafür, die Beziehung fremder Leute zu beurteilen).

Entgegen aller Spekulationen endete diese – und das muss man zugeben – wirklich unterhaltsame öffentliche Beziehung *erst* nach etwa sechs Wochen. Ich begriff, dass mit dem Beziehungsende von »Juliye« auch der Traum von weiteren, gleichermaßen brillanten wie beschissenen Fashion-Week-Pärchen-Outfits geplatzt war und dass ich mir jetzt ein neues Thema für Small Talks suchen musste, zu dem jede*r eine Meinung hatte. Und erneut fand ich mich in einer Situation wieder, in der ich weder bereit noch offen für Neues war.

Jedes Mal, wenn ich der festen Überzeugung war, dass es jetzt an der Zeit wäre, mir die Haare kurz zu schneiden

Jedes Mal, wenn irgendeine von mir bewunderte Person des öffentlichen Lebens ihre *edgy* Phase einläutet und sich die Haare kurz schneidet, drängt sich die Frage in mein Gehirn, ob eine Kurzhaarfrisur nicht auch mir diesen *frechen* und *kecken* Look verleihen würde. Doch jedes Mal, wenn es so weit ist, ich auf dem Frisierstuhl sitze und bereits verkündet habe, dass wir meine Haare diesmal *wirklich* kurz schneiden werden, holen mich Flashbacks von meinem Kurzhaartopfschnitt in der Kindheit ein. Auch zwanzig Jahre später weiß ich eigentlich, dass ich mit kurzen Haaren noch immer eher wie ein russischer Chorknabe aussehe als wie Audrey Hepburn oder Nathy Peluso. Bisher hatte ich also, zumindest was meinen Haarschnitt anging, noch nie die Cojones dafür, offen für Neues zu sein.

Immer, wenn »das Neue« mit Verantwortung oder Verpflichtungen einhergeht

In meinem kleinen, aber feinen Freundeskreis bin ich berühmt-berüchtigt dafür, dass ich manchmal tagelang nicht erreichbar bin. Und das nicht etwa, weil ich mir ab und an eine technologiefreie Sabbatwoche auferlege, sondern weil ich die wahrscheinlich letzte

Hinterwäldlerin auf dem Planeten bin, die immer noch Prepaid-SIM-Karten benutzt, deren Guthaben nun mal endlich ist. Noch dazu sind diese SIM-Karten meist auch noch von einem Anbieter, der Aufladungen nur in zwielichtigen Spätkäufen in den entlegensten Ecken der Stadt anbietet, sodass ich öfters auch mal eine ganze Mondphase brauche, bis ich wieder in der digitalen Sozialwelt stattfinden kann.

Meine Affinität zu Prepaid-SIM-Karten lässt sich aber überraschenderweise nicht auf meine illegalen Machenschaften zurückführen (oder zumindest nicht einzig und allein auf diese), sondern ist nur ein weiteres und zugegebenermaßen wirklich unumstößliches Indiz dafür, wie wenig offen für Neues ich bin, wenn das Neue mit Verantwortung oder Verpflichtungen eingeht. Denn auch wenn alles, was ein fester Handyvertrag mir abverlangen würde, die zwölf bis vierundzwanzig Monate anhaltende Monogamie zu einem Anbieter ist, ist mir das einfach schon zu viel Commitment. Was will der Anbieter als Nächstes – eine Organspende? Oder noch schlimmer – eine Heirat und das Versprechen, mindestens drei Vodafon-Erben hervorzubringen?! Da bleibe ich doch lieber das Gegenteil von offen für Neues.

Es gab und gibt offensichtlich einen großen Haufen von Situationen, in denen ich alles Mögliche war: angeekelt (ungeschälter Shrimp), stur (Radlerhosen), verständnislos (Filme, die nicht »Bridget Jones« waren), traumatisiert (»Guns Akimbo«), frustriert (»Conversations with Friends«), engstirnig (neuer Dumbledore), altbacken (Instagram Stories), absolut richtig (Minimalismus), eine Heulsuse (Ex geschrieben), eine Hosenscheißerin (kurze Haare) und verantwortungsverdrängend (Prepaid-SIM). Nur eben nicht offen für Neues. Werft mich dafür ruhig auf den Scheiterhaufen der

Inkonsequenz und seht zu, wie ich und meine Polyester-Klamotten lichterloh brennen.

Aber wie alles auf der Welt außer dem Möbiusband hat auch »offen für Neues sein« oder eher »nicht offen für Neues sein« zwei Seiten. Nach einigem Rumklamüsern bin ich zu dem Schluss gekommen (Angaben ohne Gewähr), dass es einen Unterschied zwischen »Das Alte nicht loslassen können und deshalb das Neue nicht akzeptieren wollen« und »Das Neue aus Prinzip scheiße finden« gibt.

»Das Alte nicht loslassen können und deshalb das Neue nicht akzeptieren wollen« ist eine Geschichte der Komfortzonen, die jede*r auf irgendeine Weise kennt und erlebt hat (siehe ungeschälter Shrimp, Filme, die nicht »Bridget Jones« waren, neuer Dumbledore, Instagram Stories, Ex schreiben, kurze Haare). Denn manchmal ist es eben unglaublich schwer, Altes und Gemütliches abzulegen, auch wenn das hieße, im Gegenzug offen für Neues sein zu können. Fragt mal Winnie Puuh! Denn auch wenn es sicher nicht leicht war, sich hosenlos und trotz ausschließlichem Honigkonsum in eine (halbwegs) zivilisierte Gesellschaft einzugliedern, war es ihm wichtiger, in seiner Komfortzone zu bleiben, als dem Druck der Gesellschaft nachzugeben, offen für Neues zu sein und sich eine Unterhose anzuziehen. (Auf der anderen Seite ist Winnie Puuh halt ein fiktiver Bär, er bekommt keine einstweilige Verfügung, wenn er, selbst nach ständiger Ermahnung, immer noch mit seinen entblößten Pobacken Passant*innen im Wald belästigt. Nehmt sein Beispiel also bitte nicht wörtlich.)

»Das Neue aus Prinzip scheiße finden« hingegen hat manchmal mit Trotz und Sturheit zu tun (siehe Radlerhosen und Prepaid-SIM). Aber gelegentlich findet man das Neue nicht bloß deswegen scheiße, weil es neu ist, sondern weil man es halt *grundlegend* scheiße findet (siehe »Guns Akimbo«, »Conversations with Friends« und Minimalismus). Und das ist auch in Ordnung so.

In manchen Fällen lässt sich »das Alte nicht loslassen können« und »offen für Neues sein« sogar vereinbaren. Ich könnte ungeschälte Shrimps *und* geschälte Shrimps essen, »Bridget Jones« *und* andere Filme gucken, den alten *und* den neuen Dumbledore akzeptieren, Instagram Stories *und* Snapchat benutzen. In manchen Fällen schließen sie sich jedoch aus. Wenn du deinem Ex schreibst, kannst du das mit dem »offen für Neues sein« in die Tonne treten, und wenn ich mir meine Haare kurz schneide, kann ich nicht gleichzeitig lange Haare haben. Es sei denn, wir befinden uns in einer Schrödingers-Katze-Situation und ich und mein*e Friseur*in sind in einem geschlossenen Raum, mit der Intention, mir die Haare kurz zu schneiden. Solange die Tür geschlossen bleibt, habe ich gleichzeitig kurze und lange Haare.

Letztendlich ist es oft tatsächlich empfehlenswert, Neues auszuprobieren, damit man sich selbst eine Chance zur Weiterentwicklung gibt und nicht Gefahr läuft, wie Winnie Puuh den Rest des Lebens hosenlos in der eigenen Komfortzone zu bleiben (auch wenn er damit sehr glücklich zu sein scheint).

Neues auszuprobieren hilft manchmal dabei, herauszufinden, was man mag, und manchmal hilft es dabei, herauszufinden, was man nicht mag. Manchmal hilft es auch dabei, herauszufinden, ob man das, von dem man dachte, dass man es nicht mag, nicht doch mag. Und manchmal zeigt es einem auch nur, dass man das, von dem man dachte, dass man es nicht mag, tatsächlich nicht mag.

Zu guter Letzt kann man wohl zusammenfassen, dass es völlig egal ist, ob man offen für Neues, offen für Altes oder offen für Neues und Altes ist. Ob man nicht offen für Neues ist, weil man zu sehr am Alten hängt, nicht offen für Neues ist, weil das Neue scheiße ist, oder ob man das Alte ablehnt, weil man Neues immer für besser hält. Wichtig ist einzig und allein, dass man die Entscheidung für oder gegen das Neue, das Alte oder das Beschissene trifft, weil man es so möchte, und nicht, weil irgendein Quarkbär einem einen Ratschlag gegeben hat, den er oder sie selbst ganz sicher (und ganz wie ich) nicht konsequent befolgt.

Bleib real

Grundsätzlich habe ich mit dem Ratschlag »Bleib real« kein Problem. Wenn er gegeben wird, um jemandem zu raten, sich selbst treu zu bleiben oder sich und die persönlichen Überzeugungen nicht von gesellschaftlichem Druck beeinflussen zu lassen, dann sind der Ratschlag und ich cool miteinander. In dem Fall führen wir eine dieser entspannten Bekanntschaften, bei denen man sich alle paar Monate mal sieht und sich dann super versteht, aber auch nicht sauer ist, wenn man sich ab und zu wochen- oder monatelang gegenseitig unabsichtlich auf WhatsApp ignoriert. Wir verstehen uns, wir respektieren uns, aber wir richten unser Leben nicht nacheinander aus.

Vielmehr geht es hier um den Ratschlag »Bleib real« in Bezug auf das Internet, das ja bekanntlich für uns alle Neuland ist. Wird der Ratschlag »Bleib real« nämlich auf Social Media oder von Social-Media-Persönlichkeiten gegeben, dann kann sich der*die Ratschlaggebende schon mal ein Wrestling-Kostüm und einen Song aussuchen, zu dem er oder sie in den Ring einlaufen möchte, denn ich bin bereit, denjenigen oder diejenige Undertaker-mäßig mit einem brennenden Stuhl zu verkloppen.

Warum? Ganz einfach. Wer auf Social-Media-Plattformen den Ratschlag »Bleib real« gibt, tut es oft in der irreführenden Annahme, selbst die einzige »reale« Person weit und breit in der Pampa der sozialen Medien zu sein. Diese Person rät anderen keinesfalls, zu sich selbst zu stehen und ihr eigenes Ding zu machen, sondern wickelt den Ratschlag nur in eine extradicke Schicht Pseudoweisheit ein, damit er nicht mehr ganz so deutlich nach einer Beleidigung und der Aussage »Ihr seid alle fake« klingt.

»Bleib real« oder sein verstoßener Zwilling aus dem Keller »Sei authentisch« sind im Internet definitiv keine nett gemeinten Worte, sondern meistens Verherrlichungen der eigenen angeblich *realistischen* und *authentischen* medialen Selbstdarstellung. Gleichzeitig werten sie, egal, wie unqualifiziert die ratgebende Person für das Verteilen von Tipps solcher Art sein mag, die angeblich *unrealistische* und *nicht authentische* mediale Selbstdarstellung der anderen ab. Diese Social-Media-Realness-Beamt*innen machen es sich zur Aufgabe zu bewerten, wer in ihren Augen die Realness-Pflichten einer auf Social Media existierenden Person erfüllt – und wer eben nicht.

Zu diesen Pflichten gehört vor allem die lückenlose Dokumentation einer jeden wachen Minute. Denn während »Realness« im herkömmlichen Sinne meint, dass jemand sein Leben tatsächlich im inneren Einklang mit den eigenen Vorstellungen und Überzeugungen lebt, scheint »Social Media Realness« eher eine komplett ins Digitale verlagerte Existenz zu beschreiben, die keine Grenze mehr zwischen *privat* und *öffentlich* kennt. Die Leute, die so vehement und King-Kong-mäßig auf der Brust herumtrommelnd behaupten, »real« zu sein, oder »Realness« von anderen verlangen, sind nämlich verdächtig oft diejenigen, die jede ihrer privaten Angelegenheiten öffentlich machen und jede ihrer privaten Auseinandersetzungen öffentlich austragen. Angeblich, weil andere Menschen ein Recht darauf hätten zu erfahren, wie es denn hinter den Kulissen »wirklich« zugeht. Es schleicht sich bei mir allerdings oft der Verdacht ein, dass dieses Konzept von »Realness« nur ein Deckmantel ist, um die eigene Existenz als Vollzeit-Online-Arschloch zu rechtfertigen. Dubioserweise habe ich nämlich noch nie einen »Realness«-Talk gesehen, in dem der oder die selbst ernannte »Realness«-Prediger*in nicht mindestens zwei bis fünf Leute öffentlich durch den Dreck gezogen hat, nur um das Ganze hinterher mit der eigenen »Realness« zu entschuldigen: »Sorry, dass ich dich eine großmäulige Vollfotze genannt habe, aber du hast mich emotional aufgebracht, und ich bin halt *real* und habe deshalb das Recht, mich online zu verhalten wie ein schlecht erzogener, pubertierender Teenager. Meine *Realness* gibt mir übrigens auch das Recht, Dinge, die privat zwischen uns beiden vorgefallen sind, ohne deine Zustimmung öffentlich zu machen. Und auch wenn das, was ich da online veranstalte, lupenreines Cyber-Mobbing ist, ist das in Ordnung, weil meine Follower diese authentische Ehrlichkeit verdient haben und meine *Realness* mir die Lizenz zum Mobben gibt.«

Diese Statements mögen vielleicht sehr *real*istisch die Charakterschwächen der »Realness«-Prediger*innen aufzeigen. Authentizität als Ausrede für einen Mangel an Erziehung, Empathie und Anstand zu benutzen, zeugt allerdings eher weniger von moralischer Glaubwürdigkeit. Klar ist es »real«, sich wie ein Arschloch zu verhalten, wenn man nun mal eins ist. Aber nicht mal zu versuchen, keins zu sein, macht »real sein« damit noch lange nicht zum Kompliment.

Trotzdem üben sich die »Realness«-Prediger*innen fleißig darin, möglichst jedem unter die Nase zu reiben, wie fake alle anderen doch seien. Ausraster, über diverse Profile hinweg geführte Streitigkeiten, die dreizehnte »Ich sag da jetzt gar nichts mehr zu«-Story, das Hervorzerren von intimen Details, Partner*innen, Betrug, Trennung, Krankheiten, Schicksalsschlägen oder Kleinkindern (rein zufällige Reihenfolge) und das Teilen von jeder noch so belanglosen Kleinigkeit werden allzu gerne mit dem Hinweis darauf legitimiert, dass so nun mal »das echte Leben« aussähe und man den Leuten ja »nichts vormachen« wolle.

Dabei vergisst die »Ich teile alles, was zu meinem Leben gehört, mit allen Personen, die eigentlich nicht zu meinem Leben gehören, weil ich so *real* bin«-Fraktion, dass man Menschen nicht gleich »etwas vormacht«, nur weil man sie nicht an jeder quersitzenden Emotion teilhaben lässt. Ich bin nicht unaufrichtig, wenn ich die fremde, streng riechende Frau in der Bahn *nicht* anbrülle, weil ich einen schlechten Tag habe – sondern einfach nur gut erzogen.

»Realness« nach der Online-Definition bedeutet also anscheinend, eine möglichst umfassende Darbietung des eigenen Privatlebens zu liefern. Im Umkehrschluss entsteht bei den Konsumierenden dadurch die Erwartungshaltung, den absoluten Anspruch auf die privaten Inhalte des Lebens anderer Personen zu haben. Die Forderung nach Transparenz wird laut, nach Aufklärung und Berichterstattung, wo eigentlich nur Klatsch, Tratsch und Voyeurismus am Werk sind, wie man sie aus der Boulevardpresse kennt.

Mit der vertretbaren Realness-Definition vom Anfang, sich selbst treu zu bleiben und sich nicht vom Druck der Gesellschaft beeinflussen zu lassen, hat all das wenig zu tun. Ob ich im Einklang mit meinen inneren Werten handle, kann niemand zweifelsfrei aus meinen Social-Media-Profilen ablesen. Muss aber auch niemand, ist nämlich in meinen Augen ganz allein meine Sache. Anhand einer repräsentativen Liste der Momente, in denen ich auf Social Media definitiv nicht »real« war, würde ich daher gerne zeigen, dass »sich treu bleiben« nicht heißen muss, alles preiszugeben.

Liste der Situationen, in denen ich auf Social Media nicht »real« war

• Jedes Mal, wenn ich zu Hause ein schönes Outfit angezogen

und es gepostet habe, um dann am Ende doch nur mit Schlabbershirt und Jogginghose das Haus zu verlassen, weil ich mich im ursprünglichen Outfit zu unwohl gefühlt habe

- Jedes Mal, wenn mir das Herz gebrochen wurde und ich aus Trotz erst recht so getan habe, als hätte ich den Spaß meines Lebens
- Jedes Mal, wenn ich jemanden gedatet habe, aber online trotzdem weiter so getan habe, als wäre ich Single
- Jedes Mal, wenn ich darüber geredet habe, wie wichtig es ist, sich und seine Imperfektionen zu akzeptieren und zu lieben, nur um mich drei Minuten später von einer Welle des Selbsthasses überrollen zu lassen, weil meine Nase geformt ist wie ein Wegweiser oder weil mein Bauchspeck mich aussehen lässt wie ein DS-600-Designersofa von de Sede
- Jedes Mal, wenn ich mich über eine besonders miese Nachricht oder einen besonders gehässigen Kommentar lustig gemacht und so getan habe, als würde mich all das kaltlassen
- Jedes Mal, wenn ich traurig war und SpongeBob-Memes gepostet habe, statt offen auf Social Media über meine Probleme zu sprechen

Jedes Mal, wenn ich zu Hause ein schönes Outfit angezogen und es gepostet habe, um dann am Ende doch nur mit Schlabbershirt und Jogginghose das Haus zu verlassen, weil ich mich im ursprünglichen Outfit zu unwohl gefühlt habe

Ihr braucht gar nicht so schockiert tun, ich weiß, dass ihr es alle schon mal getan habt. Wenn es endlich mal wieder an der Zeit ist, mich aus der sozialen Isolation zu graben, meine sozialen Pflichten als (semi-)respektiertes Mitglied der Gesellschaft zu erfüllen und mit Freund*innen essen zu gehen, mache ich mir (berechtigterweise) vor allem um eine Sache, die allerwichtigste von allen, Gedanken: mein Outfit.

Outfits zu planen ist so lange eine gute Idee, bis es Zeit wird, sie endlich anzuziehen. Meist endet die Anprobe nämlich mit der Frage, warum man sich dieses Kleid, diese Hose oder dieses viel zu enge Top überhaupt erst gekauft hat. Wenn man einmal in zwei Lichtjahren doch das Glück hat, dass das im Kopf geplante Outfit angezogen genauso aussieht, wie man es sich vorgestellt hat, dann kommt ein völlig anderes, neues Problem auf einen zu: Kurz bevor man mit dem Britney-esquen Denim-Minirock und dem passenden Tube Top aus dem Haus geht, realisiert man, dass man sich lieber einen angespitzten Bleistift ins Knie rammen würde, als in *der* Gesellschaft an *dem* Ort mit *diesem* Outfit aufzutauchen. Die Ängste vor herausluschernden Schlüpfern und Nippelblitzern lassen einen die Verantwortung gegenüber der Modewelt umgehend vergessen (Victoria Beckham hat aus diesem Verantwortungsbewusstsein heraus immerhin schon seit ganzen drei Jahrzehnten nicht mehr öffentlich gelächelt), und bevor man »I'll tell you what I want, what I really really want« sagen kann, schlurft man mit seinen fünf Jahre alten, mit Katzenhaaren bedeckten Joggern und einem T-Shirt mit *ironischem* Schäferhund-Print ins soziale Geschehen hinein. Nicht aber, ohne vorher doch noch eine vorteilhafte Momentaufnahme des vorherigen, guten Outfits für die Nachwelt zu kreieren und so zu tun, als hätte man die nötigen metaphorischen (Fashion-)Eier in der Hose, um es tatsächlich außerhalb der eigenen vier Wände zu tragen. Dass ich das Outfit besitze und zumindest für einige Sekunden anhatte, das – so viel kann ich euch versprechen – war real. Der Fakt, dass ich genug Selbstbewusstsein hatte, um es zum Brötchenkaufen zu tragen, vielleicht nicht, aber das habe ich, liebe*r geneigte*r Leser*in, ja auch nie behauptet.

Jedes Mal, wenn mir das Herz gebrochen wurde und ich aus Trotz erst recht so getan habe, als hätte ich den Spaß meines Lebens

Es ist fast schon peinlich, wie oft mir das Herz gebrochen wurde. Man müsste meinen, dass ich grob fahrlässig mit meinem Herzen umgehe, so oft wie das passiert ist, aber ihr wisst ja, wie das ist: No risk, no fun (und no gebrochenes Herz). Bei einem gebrochenen Herzen gibt es offensichtlich nichts Effektiveres, als eine Flasche Vodka auf ex zu trinken und sich einem tränenerfüllten »Bridget Jones«-Marathon hinzugeben. Na ja, das, und natürlich sich auf die Mission zu begeben, dem Herzensbrecher zu zeigen, dass er gerade offensichtlich seine einzige Chance auf wahrhaftiges Liebesglück verpasst hat. Dafür wird auf allen verfügbaren Social-Media-Kanälen alles, was dem Herzensbrecher genau das vermitteln soll, gepostet: lustige Dinner-Runden mit verdächtig vielen attraktiven Menschen (von denen zwei Drittel verlobt, verheiratet oder einfach nicht interessiert sind (aber das weiß der Herzensbrecher ja nicht)). Auffällig perfekte Bikinifotos, auf denen all die üblichen Problemzonen wie von Zauberhand verschwunden sind. Spaßige Videos von Reisen, in denen nichts von dem schockierend verranzten Hotelzimmer zu sehen ist. Und natürlich ein digitaler Beleg des neuen radikalen Haarschnitts, der ihm zeigen soll, dass man bereits abgeschlossen hat und spezifisch *nicht* jedes Mal heult, wenn man diesen einen Song hört, der damals in seinem Benz auf dem Aldi-Parkplatz lief, als ihr euch während eines Gewitters geküsst habt.

So was zu posten ist vielleicht nicht »real«, es ist vielleicht nicht mal sonderlich erwachsen, aber es ist um Längen besser, als in Dutzenden Stories einen Rosenkrieg anzuzetteln, aus dem beide als ausgelutschte, aufmerksamkeitsgeile Wichser herausgehen.

Jedes Mal, wenn ich jemanden gedatet habe, aber online trotzdem weiter so getan habe, als wäre ich Single

Wie jeder Mensch, der seit seinen Teenagerjahren im Internet unterwegs ist, habe auch ich die komplette Internetgemeinde bereits an mindestens einer, vielleicht auch mehreren (ich kann mich einfach nicht mehr erinnern) meiner Beziehungen teilhaben lassen. Während es sich mit 20 Jahren auf dem Buckel noch natürlich anfühlte, Aspekte meines Lebens zu teilen, von denen ich im Nachhinein denke, dass sie wirklich keine Sau etwas angingen, kann ich mir mittlerweile fast nichts Unwahrscheinlicheres mehr vorstellen, als dass ich jemals wieder mein Liebesleben online vor allen ausbreiten werde. Wenn ich ehrlich bin, würde ich sogar lieber ein Video von mir posten, wie ich mir die Nasenhaare auszupfe.

Ich habe bei Fragen nach meinem Beziehungsstatus nie spezifisch gelogen (»Bist du Single?« und »Wieso bist du so unlustig?« sind die Top zwei der meistgestellten Fragen an mich (und ich bin mir bei der Antwort auf beide unsicher)), sondern sie einfach vehement ignoriert. Da aber auch mein Schweigen die ungläubigen Kommentare nicht zum Verstummen bringen kann, habe ich mir mal Antworten überlegt, um das »Ich verstehe einfach nicht, wie du Single sein kannst« (was anscheinend das Schlimmste ist, was einer Frau in ihren Mittzwanzigern passieren kann) erklären zu können:

1. Ich möchte Single sein (mindblowing, ich weiß)
2. Wenn ich noch einen Mann treffe, der sich von seiner Mutter die Wäsche waschen lässt, raste ich aus
3. Ich habe eine so autoritäre Aura, dass sich die meisten Männer von mir eingeschüchtert fühlen
4. Ich fühle mich unwohl bei dem Gedanken, jemandes Anhängsel zu sein
5. Ich habe keine Lust, dauernd schöne, aber ungemütliche Unter- wäsche tragen zu müssen
6. Ich habe keine Lust, jemandes Eltern kennenzulernen
7. Ich verdrücke gerne mal um Mitternacht eine ganze Packung XXTRA Flamin' Hot Crunchy Cheetos und habe nicht vor, diese Gewohnheit in naher Zukunft abzulegen
8. Ich bin manchmal gar nicht Single

Es ist Schrödingers Beziehungsstatus, und damit muss der kleine Nischenmarkt in den sozialen Medien, der sich für mein Privatleben interessiert, einfach klarkommen.

Jedes Mal, wenn ich darüber geredet habe, wie wichtig es ist, sich und seine Imperfektionen zu akzeptieren, nur um mich drei Minuten später von einer Welle des Selbsthasses überrollen zu lassen, weil meine Nase geformt ist wie ein Wegweiser oder mein Bauchspeck mich aussehen lässt wie ein DS-600-Designersofa von de Sede

Wie fast jeder Mensch auf Social Media bin ich *wirklich* der Über- zeugung, dass man nicht alles an sich perfektionieren wollen, son- dern stattdessen versuchen sollte, sich und seine potenziellen Imperfektionen zu akzeptieren. Ja, ich meine *akzeptieren,* nicht *lieben.* Akzeptanz reicht vollkommen aus.

Aber wie wir wissen, sind wir selbst unsere größten Kritiker*innen, und während ich die angeblichen Makel meiner Freund*innen und Familie nicht einmal dann entdecken würde, wenn ich Abstriche davon machen und sie in einem biochemischen Labor unter dem Mikroskop untersuchen würde, sehe ich bei mir selbst nichts als Speckrollen, Dellen, Hubbel und einen Riesenzinken, der mir den Blick auf mein Outfit versperrt. Aber kann man mir vorwerfen, dass ich auf meinen Social-Media-Plattformen lieber über die Notwendigkeit von Selbstakzeptanz spreche, statt ein Video von mir in einer meiner Selbsthass-Episoden zu veröffentlichen und damit Leute dazu zu animieren, sich auch mal ein bisschen selbst zu hassen?

Ich bin mit Sicherheit noch nicht am Ziel meiner Selbstakzeptanz und vielleicht – ziemlich sicher sogar – werde ich da auch nie vollständig ankommen. Aber deswegen sind meine Aussagen nicht weniger »real«, deswegen ist mein Wunsch danach nicht weniger echt. Und deswegen halte ich es auch nicht für weniger richtig, mich öffentlich lieber hoffnungsvoll als selbstzerstörerisch zu äußern.

Jedes Mal, wenn ich mich über eine besonders miese Nachricht oder einen besonders gehässigen Kommentar lustig gemacht und so getan habe, als würde mich all das kaltlassen

Mein Bewältigungsmechanismus war schon immer, alles, was mich potenziell verletzen könnte, durch den Kakao zu ziehen. Wenn ich irgendeine Qualifikation habe, dann ist es diese. Den Großteil der

Zeit lasse ich die Hassnachrichten, die ich täglich so bekomme, einfach vor sich hin vegetieren und schenke ihnen keine Beachtung (das sind meist solche ausgelutschten Klassiker wie »Du bist so eine hässliche Hure« oder »Du kannst nichts, du fettes Hängebauchschwein«). Manchmal werden sie aber wirklich erstaunlich, ja schon fast beeindruckend persönlich (»Du bist einfach unglaublich dumm und unlustig, und dein letzter Post mit dem roten Kleid war scheiße, ich hoffe, dass du und deine Katzen von deinem Balkon fallen«), und das sind dann die Fälle, über die ich mich auch mal gut und gerne öffentlich lustig mache. Es weiß ja niemand, dass ich meine beachtenswert humorvollen Kommentare dazu mit Tränen in den Augen, Schmerz im Herzen und Tequila in den Gliedern abtippe. Ich spende wirklich gerne den Rest meiner dahinsiechenden Realness an die Bedürftigen, wenn das bedeutet, dass ich meine heulende Hackfresse nicht jedes Mal ins Internet stellen muss, wenn sie im echten Leben gerade zufällig auch verheult ist.

Jedes Mal, wenn ich traurig war und SpongeBob-Memes gepostet habe, statt öffentlich auf Social Media über meine Probleme zu sprechen

Ähnlich wie beim Herzschmerz bin ich, wenn ich seltenerweise mal traurig bin (seltene zwanzig Male im Monat), keine Person, die als Erstes daran denkt, ihre Traurigkeit in die Öffentlichkeit zu tragen. Wenn ich ehrlich bin, hasse ich es nämlich, andauernd heulende Leute in meiner Instagram- und YouTube-Timeline zu sehen, und versuche, möglichst wenig zur Ausbreitung von Traurigkeits-Posts auf Social Media beizutragen. Stattdessen bin ich ein absoluter Profi darin geworden, zu jeder Traurigkeitssituation ein passendes

SpongeBob-Meme zu finden, das zwar sehr vage auf mein tatsächliches Problem anspielt, aber wirkt, als würde ich es nur zur allgemeinen Belustigung posten und nicht, um meine Traurigkeit verstohlen unter die Menge zu bringen. Das mag zwar unerhört scheinheilig von mir sein, aber ist definitiv besser für das emotionale Befinden aller (an meinem Content) Beteiligten, als sich ein Video reinziehen zu müssen, in dem ich mich verrotzt und schluchzend über meine Erste-Welt-Probleme beschwere.

Die Liste der Situationen, in denen ich auf Social Media nicht »real« geblieben bin, ließe sich bestimmt noch zehn Pergamentrollen lang fortsetzen. Bedeutet das, dass ich *fake* bin und somit zum Schrecklichsten gehöre, das das Schattenreich der sozialen Medien zu bieten hat? Bedeutet das, dass meine Mutter alles in meiner Erziehung falsch gemacht hat und ich trotz all ihrer Mühen ein rückgratloses, heuchlerisches, sich im Dreck suhlendes Schweinchen geworden bin, weil es Dinge in meinem privaten Leben gibt, die ich nicht online teilen möchte, auch wenn manche meinen, einen Anspruch auf sie zu haben? Gehöre ich öffentlich an den Pranger gestellt, mit faulenden Tomaten beworfen und von Klatschmagazinen auf die Irrelevanz meiner Existenz hingewiesen, weil meine Bewältigungsstrategien hauptsächlich *mir* helfen sollen und ich die neugierige Menge an Instagram-Follower*innen dabei nicht auf jedem Zwischenschritt meines mentalen Verfalls mitschleifen möchte?

Mein Gott, ich liebe rhetorische Fragen, weil man sie so aufbauen kann, dass sie immer absurder werden und niemand anders kann, als spätestens bei der letzten Frage widerwillig »*Nein!*« zu schreien (oder zumindest zu denken).

Auch wenn mich all meine verlogenen Fehltritte eindeutig für eine Mitgliedschaft im »Online-Club der Realen« disqualifiziert und Scham und Schande über mich und meine Familie (und meine Kuh) gebracht haben, kann ich doch immer noch dem Club der Leute beitreten, die eine (semistrikte) Grenze ziehen zwischen dem, was privat ist und daher nicht online postbar, und dem, was öffentlich sein darf. Ich hoffe nur, dass das Komitee als Beweis meiner Grenzziehfähigkeiten keinen Lebenslauf sehen will, denn dann werden mir meine alten Picknick-Vlogs mit irgendwelchen Dudes, die ich im Ausland gedatet habe, das Genick brechen. Aber selbst wenn das so sein sollte, hat mich die Erfahrung, auch mal (zu) private Dinge meines Lebens geteilt zu haben, wenigstens eine wichtige Lektion gelehrt: Wenn ich zu vielen Leuten das Gefühl gebe, dass mein Privatleben öffentlich ist und jeden etwas angeht, dann fangen sie an zu glauben, Anspruch auf diese privaten Inhalte zu haben.

Wir haben alle nicht nur einmal miterlebt, wie irgendeine Person des öffentlichen Lebens auf Social Media dazu genötigt wurde, sich zu ihrem Beziehungsstatus, ihrer finanziellen Situation oder irgendeinem anderen Thema zu äußern, das unter anderen Umständen für andere Menschen als *privat* gegolten hätte. Während die Enttabuisierung von traditionell als »privat« eingestuften Themen auf Social Media auf der einen Seite dazu geführt hat, dass endlich offener über relevante Themen wie mentale Gesundheit, Sexualität und Fehlgeburten gesprochen werden *kann*, hat derselbe Vorgang auf der anderen Seite für einen Trend gesorgt, der verlangt, dass alles, was geteilt werden kann, auch geteilt werden *muss*. Gerade wenn man bereits eine größere Community aufgebaut hat, die daran gewöhnt ist, häufiger private Inhalte zu bekommen, ist der durch die Zuschauer*innen ausgeübte Druck, noch mehr private Inhalte preisgeben zu müssen, groß. Zu diesen verlangten privaten Inhalten gehören (zugegebenermaßen manchmal ganz interessante) Themen wie Beziehungsstatus, Freundschaften, Familienangelegenheiten, Kinderwünsche, mentale Gesundheit, Finanzen und körperliche Gesundheit. Sobald einmal über einen dieser Aspekte gesprochen wird (sagen wir eine Freundschaft/Beziehung mit einer anderen Person), wird hinterher auch erwartet, dass man weiterhin über die Entwicklung dieser Angelegenheit auf dem Laufenden gehalten wird (ist die Freundschaft/Beziehung zerbrochen? Wenn ja, warum? Wer ist schuld?). Ganz nach dem Motto: »Wer A sagt, muss auch B sagen.«

Sobald die Grenze zwischen dem Privaten und dem Öffentlichen in der Onlinewelt einmal überschritten wurde, werden sogar vordergründig banale Themen wie Mülltrennung (»Warum trennst du deinen Müll nicht in vier verschiedenen Tonnen?! Eine richtige fake Umweltschützerin bist du!«), Ernährung (»Ist der Teller mit dem Sashimi drauf deiner?! Ich dachte, du lebst vegan, du bist einfach nicht real!«) oder die Ernährung der Haustiere (»Warum leben deine Katzen nicht getreidefrei?! Das ist Gift für ihren Körper, du verlogene Tierquälerin!«) zur öffentlichen Angelegenheit. Bei dieser Art von Resonanz auf vollkommen menschliche und alltägliche Fehler, kleine Unaufmerksamkeiten oder schlicht verzeihliche Unwissenheit müsste man fast meinen, dass eine absolute Transparenz vor allem deswegen so vehement verlangt wird, damit das öffentlich zur Schau gestellte Privatleben einer vollkommen fremden Person möglichst detailreich kritisiert und bewertet werden kann. Dabei wirkt die »Kritik« verdächtig häufig eher konstruiert und nicht wie ein relevanter Kommentar zu bedeutsamen, weltbewegenden Themen wie dem Nassfutter meiner Katzen. Die Vermutung liegt nahe, dass es mehr darum gehen könnte, den eigenen Frust an irgendwem auszulassen, als wirklich einen Beitrag mit Mehrwert zu leisten. Ein zweiter Fall also, wo »Realness« am Ende nur eine faule

Ausrede für schlechtes Benehmen ist. Diejenigen, die »Realness« von anderen fordern, schlagen somit in dieselbe Kerbe wie diejenigen, die ihr mieses Verhalten mit Realness rechtfertigen.

Fakt ist: Wer A sagt, muss 'nen Scheiß sagen. Denn nur, weil man es irgendwann mal als richtig empfunden hat, sich im Internet zu irgendeiner persönlichen Angelegenheit zu äußern, bedeutet das nicht, dass man ab dem Moment jegliches Recht auf Privatsphäre auf dem Social-Media-Schwarzmarkt verhökert hat und die johlende Menge fortan über jede einzelne Entwicklung der Geschehnisse informieren muss. Ein solches Echtheitsgebot hat zweifellos nicht mehr viel mit dem ursprünglichen Gedanken des Wortes *Realness* (»Sei authentisch und bleibe dir und deinen persönlichen Überzeugungen treu«) zu tun. Wieso sollte es denn nicht mindestens genauso *real* und authentisch sein, ganz entschieden *nicht* online über jeden Aspekt des eigenen Privatlebens zu berichten, weil es die persönliche Überzeugung ist, manche Dinge für sich behalten zu wollen? Wieso sollte es nicht *real* sein, sich weiterzuentwickeln und Dinge, die man früher mal getan hat, heute nicht mehr zu tun? Wieso sollte es nicht *real* sein, die eigene Meinung zu ändern und Dinge, die man früher mal gesagt hat, heute anders zu sehen?

Es ist möglich, dass Menschen etwas nicht absichtlich falsch machen, sondern gerne dazulernen, wenn man ihnen die Chance dazu gibt. Und es ist möglich, dass Menschen einfach nicht perfekt sind, sich auch mal inkonsequent verhalten und dafür nicht zwingend mit Mistgabeln aus dem digitalen Dorf getrieben werden müssen.

Unmöglich hingegen ist es, zu jeder Zeit und in jedem Kontext absolut *real* zu bleiben, sich niemals selbst zu widersprechen oder niemals auch nur ein winziges Detail zurückzuhalten, weil es nun mal einfach nicht jede*n da draußen etwas angeht. Wir sind doch nicht mal uns selbst gegenüber ehrlich, wenn wir mal ehrlich sind.

Wie können wir da lückenlose *Realness* von anderen erwarten? Egal, wie viel *Realness* involviert ist, Social Media kann unmöglich realistisch und vollständig das Leben einer Person in all ihrer emotionalen Komplexität darstellen. Der Versuch einiger motivierter Individuen, es trotzdem zu schaffen, ist bemerkenswert, spricht aber denjenigen, die eine Grenze zwischen *privat* und *öffentlich* ziehen möchten, nicht ihre *Realness* und Authentizität ab.

Daher: Postet online, was ihr möchtet, filmt sogar euren Stuhlgang, wenn ihr wollt (macht es bitte nicht, anderen und euch selbst zuliebe, denn dafür werdet ihr wahrscheinlich [und zu Recht] gesperrt), aber lasst euch nicht einreden, dass euch jemand eure *Realness*-Plakette abzieht und euch aus dem *Realness*-Internat schmeißt, wenn ihr euch dafür entscheidet, eure Streitereien im Privaten zu regeln, eure chronische Migräne ausschließlich mit medizinischem Fachpersonal zu besprechen und eure Nervenzusammenbrüche in gemütlicher Dreisamkeit mit Ben & Jerry auszutragen. Denn dein ist das Recht auf Privatsphäre, auch auf Social Media, in Ewigkeit, Amen.

Hab ein gesundes Verhältnis zu Ernährung und Sport

Es wird nicht überraschend kommen, dass auch den Ratschlag »Hab ein gesundes Verhältnis zu Ernährung und Sport« keine Sau ganz genau *so* auf ahnungslose Passant*innen schmeißen würde. Der Satz ist viel zu klobig, um ihn *so* mal ganz nebenbei in einer Konversation (oder auf Passant*innen) fallen zu lassen. Vor allem ist der Ratschlag aber maximal überflüssig, denn kaum jemand nimmt sich bewusst vor, *kein* gesundes Verhältnis zu Ernährung und Sport zu haben. Der Hinweis ist also nicht besonders revolutionär. Genauso gut könnte man raten: »Versuche, genug Luft einzuatmen, um deine Hirnfunktion aufrechtzuerhalten, aber nicht so viel, dass du konstant rülpsen musst«.

Wir alle wissen, dass wir möglichst gesundes Essen zu uns nehmen sollten, um genug von dem Zeug zu bekommen, das unsere Körper am Leben hält. Und wir alle wissen auch, dass wir wahrscheinlich nicht älter werden als eine gewöhnliche Bergziege, wenn wir uns nicht ab und zu mal bewegen.

Der Ratschlag kommt also keinesfalls der Erfindung von Klettverschlussschuhen gleich. Er steht auch viel eher stellvertretend für einen ganzen Tsunami an Tipps, Weisheiten und Theorien, die uns rund um die Uhr um die Ohren gehauen werden, wenn es um Gesundheit, Ernährung und Sport geht.

Dabei ist faszinierend zu beobachten, wie sich die Strategien, diese unsympathischen Themen unter die Menge zu jubeln, gewandelt haben. Vor nur einigen Jahren war die Sprache rund um Fitness und seine treuen Gang-Mitglieder »Diät« und »Körperbild« noch sehr direkt: »Sind Sie genervt davon, ständig zu fett für all ihre Klamotten zu sein? Sinkt Ihr Respekt vor Ihnen selbst mit jedem Gramm, das Sie zunehmen, weiter ab? Möchten Sie sehen, dass Ihre Pfunde schneller purzeln als die Teilnehmer eines walisischen Käse-Roll-Wettbewerbes, damit Ihre voreingenommenen und oberflächlichen Freunde Sie endlich wieder in ihre Wochenendpläne involvieren? Dann probieren Sie *Zero-Hero,* die Ersatzmahlzeit, die Ihnen nicht nur alle Elektrolyte und lebensnotwendigen Körperinhalte entzieht, sondern auch die Lizenz zum Fettsein. In nur vier Wochen katapultiert Sie *Zero-Hero* von jeder (zu Recht) verpönten Kleidergröße über EU34 und fliegt mit Ihnen in Richtung heldenhafte Size Zero!

Zero-Hero — ›Nichts schmeckt so gut, wie sich Dünnsein anfühlt.‹ (Kate Moss, 2009)«

Wer sich heute trauen würde, so eine Werbebotschaft in die Welt herauszuschießen oder auch nur zwischen den Zeilen anzudeuten, wäre entweder Satiriker*in, hätte keine Angst vor Gott oder sehr gute Anwält*innen (oder alle drei Dinge treffen zu, und man ist Jan Böhmermann). Seit es nicht mehr cool ist, sich nur von Wattebäuschen und Orangensaft zu ernähren, liegt der Fokus der Fitness-Ratschlaggebenden und Fitfluencer*innen deswegen eher darauf, den (unfreiwilligen) Zuhörer*innen und (potenziellen) Kund*innen *schonend* und *rücksichtsvoll* beizubringen, dass ein Leben mit intensiver körperlicher Ertüchtigung und dazugehöriger zweckmäßiger (und spaßbefreiter) Ernährung auch ein Leben voller Selbstliebe und innerer Erfüllung bedeutet.

In dieser friedvollen Utopie existieren Bezeichnungen wie »Diät«

und »Gewichtsverlust« nicht mehr. Sie wurden durch zeitgemäße Zauberworte wie »bewusste Ernährung«, »Detox« und »Body Cleanse« ersetzt. Neben der knallharten »No pain, no gain«-Bewegung, bei der es um Disziplin, Schweiß und den ewigen Kampf gegen sich selbst geht, hat sich eine neue Sparte gebildet, die nicht zum stumpfen Abnehmen durch Verzicht oder reine Sportlichkeit rät. Stattdessen wird mit leicht psychotischem Augenlidflattern und gespenstisch freundlicher Stimme nahegelegt, zu einem inneren Einklang zu finden. Balance ist (angeblich) die Devise.

Es wird nicht mehr geraten, pausenlos Cardio zu machen, denn es geht hier ja nicht darum, abzunehmen. *Gesund* zu sein und ein *gesundes* Verhältnis zu Ernährung und Sport zu haben (hier wieder psychotisches Lidflattern einfügen) ist (angeblich) das Ziel. Dafür wird HIIT – High Intensity Interval Training – empfohlen, das verdächtig viele Cardio-Komponenten enthält. Es wird nicht mehr geraten, *nichts* zu essen, sondern für einige Stunden viel und dann erst *nichts* (Intervallfasten), und das alles *natürlich* ohne Zwang, ohne Druck und ohne industriell verarbeitete Lebensmittel.

Was in den Neunzigern als Rohkostdiät und Bauch-weg-Training bezeichnet worden wäre, bei dem das eigene Wohlbefinden einzig von der Anzeige auf der Waage abhängt, hat sich zu einer hinterlistigen Philosophie hochgeräubert, die dazu führen soll, sich langfristig gut, kraftvoll und energiegeladen zu fühlen. Solange nur das Wort »Diät« dabei nicht in den Mund genommen wird, ist ein strikter Lifestyle mit restriktiver Ernährung völlig legitim und aufrichtig *gesund*. Der nächsten pulverisierten oder saftförmigen Entgiftungskur steht also nichts mehr im Wege.

Entsprechend anders würde heute der Werbetext zu einem Produkt klingen, das auf den genau gleichen Effekt abzielt (nämlich dass man sich alles, was man in den letzten Wochen gegessen und getrunken hat, restlos aus dem Körper scheißt), aber das als *gesund* und langfristig umsetzbar vermarktet wird: »Wir bei *Lauras Liquid Love* glauben an die wundersame Kraft von Flüssigkeiten. Zusammen mit unserem Team, das nur aus weiblichen, einbeinigen Oompa Loompas besteht, deren Familien seit vier Generationen die Heilkraft von Flüssigkeiten erforschen, entwickeln wir seit 2018, dem Jahr, in dem uns bewusst geworden ist, dass man auf Instagram wirklich jeden Scheiß mit dem richtigen Marketing verkaufen kann, stetig evidenzbasierte Produkte, die den Körper auf *gesunde* Art und Weise durch chronischen Durchfall entschlacken und entgiften. Wir bei *Lauras Liquid Love* glauben nicht an Diäten. Wir glauben an einen *gesunden,* toxinfreien Lifestyle, der nicht nur dich, sondern auch deine Kloschüssel von innen heller *glowen* lassen wird als die verlassenen Dörfer rund um Tschernobyl. Unsere Gründerin Laura heißt eigentlich Markus und ist ein schmieriger, moralloser weißer Investor-Hai mit mehr Offshore-Konten auf den Cayman-Inseln als Jeff Bezos, aber den Teil erzählen wir dir nicht, weil dir dieses Wissen potenziell den *Glow* rauben könnte, den dir nur eine Saftkur von *Lauras Liquid Love* verleihen kann.«

Aber jetzt mal Spaß beiseite. Wer mir den Ratschlag »Hab ein gesundes Verhältnis zu Ernährung und Sport« (in welcher Variante auch immer) gibt und weder mein Personal Trainer noch meine zertifizierte Ernährungsberaterin ist, die beide dafür bezahlt werden, mir Ratschläge zu geben, kann sich die gut gemeinten Hinweise in die atmungsaktive, mit verkehrsfreundlichen Reflektoren ausgestattete Gürteltasche stecken. Mit einer solchen Aussage wird nämlich impliziert, dass

1. mein Verhältnis zu mir und meinem Körper unmöglich gesund sein kann,

2. jemand anders trotz fehlender Qualifikationen besser weiß, was gut für mich ist, als ich selbst und

3. ich mir trotz eines Informationsüberschusses in Online- und Print-Medien voller falscher Tatsachen und potenziell fehlleitender Einflüsse konstant darüber bewusst sein müsste, wie das ultimative gesunde Verhältnis zu Ernährung und Sport aussehen soll.

Gleichzeitig wird ignoriert, dass »ein gesundes Verhältnis zu Ernährung und Sport« vielleicht momentan einfach nicht meine Priorität ist. Die Übergriffigkeit eines solchen vermeintlich *nett* gemeinten Tipps wird nämlich dann besonders deutlich, wenn man sich mal vor Augen führt, dass eine Person durchaus zu beschäftigt sein kann, etwa weil sie acht Kleinkinder in ihrer Obhut hat, sich gerade in einer stressigen Prüfungsphase befindet, sich durch eine physische oder psychische Krankheit kämpft, viel im Job zu tun hat, gerade im Urlaub ist – oder weil sie grundsätzlich nicht weniger Ficks geben könnte, wie gesund oder ungesund ihr Verhältnis zu Sport und Ernährung momentan ist oder jemals sein wird. Nichts davon geht irgendjemanden etwas an, der oder die nicht explizit um eine Meinung dazu gebeten wurde.

Aber da hört es ja noch nicht mal auf. Das wirklich Nervenaufreibende an diesem Ratschlag ist, dass er in keinem Fall als einzelner Satz stehen bleibt, sondern vielmehr den Auftakt zu einer belastend ausführlichen und langatmigen Erklärung darüber darstellt, was die ratschlaggebende Person selbst schon für *gesunde* Ernährungs- und Sport-Entscheidungen getroffen hat. Dabei kommt sie unmöglich ohne mindestens zwei dieser Worte aus: Detox, Entschlackung, Entgiftung, Superfood, Irgendwas-Pulver, Mindset, (Kur-, Intervall-, Saft-)Fasten, Low Carb, High Protein oder Lifestyle.

Es folgt eine endlose, aber bemüht empathische Erklärung, wieso jeder dieser Ansätze der einzig wahre ist – und nichts davon klingt auch nur nach einem Fünkchen Spaß oder Genuss, sondern in etwa genauso erbaulich wie eine Darmspiegelung. Es geht weder um Gaumen- noch um Lebensfreude, auch wenn immer das Gegenteil behauptet wird.

Dabei müsste man meinen, dass eine neue Betrachtungsweise der Themen Sport und Ernährung eigentlich einen positiven Effekt mit sich bringen könnte. Wenn es (angeblich) nicht mehr darum geht, sich runterzuhungern, sondern *gesund* und im Einklang mit sich selbst zu sein, läge der Schritt so nahe, auch im Einklang mit ein paar Speckröllchen oder ein paar weniger ausgeprägten Gesäßmuskeln sein zu dürfen. Wenn es wirklich nur um einen *gesunden* Körper und ein *gesundes* Verhältnis zu ihm ginge, müsste es doch wieder erlaubt sein, auch mit einem BMI von über zwanzig zu existieren. Wenn es offensichtlich eine Hundertachtziggradwende in der Sprache rund um Fitness und Ernährung gegeben hat, die zu Bewegungen wie dem Body-Positivity-Movement geführt hat, dann müsste man doch meinen, dass sich tatsächlich etwas daran geändert hat, wie wir und Werbetreibende mit uns, unseren Körpern und denen der anderen umgehen.

Aber falsch gedacht! Erstens haben Werbegiganten es geschafft, sogar das Body-Positivity-Movement an sich zu reißen, sodass es nach kurzer Zeit nichts mehr mit »Kampf für die Akzeptanz normaler, nicht standardisierter Körper« und dafür sehr viel mit »Bloßes Marketinginstrument für kapitalistische Zwecke« zu tun hatte.

Zweitens hat sich nicht unser gesellschaftliches Verhältnis zu Essen und Diäten verändert, sondern lediglich unser Sprachgebrauch. Während bis vor ein paar Jahren die Worte »fettreduziert« oder »zuckerfrei« vor einer Speisen- oder Getränkebezeichnung stehen mussten, damit man den Konsum von allem, was nicht Wasser oder Salat war, rechtfertigen konnte, verlangt einem heute der Verzehr von Nahrung, die nicht »Detox«, »Organic«, »Frei von Rohrzucker« oder »Glutenfrei« ist, pro Mahlzeit mindestens drei bis fünf Werktage pausenlosen und abgrundtiefen Selbsthass ab.

Während früher jede Diät und jede Trainingseinheit schon im Namen erkennen ließen, dass es lediglich darum ging, *Fett* zu verlieren, damit man irgendwann dem allgegenwärtigen Schönheitsideal von *Schlankheit* entspricht (egal um welchen Preis), verstecken sich neuartige Diäten und Fitnesspläne hinter dem Vorwand der *Gesundheit* sowie der Behauptung, dass es nicht ums Abnehmen ginge, sondern um einen *Lifestyle*.

Während uns vor einigen Jahren zwar toxisch, aber zumindest offen und ehrlich kommuniziert wurde, dass *Schlankheit* und somit auch das damit verbundene populäre Schönheitsideal von einem flachen Bauch, dünnen Beinen und zarten Armen die einzigen Gründe für Verzicht und Quälerei waren (siehe »Weight Watchers« oder Zehn-Wochen-Trainingspläne mit inspirierenden Slogans wie »Size Zero – Abgerechnet wird am Strand«), werden uns jetzt dieselben Mittel mit denselben Effekten verkauft, nur mit dem Unterschied, dass diese Effekte anders formuliert werden. Das ändert natürlich nichts daran, dass es auch bei diesen Produkten wieder lediglich darum geht, toxische, sexistische, oftmals rassistische und weitgehend westliche Schönheitsideale zu befeuern, um verletzlichen Menschen mit unrealistischen und häufig falschen Versprechungen das Geld aus der Tasche zu ziehen. Doch spätestens seit Plus-Size-Models wie Paloma Elsesser aus der Modebranche nicht mehr wegzudenken sind, hat auch der letzte Eierkonzern verstanden, dass Schlankheitswahn, zumindest wenn er offensichtlich in einem Werbeslogan angepriesen wird, nicht mehr salonfähig ist. (Dass es noch immer gang und gäbe ist, dass sich selbst in den banalsten Konversationen Wortwechsel darüber hineinschmuggeln, wer gerade angeblich am meisten mit seinen Corona-Lockdown-Röllchen zu »kämpfen« hat, das lassen wir mal ganz kurz außen vor.)

Durch das Aufspringen auf den Gesundheitszug ist es Firmen gelungen, potenziellen Kund*innen einen neuen, gesellschaftsfähigeren Grund zu geben, ihre Produkte zu kaufen. Ästhetik hat als alleiniges Argument ausgedient – mit Gesundheit lässt sich moralisch sowieso viel mehr anstellen (und verdienen). Die Zielgruppe für lukrative Produkte ist damit drastisch gewachsen. Nicht jede*r will zwingend dünn sein, aber jede*r will gesund sein. Die Vermarkung dieser »Das-hier-ist-keine-Diät«-Diätprodukte sieht deswegen jetzt so aus, dass sie »eine *gesunde* Darmflora unterstützen« (siehe »man scheißt sich alles raus, was man die letzten Wochen gegessen hat«), zur »Prävention eines Blähbauchs« dienen (in diesem Fall pupst man sich alles raus, was man die letzten Wochen eingeatmet hat), zur »Entwässerung des Körpers« beitragen oder »helfen, den Körper zu entschlacken und zu entgiften« (als könnte unsere Leber das nicht ganz hervorragend allein).

Obwohl einige dieser Diäten (die *natürlich* keine sind) und Fitnesspläne (die *natürlich* nicht auf ein bestimmtes Aussehen, sondern auf *Gesundheit* und *Zufriedenheit* abzielen) eine wissenschaftliche Grundlage haben mögen, ist es oft fragwürdig, ob sie das automatisch legitimiert. Wenn nämlich nicht einfach der Vitamingehalt eines zu Hause selbst zubereiteten grünen Smoothies verkauft wird, sondern ein durch die Beigabe diverser Pülverchen weit darüber hinausreichendes Versprechen, verlassen wir schnell den

Boden der Wissenschaft, um uns freimütig den Tricks der Marke-tingprofis zu unterwerfen.

So zweifelhaft die Motivation von Unternehmen mit finanziellen Interessen auch sein mag, es wäre trotzdem hypokritisch von mir, die Motivation der Käufer*innen dieser Produkte als minderwertig darzustellen. In einer Gesellschaft, in der nun mal sehr viel Wert auf das *Aussehen* gelegt wird, ist es absolut nachvollziehbar, dass man irgendwann einknickt und davon überzeugt ist, dass das Leben erst so richtig geil wird, wenn man endlich zehn Kilo leichter ist, einen größeren Arsch hat und generell viel *gesünder* aussieht. Denn das wird uns ja jeden Tag in Werbespots, auf Plakaten, in Filmen (siehe »Wow, sie trägt jetzt keine Brille mehr und hat abgenommen, und jetzt fällt allen auf, dass sie ja eigentlich voll cool ist«-Narrativ) und in den sozialen Medien (siehe »Voher vs. nachher«-Bilder) vorge-lebt. Außerdem würde ich lügen, wenn ich behaupten würde, dass nicht auch ich schon öfter, als mir lieb ist, die Motivation, »fitter« und »gesünder« werden zu wollen, vorgeschoben habe, obwohl ich einfach nur endlich in diese eine verdammte Jeans passen wollte. Tatsächlich habe ich eine ganze Liste von Situationen, in denen ich definitiv und zweifellos kein *gesundes* Verhältnis zu Ernährung und Sport hatte:

Liste der Situationen, in denen ich kein gesundes Verhältnis zu Ernährung und Sport hatte

- Als ich ein Jahr lang keine Pasta gegessen habe, weil der Gedanke, etwas so Ungesundes zu essen, mir die Spaghetti-Beine schlottern ließ
- Als ich davon überzeugt war, dass »nur« viermal die Woche

Sport zu machen mich in eine unansehnliche, schneckenähnliche Kreatur verwandeln würde

- Als ich davon überzeugt war, dass mein Leben viel besser werden würde, wenn ich zehn Kilo abgenommen habe
- Als mich die Tatsache, dass ich keinen bemerkenswert runden Beachvolleyballerinnen-Po habe, glauben ließ, dass ich aussehe wie ein Fischstäbchen
- Als ich mir sicher war, dass mich nur eine qualvolle dreitägige Saftkur in die Welt der Schönen und Liebenswerten katapultieren könnte
- Als ich verdammt viel Kohle für Protein-Shakes, BCAAs und andere Nahrungsergänzungsmittel ausgegeben habe, weil ich davon überzeugt war, dass sie mich endlich aussehen lassen könnten wie eines dieser Fitness-Models mit den Proportionen eines Cellos
- Als ich zeitweilig Angst hatte, ein Knoppers überhaupt anzugucken, weil mich der Anblick dieser sündhaften Schoko-Creme-Keks-Herrlichkeit verführen könnte und mein Fitness-Fanatiker-Freund zweifelsfrei sofort mit mir Schluss machen würde, wenn ich mir noch eine Speckrolle mehr anfraß
- Jedes Mal, wenn jemand auf Instagram postet, dass er oder sie gerade ein Work-out macht, und ich mich fühle wie Jabba the Hutt, weil ich gerade keins mache

Als ich ein Jahr lang keine Pasta gegessen habe, weil der Gedanke, etwas *so* Ungesundes zu essen, mir die Spaghetti-Beine schlottern ließ

Ja, ihr habt richtig gelesen. Die Kohlenhydrat-liebende, Pastaschlemmende Pati hat ein ganzes grausames Jahr keine Pasta gegessen, weil sie sich dank Instagram-Fitness-Posts von selbst ernannten Ernährungsberater*innen davon überzeugen ließ, dass solch eine Kohlenhydratbombe ihren Bauch in Hüttenkäse, ihre Beine in Litfaßsäulen und ihre Arme in Zementschläuche verwandeln würde. Jeglicher Pastaverzehr wäre somit, davon war ich überzeugt, meinem sicheren sozialen Untergang gleichgekommen.

Als ich davon überzeugt war, dass »nur« viermal die Woche Sport zu machen mich in eine unansehnliche, schneckenähnliche Kreatur verwandeln würde

Wenn man mein aktuelles Fitnesslevel begutachtet, dann wird man schnell bemerken, dass diese Phase definitiv einige Jahre in der Vergangenheit liegen muss. Ich kann mich trotzdem noch sehr genau an den Tag erinnern, an dem mir auffiel, dass ich in der vergangenen Woche *nur viermal* im Fitnessstudio gewesen war. Ich hatte die aufrichtige Angst, dass jeder Muskel, den ich mir in den zurückliegenden Monaten hart antrainiert hatte, sich sofort in Luft auflösen würde, wenn ich nicht umgehend die verpassten Sporteinheiten nachholte.

Ich war zu dieser Zeit nahezu besessen von Instagram-Fitness-Content, und jede*r einzelne Fitfluencer*in rühmte sich damit, *mindestens* sechsmal die Woche im Fitnessstudio aufzukreuzen. Es war also nur richtig, so dachte ich jedenfalls, dass einige verpasste Einheiten auch bedeuteten, dass ich am nächsten Tag mit fünf Kilo mehr auf den Hüften aufwachen könnte.

Als ich davon überzeugt war, dass mein Leben *viel* besser werden würde, wenn ich zehn Kilo abgenommen habe

Wenn ich *ganz* ehrlich bin, ist das ein Gedanke, der mir noch immer alle paar Wochen kommt, wenn mir irgendein besonders enges Kleid wieder aufzeigt, was für einen besonders undefinierten Bauch ich habe. Schuldig im Sinne der Anklage.

Aber ihr braucht jetzt gar nicht so verächtlich auf mich herablesen, denn ich weiß, dass ich nicht die Einzige bin, die es immer wieder schafft, sich selbst davon zu überzeugen (oder überzeugen zu lassen), dass das Leben einfach viel rosiger aussehen würde, wenn man *endlich* in dieses gottverdammte Kleid passen oder endlich Low-Waist-Jeans tragen könnte, ohne dass der Hüftspeck überschwappt wie ein überfülltes Wasserglas, und wenn man endlich im Bikini am Strand liegen kann, ohne sich zu fühlen wie ein gestrandeter Wal. Man glaubt, dass man dann endlich begehrenswerter für diesen einen Typen wäre, der einen damals nicht wollte (Spoiler: Er wird trotzdem noch dasselbe manipulative Arschloch sein wie früher). Man glaubt, dass der Instagram Feed plötzlich so on fire wäre, weil man endlich der Norm entspricht und fremde Leute einem Zuspruch für oberflächliche Dinge geben werden (Spoiler: Das ist nicht so erstrebenswert, wie man meinen mag). Und man glaubt, dass man dann *endlich* das Leben leben könnte, das man verdient. Extrafetter Spoiler: Man hat sich das Leben, das man leben möchte, auch dann verdient, wenn man nicht in irgendwelche hingeschissenen Normen passt. Das Leben fängt nicht erst an, wenn man schlank ist. Zu behaupten, dass es doch so sei, ist nicht nur eine miese Lüge, sondern auch allen Menschen gegenüber ungerecht, die nicht schlank sind oder sein können, aber auch jenen gegenüber, die bereits schlank sind und kurioserweise *trotzdem* Probleme haben.

Als mich die Tatsache, dass ich keinen bemerkenswert runden Beachvolleyballerinnen-Po habe, glauben ließ, dass ich aussehe wie ein Fischstäbchen

Und wieder muss ich unangenehm ehrlich sein. Der Grund, dass ich mich überhaupt jemals im Fitnessstudio angemeldet habe, war nicht, dass ich endlich *fit* und *gesund* sein wollte. Überraschend, ich weiß. Der Grund war nicht einmal, dass ich abnehmen und in die Fußstapfen von Kate Moss treten wollte. Ich wollte ganz einfach einen prallen, runden, muskulösen, saftigen Arsch. Irgendwie scheint das Ganze nicht funktioniert zu haben, blame it on mein Training, meine Gene oder on the Boogie, denn auch heute bin ich immer noch stolze Besitzerin eines flachen Pos und fühle mich nirgendwo mehr zu Hause als in der EDEKA-Tiefkühltruhe neben den anderen gefrorenen Fischerzeugnissen von Iglo.

Als ich mir sicher war, dass mich nur eine qualvolle dreitägige Saftkur in die Welt der Schönen und Liebenswerten katapultieren könnte

Jede*r, der oder die sich jemals auf eine spirituelle *Fitness*-Reise begeben hat, hat zumindest schon einmal erwogen, eine Saftkur zu machen. Zu den Unmengen von sagenhaften Vorteilen solch einer Saftkur gehören nämlich laut der Webseiten, die ebenjene anbieten: Gewichtsverlust, innere Balance, weniger Stimmungsschwankungen, positiveres Körpergefühl, bessere Verdauung, mehr Lebensqualität und sogar die Fähigkeit, Krankheiten zu lindern.

Wenn ich sage, dass ich am zweiten Tag meiner Saftkur sehr kurz davor war, einer Oma, die vor mir in der Supermarktschlange fünf Minuten lang nach dem passenden Kleingeld in ihrem Geldbeutel wühlte, eins mit meinem Zwölferpack Zewa Ultra Soft überzubraten, dann ist das noch eine Untertreibung. Statt einer »besseren Verdauung« bekam ich Durchfall, statt »weniger Stimmungsschwankungen« bekam ich temporäre Aggressionsprobleme, und statt eines »positiveren Körpergefühls« bekam ich einen Kater, der noch fünf Tage nach dem Ende meiner heilsamen Saftkur anhielt.

Als ich verdammt viel Kohle für Protein-Shakes, BCAAs und andere Nahrungsergänzungsmittel ausgegeben habe, weil ich davon überzeugt war, dass sie mich endlich aussehen lassen könnten wie eines dieser Fitness-Models mit den Proportionen eines Cellos

Ich bin nicht stolz darauf zu sagen, dass ich alles an Nahrungsergänzungsmitteln ausprobiert habe, von überteuertem Proteinpulver mit Milchreisgeschmack bis hin zu angeblich leistungssteigernden BCAAs mit Wassermelonengeschmack. Ich habe sogar kurzzeitig auf veganes Erbsenproteinpulver umgestellt, aber nach einigen Tagen konnte ich den Geschmack, von dem ich vermute, dass er dem von Baby-Oger-Kotze ziemlich nahekommt, nicht mehr ertragen.

Es dauerte um die fünfhundert Euro und ein paar unangenehme Nebenwirkungen wie Pickel am Kinn (danke, Proteinpulver) und Jucken am ganzen Körper (danke, BCAAs), bis ich begriff, dass auch der übermäßige Konsum von Fitness-Nahrungsergänzungsmitteln mich nicht näher an ein Körperideal bringen würde, das für mich — eine einfache litauische Bauernmagd mit durchschnittlichen Genen, einem gefährlichen Hang zu mitternächtlichen Snacks und der Kondition einer Galapagos-Schildkröte – einfach nur unrealistisch war.

Als ich zeitweilig Angst hatte, ein Knoppers überhaupt anzugucken, weil mich der Anblick dieser sündhaften Schoko-Creme-Keks-Herrlichkeit verführen könnte und mein Fitness-Fanatiker-Freund zweifelsfrei sofort mit mir Schluss machen würde, wenn ich mir noch eine Speckrolle mehr anfraß

Fakt ist: Meinen thunfischfressenden Fitness-Fanatiker-Freund hätte es wahrscheinlich nicht weniger interessieren können, ob ich fünf Kilo zu oder drei Kilo abnahm, er war nämlich viel zu beschäftigt damit, seinen eigenen Beinpresse-Rekord im Fitnessstudio zu knacken (Grüße gehen raus). Diese Phase in meinem Leben (und die, in der ich keine Pasta gegessen habe) war wahrscheinlich die, in der ich einer Essstörung am nächsten war. Das Blöde bei so etwas ist, dass man das Gefühl hat, von jedem Menschen um einen herum für jeden Happen, den man isst, verurteilt zu werden, für jedes Gramm, das man zunimmt, ein kleines bisschen weniger respektiert, und für jedes Kilo, das man sich anfrisst, etwas mehr gehasst zu werden.

Ich kann euch hiermit aber offiziell bestätigen, dass es eigentlich keine Sau interessieren sollte, wo und wie etwas an eurem Körper schwabbelt, und dass es in den meisten Fällen auch tatsächlich keine Sau interessiert. Aber als Magerwahn-getrimmter Teenager klingt auch das wahrscheinlich nur wieder wie irgendeine alte Leier, die deine Verwandten zu dir sagen, damit du dich ein kleines bisschen weniger scheiße fühlst.

Jedes Mal, wenn jemand auf Instagram postet, dass er oder sie gerade ein Work-out macht, und ich mich fühle wie Jabba the Hutt, weil ich gerade keins mache

Gibt es einen Begriff wie FOMO (Fear of Missing Out), der statt der Angst, etwas zu verpassen, beschreibt, dass man eigentlich froh ist, etwas gerade nicht zu machen, aber sich gleichzeitig auch schlecht fühlt, weil man es nicht macht? Vielleicht SJOMO (Shameful Joy of Missing Out)? Ist leider nicht so leicht auszusprechen wie FOMO, aber beschreibt ganz gut, wie ich mich fühle, wenn jemand seine verschwitzte After-Work-out-Fresse in die Kamera hält, das Gesicht zu einem seligen Serotonin-Lächeln verzogen, und der Welt verkündet, wie viel besser es ist, an einem Freitagabend seine Sünden im Fitnessstudio auszuschwitzen, als sich mit Freund*innen in einer verranzten Bar mit leeren (aber erfüllenden) Kalorien die Kante zu geben.

Das Paradoxe an all den Punkten in dieser Liste ist, dass genau die Situationen, in denen ich am verbissensten versucht habe, ein gesundes Verhältnis zu Ernährung und Sport zu pflegen, auch die Situationen waren, in denen ich im Nachhinein betrachtet alles Mögliche getan habe, außer eben gesunde Entscheidungen für mich und mein Verhältnis zu Ernährung und Sport zu treffen. Obwohl ich mich sklavisch an das halten wollte, was mir als gesunder Lifestyle verkauft wurde, war ich weder glücklich noch im Einklang mit meinem – damals wirklich recht schlanken – Selbst. Stattdessen habe ich ständig befürchtet, zweifelhafte Ziele nicht erreichen oder nicht halten zu können, und mir so ziemlich alles untersagt, was ich liebe, nur um (vermeintlich) liebenswerter für Menschen zu werden, die es wirklich nicht weniger interessieren könnte, zu wie vielen Squats ich mich heute gequält hatte.

Das Ganze könnte man jetzt meiner eigenen Dummheit zuschreiben oder dem Einfluss von voreingenommenen, selbstgerechten und rein kapitalistisch orientierten Artikeln darüber, was angeblich gesund oder ungesund sei. Vermutlich ist es eine stabile Mischung aus beidem. Nichtsdestotrotz ist es Fakt, dass die Situationen, in denen ich *tatsächlich* ein gesundes Verhältnis zu Ernährung und Sport hatte, diejenigen waren, in denen ich mir keine großen Gedanken um mein Verhältnis zu Ernährung und Sport gemacht habe. Wobei, lasst es mich noch einmal deutlicher formulieren: Die Zeit in meinem Leben, in der ich friedvoll existieren konnte, ohne bei jeder Mahlzeit darüber nachdenken zu müssen, ob dieses eine Gericht jetzt generell gut oder generell schlecht für meine Gesundheit war oder dieser eine Spaziergang lang genug, um die Pommes von gestern Abend wettzumachen, war genau die Zeit, während der ich nicht weniger Ficks hätte geben können, wie gut oder schlecht mein Verhältnis zu Ernährung und Sport ist. Und ich behaupte hier mal ganz kackfrech, dass genau das ein aufrichtig gesundes Verhältnis zu Ernährung und Sport ausmacht.

Denn egal, wie man es dreht und wendet, egal, wie viel teils fragwürdiger wissenschaftlicher Input hinter neuartigen Nicht-Diäten und »nicht von Schlankheit motivierten« Fitnessplänen steckt: Ähnlich wie beim Selbstbewusstsein geht es in der Debatte darüber, was angeblich gesund oder ungesund sei, meist eher darum, was gesund *aussieht*. Wir (und wenn ich *wir* sage, meine ich wahrscheinlich einen Haufen weißer Männer) haben nun mal irgendwann beschlossen, dass *Schlankheit* per Definition ein positiver Wert ist. Schlankheit bedeutet in einer Überflussgesellschaft wie unserer nämlich Disziplin, und Disziplin ist gut, fast so gut wie Geld. Das ist ein grundsolider, westlicher, kapitalistischer Wert.

Dass wir Schlankheit auch mit *Gesundheit* gleichsetzen können, ist unserem bewegungsarmen Alltag und der Lebensmittelindustrie zu verdanken, die durch eine Anreicherung unseres Essens mit abhängig machenden Inhaltsstoffen wie Fett und Zucker dafür sorgt, dass es mittlerweile viel leichter ist, Übergewicht zu bekommen, als schlank zu sein. Um die Kalorien von einhundert Gramm Chips in Form von gekochten Kartoffeln zu verdrücken, bräuchte man über siebenhundert Gramm – was selbst für ausgesprochene Kartoffelliebhaber*innen eine große Portion sein dürfte. Einhundert Gramm Chips hingegen sind so wenig, dass ich anzweifeln würde, ob sie überhaupt existieren.

Wir haben im Anschluss an die Festlegung unseres Schönheitsideals einige Jahrzehnte gebraucht, um zu verstehen, wie schädlich es eigentlich für uns, unsere mentale und körperliche Gesundheit und die der Generationen nach uns ist. Als wir dann endlich all unsere Gehirnzellen zusammengeschabt und eingesehen hatten, dass *Schlankheit* nicht notwendigerweise *Gesundheit* impliziert und dass ein gestörtes Verhältnis zum eigenen Körper zugunsten von Schlankheit uns vielleicht gesellschaftlichen Respekt, aber definitiv keine *Gesundheit* erkaufen kann, haben wir das getan, was wir immer machen: Wir haben noch mal doppelt so hart reingeschissen. Anstatt bewusst das Trauma zu verarbeiten, das jahrelanges direktes (durch Mitmenschen) oder indirektes (durch Medien, Magazine etc.) Bodyshaming bei uns hinterlassen hat, haben wir angefangen, so zu tun, als wären wir die Last der Erwartung von Schlankheit von einem Tag auf den anderen, ohne bleibende Schäden, zugunsten von *Gesundheit* losgeworden. Wir haben uns begeistert dem Versprechen der Fitness- und Wellness-Industrie hingegeben, dass uns nun neuartige und angeblich lückenlos wissenschaftlich belegte Methoden zur Verfügung stünden, mit denen wir unseren Körper (und unseren Geist) auch »ohne Diäten« gesund halten können. Die zweifelhafte Behauptung, dass diese Methoden selbstverständlich nicht auf Schlankheit, sondern auf die Bekämpfung von »Aufgeblähtheit« und »Wassereinlagerungen« abzielen, haben sogar die Misstrauischsten unter uns zumindest kurzzeitig davon überzeugt, dass es hier aufrichtig um unser Wohl und nicht um die fortwährende Befeuerung von Schönheitsidealen, die Ausschlachtung unserer Unsicherheiten und das damit verbundene finanzielle Potenzial geht.

Tja, (wie so oft) falsch gedacht. Denn auch jetzt werden wir konstant durch penibel formulierte Marketing-Sprache manipuliert und ständig mit widersprüchlichen Statements darüber, was angeblich *gesund* oder *ungesund* sei, konfrontiert. Die Aufforderung, ein gesundes Verhältnis zu Ernährung und Sport zu haben, ist nicht mehr ernst zu nehmen, da uns auch mit diesem Ratschlag wieder nur auf eine neue Art nahegelegt wird, bestimmte Sachen nicht zu essen, durch bestimmte Methoden Gewicht zu verlieren und durch den Kauf bestimmter Produkte sicherzustellen, dass wir auch *wirklich* die ultimativ gesunde Balance finden, ohne die wir nicht glücklich sein können.

Die Grenze zwischen »Ein gesundes Verhältnis zu Ernährung und Sport haben« und »Davon besessen sein, wie viel genau man wovon zu sich nimmt und wie viel Gewicht dadurch potenziell verloren werden kann« ist schmaler als die Taille der Fitfluencerin, die mich letztes Jahr davon überzeugt hat, mich durch die dreitägige Saftkur zu quälen. Daher ist es berechtigt zu fragen: Ist es überhaupt möglich, ein gesundes Verhältnis zu Ernährung und Sport zu haben, obwohl wir in einem Zeitalter der permanenten Bewerbung von (Nicht-)Diäten und wundersamen Nahrungsergänzungsmitteln leben, deren Nutzen wir ohne zwei Hochschulabschlüsse und eine Ausbildung in Ernährungsberatung unmöglich richtig ein-schätzen können? Oder ist die einzige Zeit, in der wir *wirklich* ein gesundes Verhältnis zu Ernährung und Sport pflegen können, die, in der wir es schaffen, gar nicht darüber nachzudenken, wie balan-ciert und friedvoll unser Verhältnis nach Ratschlaggeber*innen- und Fitfluencer*innen-Maßstäben ist?

Wie gesagt, ich liebe rhetorische Fragen, daher: Nein, und so-lange niemand etwas anderes bewiesen hat, wahrscheinlich: Ja. Ein Hoch auf die Lebensqualität schaffende Macht der Gleichgültigkeit!

Statt sich also davon verrückt machen zu lassen, wie gesund, entschlackt, entgiftet oder pupsfrei man ist, wäre es vielleicht nahe-liegender zu versuchen, eigene Maßstäbe anzulegen. Natürlich sollte man sich nicht ausschließlich von Würstchen im Speckman-tel ernähren, auch wenn diese Philosophie bei mir immer wieder auf Trotz und Unverständnis stößt. Und natürlich freut sich der Körper, wenn er mal mehr Bewegung bekommt als eine Batterie-henne. Tatsächlich ist der Körper aber meistens in der Lage, diese Bedürfnisse ganz ohne fremde Produkte und Dienstleistungen zu kommunizieren. Manchmal will er frittierte Oreos und Ruhe, manchmal Quinoa und Fallschirmspringen. Wenn wir tatsächlich durch irgendetwas zu dem sagenumwobenen »inneren Einklang« kommen, dann wahrscheinlich am ehesten durch hinhören *und* weghören. Weghören bei Medien, bei Werbung und vor allem bei Social Media, Hinhören dagegen bei so abstrusen Sachen wie Appe-tit, Bewegungsdrang und Intuition.

Sollte jemand den Ratschlag »Hab ein gesundes Verhältnis zu Er-nährung und Sport« aus ehrlicher Sorge um die Gesundheit des Gegenübers geben wollen, schlage ich abschließend vor, sich selbst erst mal folgende Frage zu stellen:

Hat mich jemand nach meiner Meinung gefragt?

Sollte diese Frage mit einem definitiven Ja beantwortet werden können, dann, aber auch nur dann, kann man guten Gewissens die Fingerknöchel knacken lassen und sich enthusiastisch an seine »How to hab ein gesundes Verhältnis zu Ernährung und Sport«-Powerpoint-Präsentation setzen. So vermeidet man nicht nur, dass man sich ungefragt in die Angelegenheiten anderer einmischt, sondern garantiert auch die Unversehrtheit des eigenen Nasenbeins. Oder wie *woke* Kate Moss wahrscheinlich sagen würde: Nichts schmeckt so gut, wie die eigene Nase aus den Angelegenheiten anderer herauszuhalten sich anfühlt.

Lass dich nicht von Social Media beeinflussen

Der Ratschlag, sich bloß nicht von Social Media beeinflussen zu lassen, ist in nur wenigen Jahren zu einem absoluten Klassiker geworden. Während andere Ratschläge sich jahrhundertelang und durch verschiedene Epochen hindurch abrackern mussten, um sich ihren Platz als gesellschaftlich anerkannte Regeln zu (moralisch) korrektem Sozialverhalten zu erkämpfen, hat sich »Lass dich nicht von Social Media beeinflussen« von heute auf morgen in die Top 10 der meistgegebenen Ratschläge reingehurt. Und man mag denken: zu Recht. Mit dem explosiven Anstieg von neuen Social-Media-Plattformen und ihrer außerordentlich wachsenden Popularität ist das Augenmerk von Soziolog*innen und Psycholog*innen schnell auf Instagram und Co. und die damit verbundenen Probleme gefallen. Social Media hat sich innerhalb von nur zwei Jahrzehnten problemlos zum ultimativen digitalen Sündenbock gesellschaftlicher Probleme hochgeschlafen. Die kleine Nutte.

Wer den Ratschlag »Lass dich nicht von Social Media beeinflussen« gibt, bezieht sich oft auf die enthusiastische Bewerbung von schier endlosen neuen und meist ominösen Produkten, die sich durch die sozialen Medien verbreiten. Jedes einzelne davon verspricht, das Leben der Käufer*innen auf die eine oder andere Art für immer zu verändern. Über die Jahre haben Werbetreibende es geschafft, ihre Verkaufsstrategien plattformspezifisch zu optimieren und Produkte zu entwickeln, die sich auf dem klassischen Markt wohl niemals durchgesetzt hätten. Mittlerweile ist es unmöglich, sich auf YouTube, Twitter oder Instagram einzuloggen, ohne innerhalb von Sekunden bereits in den wohligen Armen einer Müsli-, Selbstbräuner- oder CBD-Öl-Werbung zu liegen.

Die nicht selten fragwürdigen Produkte werden ihrerseits von nicht selten fragwürdigen Personen auf sehr häufig fragwürdigen Wegen beworben. Eine ganze Industrie der Fragwürdigkeiten ist entstanden. Da ist es nicht überraschend, dass die Glaubwürdigkeit von Influencer*innen und anderen Werbenden zunehmend fragiler geworden ist als die Knochen des trickbetrügerischen Glasknochenfischs aus der SpongeBob-Folge, in der Patrick und SpongeBob Schokolade verkaufen.

Wenn sich der Ratschlag, sich nicht von Social Media beeinflussen zu lassen, also darauf bezieht, nicht durch angeblich lebensverändernde Produkte in exzessive Kauflust zu verfallen, dann kann ich das absolut nachvollziehen und nicke anerkennend. Ich bin nicht das beste Beispiel für kritischen und zurückhaltenden Konsum, aber selbst ich hinterfrage den Sinn von Gummibärchen, die mich angeblich haariger werden lassen.

Aber nur um es mal gesagt zu haben: Jede Form von Werbung ist dazu gedacht, uns irgendwelchen Schund zu verkaufen, den wir in den meisten Fällen nicht brauchen. Dabei ist es ganz egal, ob sie im Fernsehen oder Kino, auf Plakaten, in Magazinen oder eben auf unseren Displays stattfindet. Die sozialen Medien haben die zwielichtige Bewerbung von zwielichtigen Produkten nicht erst erfunden, sondern nur digitalisiert. Aber anstatt neue Technologien herzlich als Teil einer neuen Normalität zu begrüßen, verteufeln wir sie lieber ganz klassisch für die Auswirkungen, die

wir von anderen Medien schon längst kennen. Es ist daher ungerechtfertigt, allein den Einfluss von sozialen Plattformen oder
Influencer*innen für übermäßigen Konsum verantwortlich zu
machen.

Aber abseits von Schlaftracker-Apps und selbstklebenden Wimpern beeinflussen die sozialen Medien unser Leben auch über das
reine Konsumverhalten hinaus. Sie vermitteln uns unrealistische
Körperideale und Lebensstandards, die besonders auf Instagram
vom Algorithmus mit Reichweite und von uns mit Likes belohnt
werden. In unserem Feed wird uns vorgegaukelt, dass scheinbar alle
außer uns selbst ein luxuriöses, problemloses und fusselfreies Leben mit perfektem BMI führen.

Sich von solch realitätsfernen Normen manipulieren zu lassen
hat nicht nur Auswirkungen auf den vor Angst zitternden Geldbeutel, sondern auch auf die wahrscheinlich eh schon labile Psyche. Ne-
gative Gefühle (»Warum haben alle außer mir mit 21 Jahren schon
sechzehn Immobilien?«), ein vermindertes Selbstbild (»Ich will
auch, dass meine Taille die Breite einer Zierorange hat!«), Suchtge-
fahr (»Ahh, mal sehen, was heute alle, denen ich folge, so zum Früh-
stück hatten«) und Cybermobbing (»Oh Gott, bin ich vielleicht
wirklich eine dumme Hure, weil ich *Tits-4_you_* kein Nacktbild schicken wollte?«) sind Themen, mit denen soziale Plattformen in zahllosen Studien in Verbindung gebracht wurden. Darum kommt es
nicht gerade überraschend, dass die Zahl der Jugendlichen und Erwachsenen, deren mentale Gesundheit unter der mehr oder weniger exzessiven Nutzung von Social Media leidet, jährlich steigt.

Für eine Person, die eigentlich genau weiß, welchen schlechten
Einfluss Social Media auf ihr eigenes Selbstbild, ihr Kaufverhalten
und vor allem ihre fragile mentale Gesundheit haben kann, habe ich
mich bisher aber auffällig oft von der dunklen Seite der sozialen

Medien beeinflussen lassen. Darum präsentiere ich hier feierlich meine:

Liste der Momente, in denen ich mich von Social Media habe beeinflussen lassen

- Als ich eine bunte Siebziger-Schlag-Leggins bestellt habe, die an allen total super aussah, aber mich aussehen ließ wie einen Crack-Hippie
- Als ich davon überzeugt war, dass ich den Körperbau eines Kühlschranks habe
- Als ich darüber nachgedacht habe, mir Eigenfett in den Po spritzen zu lassen
- Als ich mir sicher war, dass ich nur ein respektiertes Mitglied unserer Gesellschaft werden könnte, wenn ich mir perfekte Keramikzähne einsetzen lasse
- Als ich meine zu große Nase als Grund aller meiner Probleme identifiziert habe
- Jedes Mal, wenn eine neue ominöse Schönheitsprozedur auf den Markt kam und ich für einen kurzen Moment geglaubt habe, dass sie mein Leben zum Besseren verändern würde
- Jedes Mal, wenn ich irgendeine besonders beschissene Nach-richt mit der absolut unkonstruktiven Meinung einer frem-den Person bekommen habe
- Als ich mit 23 davon überzeugt war, dass ich mittlerweile zu alt sei, um irgendetwas Bedeutungsvolles in meinem Leben zu erreichen, weil auf Social Media gefühlt alle 17 Jahre alt und Millionär*innen sind

Als ich eine bunte Siebziger-Schlag-Leggins bestellt habe, die an allen total super aussah, aber mich aussehen ließ wie einen Crack-Hippie

Kein Moment, der langer Erklärung bedarf, aber dafür ein Moment der Erkenntnis, dass auf Social Media immer alles besser aussieht als im echten Leben. Nicht nur die Leute, auch die Klamotten, die sie tragen.

Als ich davon überzeugt war, dass ich den Körperbau eines Kühlschranks habe

Ich wurde mit vielen Dingen gesegnet: mit unglaublich gutem Humor, tollem Haarwuchs (überall) und dem Talent, erstaunlich lange die Luft anhalten zu können. Aber als bei der Schöpfung gerade die Wespentaillen verteilt wurden, muss ich wohl in der Pinkelpause gewesen sein.

Auch nach über 25 Jahren und trotz großer Hoffnung auf Pubertät, Gewichtszu- oder -abnahme, Sport oder wahlweise auch ein Wunder konnte ich keine dieser begehrten, besonders schmalen Stellen zwischen Brust und Hüfte an mir entdecken, die Sommerkleider, Crop Tops und eigentlich auch jedes andere halbwegs feminine Kleidungsstück (angeblich) dreitausendmal besser aussehen lassen.

Da die Repräsentation von Frauen in den Medien und auch auf Social Media überwiegend hyperfeminin ist und gefühlt jede Frau außer mir eine Taille mit der Breite einer Shampoo-Flasche vorzuweisen hat, war ich lange Zeit absolut überzeugt davon, dass ich der erste lebende Mensch/Kühlschrank-Hybrid sein musste.

253

Als ich darüber nachgedacht habe, mir Eigenfett in den Po spritzen zu lassen

Manchmal, wenn ich wieder freudig jauchzend die Selbsthass-Spirale der unrealistischen Körperbilder hinunterrutsche, träume ich von einer Zeit, in der Renaissance'scher Hüft- und Bauchspeck und ein flacher, von samtigen Chaiselongues platt gesessener Po eine Wiedergeburt erleben und endlich das auf Social Media gefeierte Körperideal werden. Egoistisch, ich weiß, da jede Körperform, egal mit wie wenig oder wie viel Körperspeck, Arsch oder Titte, ihre Daseinsberechtigung hat. Trotzdem habe ich mir schon einige Male gewünscht, auch endlich mal vollkommen und kompromisslos diesem einen begehrenswerten Social-Media-Körperbild zu entsprechen. Nur um zu wissen, wie sich das so anfühlt. Dass das ziemlich wahrscheinlich gar nicht möglich ist, das lassen wir jetzt mal außen vor. Ich möchte mich jetzt nämlich verdammt noch mal kurz in meinem wohlständischen Erste-Welt-Selbstmitleid suhlen.

Für den Körpertrend mit dicken Titten, einem flachen Bauch und kleinem Po war ich damals noch zu jung und zu speckig. Für den aktuellen Trend mit großem Arsch und kleiner Taille bin ich zu taillen- und arschlos. Für den sich deutlich anbahnenden Social-Media-Körpertrend, der anscheinend wieder in Richtung Heroin Chic der Neunzigerjahre geht, bin ich schon wieder zu speckig. Um wenigstens einmal dazuzugehören, schoss es mir bei all dem 2016-bis-2021-Instagram-Arsch-Hype daher mehrere Male durch den Kopf, meinen unerwünschten Bauchspeck einfach in meinen Po umtopfen zu lassen.

Ich habe es am Ende nicht gemacht, da mir die meiste Zeit, in der ich mich gerade *nicht* auf einer spaßigen Fahrt durch besagte Spirale des Selbsthasses befinde, durchaus bewusst ist, dass mit mir und meiner fleischlichen Hülle eigentlich alles in Ordnung ist. Aber wenn ich noch einmal einen Instagram- oder YouTube-Kommentar lesen muss, in dem steht, dass ich »voll mutig« sei, weil ich ein Bild poste, auf dem eine Speckrolle rausguckt, auf dem offensichtlich ist, dass ich einen Pfannkuchenpo habe oder auf dem man eine Delle auf meinem Oberschenkel sieht, dann schwöre ich, ramme ich mir eine Spritze mit meinem Eigenfett ins Kleinhirn. Dann muss ich nämlich wenigstens nicht mehr darüber nachdenken, für wie »mutig« die bloße Existenz in einem (angeblich) nicht perfekten Körper offenkundig noch immer gehalten wird.

Als ich mir sicher war, dass ich nur ein respektiertes Mitglied unserer Gesellschaft werden könnte, wenn ich mir perfekte Keramikzähne einsetzen lasse

Der Titel sagt eigentlich schon alles, was man wissen muss. Als ich jünger war, waren meine Zähne nicht schief genug, damit die Krankenkasse eine feste Zahnspange wie die meiner Klassenkamerad*innen bezahlte. Als ich älter wurde und sie dann schief genug waren, wollte die Krankenkasse den Scheiß gar nicht mehr übernehmen. Meine größte Unsicherheit, obwohl ich so viele von ihnen habe, war also ein paar Jahre lang mein nicht-Instagram-würdiges Lächeln. Nachdem ich aber ein Bild davon sah, wie Katie Price' natürliche Zähne unter ihrem künstlichen Keramiklächeln aussehen (wie die von Gollum), war ich im Nachhinein sehr froh darüber, dass ich nie die Mittel hatte, um Zehntausende von Euros dafür auszugeben, dass mir jemand meine eigenen Zähne zu kleinen spitzen Stümpfen herunterhobelte und ein paar neue, perlweiße, gartenzaunähnliche Beißerchen draufklebte. Stattdessen gab ich meine Moneten für ein etwas weniger perfektes, aber auch etwas weniger angsteinflößendes und deutlich weniger kostspieliges Invisalign-Lächeln aus.

Als ich meine zu große Nase als Grund aller meiner Probleme identifiziert habe

Die Repräsentation von Minoritäten hat sich zu einem viel beachteten Thema in den Sozialen Medien entwickelt. Gut so. Aber können wir darüber reden, wo die Repräsentation von großen ethnischen Nasen bleibt?! Egal, ob bekannte Blogger*innen, Moderator*innen oder Schauspieler*innen: Langsam, aber sicher verstehen sich Werbepartner auf Social Media darauf, etwas diverser zu werden. Aber wo bleibt die Nasendiversität? Wo bleiben die Riesenzinken?! Warum scrolle ich durch die Gegend und sehe Stupsnasen, nichts als Stupsnasen, egal welcher Ethnizität die Stupsnasenbesitzer*innen angehören? Nicht allzu verwunderlich also, dass ich lange durchgehend (und immer noch ab und zu) davon überzeugt war (und bin), dass ich mit einer kleineren, europäischeren Nase viel schöner, toller, reicher und viele anderen Dinge mehr wäre, die eigentlich nichts mit der Nase eines Menschen zu tun haben (sollten).

Jedes Mal, wenn eine neue ominöse Schönheitsprozedur auf den Markt kam und ich für einen kurzen Moment geglaubt habe, dass sie mein Leben zum Besseren verändern würde

Kennt ihr das, wenn ihr nichts ahnend auf Instagram herumscrollt und auf einmal ein Video aufploppt, in dem von einer neuen Schönheits-OP oder Gesichtsbehandlung erzählt wird, die verspricht, dieses eine Problem zu beheben, von dem ihr bis eben nicht wusstet, dass ihr es habt, aber von dem ihr euch jetzt sicher seid, dass ihr es nie wieder loswerdet und es sich nachhaltig negativ auf euer Leben auswirkt? Mein Instagram-Algorithmus weiß genau, was für ein beeinflussbares, rückgratloses Häufchen Elend ich bin, und schickt mich alle paar Monate mit einem dieser Videos in ein schwarzes Loch des Perfektionswahns. »Hier, Pati, nimm diesen faltenabwehrenden Rosenquarz-Gesichtsroller, er wird dein Leben verändern! Oder wie wäre es mit einer fettreduzierenden Lipo-Massage, dank der man (laut den Werbetreibenden) der Cellulite auf den Oberschenkeln für immer Lebewohl sagen kann?«

Zum Glück weiß die App aber auch, dass ich Tiere liebe, und so sehe ich meist bald darauf ein herzerwärmendes Video auf meiner Startseite, in dem ein Capybara mit einer Schildkröte kuschelt und erkenne, dass mein mittelmäßig hart erarbeitetes Geld viel besser bei einer Capybara-Auffangstation als bei einem non-surgical eyebrow thread lifting aufgehoben ist.

Jedes Mal, wenn ich irgendeine besonders beschissene Nachricht mit der absolut unkonstruktiven Meinung einer fremden Person bekommen habe

Es gibt nur drei Sachen, die einen Scheißtag noch deutlich beschissener machen können:

- Schlecht gelaunte Späti-Kassierer*innen, die einen für den exzessiven Kauf von Depressionszigaretten ganz unverhohlen verurteilen

257

- Besserwisserische Fahrkartenkontrolleur*innen, die nicht ein einziges Mal darüber hinwegsehen können, dass man sich mit 25 noch eine Kindertageskarte für Kinder von 6 bis 14 Jahren gekauft hat, weil man beim letzten Club-Besuch mit Kohle um sich geworfen hat, als wäre man Hugh Hefner
- Eine so richtig miese Kack-Nachricht von einer fremden Person, die einen wegen einer so banalen Sache wie einem Doppelkinn, einem Stirnpickel oder einem Post, der ihr aus irgendeinem Grund nicht gefallen hat, dumm und dämlich beleidigt

An den meisten Tagen bin ich mir bewusst, dass diese Leute nur gelangweilte Eierköpfe sind, die wahrscheinlich auch ihre Nachbarn dafür anschwärzen, dass sie ihr Fahrrad falsch geparkt haben. Aber an manchen Tagen, vor allem an jenen, an denen ich sogar emotional werde, wenn der Staubsauger nicht richtig staubsaugt, weil der Staubsaugerbeutel voll ist, da sind solche Nachrichten der finale Arschtritt, der mich so richtig in einen psychischen Abgrund des Selbsthasses stürzt. Zu wissen, dass sie belanglos sind, ziemlich wahrscheinlich von Selbsthass herrühren und man sich deswegen nicht von ihnen beeinflussen lassen sollte, hilft dann halt trotzdem nicht.

Als ich mit 23 davon überzeugt war, dass ich mittlerweile zu alt sei, um irgendetwas Bedeutungsvolles in meinem Leben zu erreichen, weil auf Social Media gefühlt alle 17 Jahre alt und Millionär*innen sind

Jede*r auf Social Media scheint nicht nur schön und rundum perfekt zu sein, sondern auch minderjährig bereits sehr, sehr reich. Wenn man mit 23 Jahren die meisten Tage damit beschäftigt ist, sich im Club die Birne wegzusaufen, nur um sich dann am nächsten Tag ausrechnen zu müssen, auf wie viele Mahlzeiten man eine Dose Thunfisch aufteilen kann, dann kann es ganz schön ernüchternd sein (nicht ernüchternd genug, um den Alkohol von gestern verschwinden zu lassen, aber ernüchternd halt), zu sehen, wie viele einflussreiche und einfach nur reiche Leute auf Social Media existieren, die außerdem deutlich jünger und deutlich schöner sind als man selbst. Man hinterfragt dann auch, ob man damals mit 13 Jahren die falschen Prioritäten gesetzt hat, als man lieber ein Dutzend Folgen »Avatar – Der Herr der Elemente« hintereinander geschaut hat, anstatt an den eigenen Social-Media-würdigen Talenten zu arbeiten. Auch wenn man damals nie hätte ahnen können, dass das Geheimnis zum Erfolg irgendwann mal cool aussehende, fünzehnsekündige Performances von semikomplizierten Tanz-Choreos sein würden.

Wenn ich heute allerdings mal wieder nach einer durchtrunkenen Nacht im Bett liege und der Gedanke daran, dass ich für immer ein erfolgloser Schlappschwanz bleiben werde, nur noch eine ferne Erinnerung ist, dann lässt mich das Wissen, dass sich wahrscheinlich niemand im Club gestern Abend dafür interessiert hat, dass ich direkt vor die Bar gekotzt habe, friedlich eindösen.

Wie man sieht, lasse ich mich also absolut regelmäßig, manchmal auf recht harmlose und oftmals auf sehr selbstzerstörerische Art von Social Media beeinflussen.

Ich lasse mich davon überzeugen, qualitätsarme und unnötige Produkte zu kaufen, ich lasse mich davon überzeugen, dass ich nicht dünn genug bin, ich lasse mich davon überzeugen, dass ich nicht schön genug bin, und ich lasse mich davon überzeugen, dass ich nicht genug Arsch in der Spandex-Hose habe. Ich lasse mir einreden, dass ich zu alt für irgendetwas bin, dass ich nicht schlau genug für irgendetwas bin und dass ich nicht reich, erfolgreich oder überhaupt genug für irgendetwas bin.

Die Frage wäre nun: Was mache ich dann überhaupt noch auf Social Media? Warum gehe ich nicht einfach ins Social-Media-Zölibat? Warum werde ich nicht einfach Social-Media-abstinent und lebe mein Leben in Offline-Frieden?

Na ja, zum einen ist der Bums mein Job. Aber zum anderen führe ich auch eine sehr intensive Hass-/Liebe-Beziehung mit Social Media. Denn bei all dem Frust und den negativen Aspekten haben die sozialen Medien auch echte Gold-Seiten. Was wäre ich nur ohne meine tägliche Dosis tagesaktueller Memes, die mich nicht nur auf verdammt unterhaltsame Weise auf den neusten Popkulturstand bringen, sondern mir auch zeigen, dass anscheinend alles, was ich erlebe und denke, eine kollektive Erfahrung ist? Es ist eine erschreckende, aber auch unglaublich beruhigende Erkenntnis, dass man nicht die einzige Person auf der Welt ist, die das Kopfkissen immer auf die kühle Seite dreht (meine erste Erinnerung daran, dass ich online herausgefunden habe, dass wir alle dasselbe Leben leben). Dass wir alle unglaublich müde sind und nichts gegen eine Zwei-Tages-Arbeitswoche hätten. Dass wir alle dieselben existenziellen Krisen durchleben. Dass wir es alle süß finden, wenn Otter ihr kleines Gesicht mit ihren winzigen Pfötchen waschen. Dass uns allen manchmal mitten am Tag die soziale Energie ausgeht. Dass wir alle so lange unsere eigene Kunst anschauen, bis wir sie hassen. Dass wir alle kleine Platten mit Obst, Käse und mediterranen Delikatessen mögen. Dass wir alle am liebsten in einem leicht heruntergekommenen Landhaus mit Orangenbäumen, ein paar Schafen und einer Kuh im Garten wohnen würden, aber gleichzeitig, ohne nachzudenken, auch Carrie Bradshaws New Yorker Apartment übernehmen würden. Und dass uns der Online-Austausch darüber, wie wir das Leben erleben, dabei hilft, uns manchmal ein wenig weniger einsam zu fühlen.

Social Media besteht für viele schon lange nicht mehr bloß aus Plattformen, auf denen sie sich *ausschließlich* herumtreiben, um zu sehen, wie sich wer anzieht, wer mit wem rumknutscht und wer sich mit wem streitet (um das komplett außen vor zu lassen, ist es wiederum viel zu unterhaltsam). Social Media ist ein öffentlicher Raum des Austausches geworden, in dem sich Menschen über geografische und soziale Grenzen hinweg über ihre Erfahrungen, Sorgen und ihre Gedanken zu wichtigen Themen wie »Winzige Sonnenbrillen für Katzen« unterhalten können. Social Media ist nicht *nur* der kommerzialisierte Ort der Selbstdarstellung, als der er gerne verteufelt wird, sondern auch einer von gesellschaftlicher Bedeutung, da er konstant einen öffentlichen sozialen Diskurs (der von Algorithmen eingeschränkt wird, aber das ist ein Thema für einen anderen Tag) ermöglicht.

Während es irreführend wäre, zu behaupten, dass sich Social Media aufgrund all der schlechten Seiten und Gefahren *nicht* nachhaltig negativ auf Nutzer*innen auswirken könne, werden in der Debatte darum, welche Risiken Instagram und Co. mit sich bringen, häufig folgende Punkte außen vor gelassen:

1. dass wir soziale Medien nicht wegdiskutieren können und daher lernen müssen, mit ihnen zu leben (denn Digitalisierung ist, ob ihr es wollt oder nicht, unumkehrbar)
2. welche verrückten Chancen soziale Netzwerke mit sich bringen
3. dass Social Media viele Probleme nicht *erfunden,* sondern bloß digitalisiert und auf ein neues Medium übertragen hat

Nehmen wir zum Beispiel das Thema Bodyshaming. Der Begriff »Bodyshaming« hat sich über die letzten paar Jahre erfreulicherweise zu einem heiß diskutierten Thema auf verschiedenen sozialen Plattformen entwickelt und sich danach schnell auch als Marketingbegriff etabliert. Denn was wäre ein gesellschaftlicher Aufschrei ohne Riesenkonzerne, die ihn für werbliche Zwecke missbrauchen? Jedenfalls wird Bodyshaming oft als plattformspezifisches Problem diskutiert. Aber wenn ihr, wie ich, bis vor ein paar Jahren noch eifrige Leser*innen der InTouch oder OK! wart (oder, Gott behüte, noch seid), dann werdet auch ihr eure ersten Bekanntschaften mit Bodyshaming nicht auf Social Media, sondern auf den glänzenden Seiten eines Klatschmagazins gemacht haben. Der Titel »Wal über Bord« unter dem Bild einer schwangeren Kim Kardashian im Bikini war meist nur der Anfang eines über dreißig Seiten verteilten Shaming-Spektakels. Wisst ihr noch, als die Magazine uns wirklich weismachen wollten, dass Jessica Simpson dick ist? Das war die Zeit, in der sich mein 13-jähriges Ich das erste Mal darüber Gedanken gemacht hat, ob es nicht vielleicht ein kleines bisschen zu fett wäre, weil sein Bauch nicht dem »Bomben Bikini-Body« von Halle Berry, sondern viel eher der (absolut durchschnittlichen und normalen, aber damals verpönten) »Wasserschwein-Wampe« von Adam Sandler ähnelte.

Aber klar, Instagram ist daran schuld, dass Menschen andere Menschen für ihre Menschlichkeit (ich wollte »menschliche Makel« schreiben, aber weder schwanger zu sein noch Körperfett oder Körperbehaarung oder einfach nur generell einen Körper zu haben ist ein Makel) schikanieren. Der Unterschied ist vermutlich, dass Social Media auch Nicht-Redakteur*innen eine Plattform und damit die Möglichkeit gegeben hat, nicht nur Personen des öffentlichen Lebens, sondern auch stinknormale Leute mit Bürojobs öffentlich zu shamen und durch den Dreck zu ziehen. Und das auch noch ganz anonym, ohne dass irgendein Pressehaus im Hintergrund daran mitverdienen würde. (Die Plattformen verdienen natürlich daran, weswegen sie den Pressehäusern auch ein Dorn im Auge sind. Nicht, weil Letztere wirklich was gegen Hass und Hetze im Netz hätten, sondern weil man ihnen das Monopol darauf geklaut hat.)

Häufig sind es Influencer*innen und Content Creator*innen selbst – also diejenigen, die vermeintlich die Schuld an dem verheerenden Einfluss tragen, den Social Media auf die psychische Gesundheit der Nutzer*innen haben kann –, die regelmäßig dazu ermahnen, sich eine Auszeit von digitalen Plattformen zu nehmen. Oft berichten sie davon, wie die Nutzung von Social Media ihnen selbst zusetzt, und viele erlegen sich regelmäßig einen »Social Media Detox« auf. Wenn sich diese Influencer*innen, Content Creator*innen oder eben Personen des öffentlichen Lebens kritisch und besorgt dazu äußern, wie akribisch ihr eigenes Aussehen in den sozialen Medien inspiziert und verurteilt wird und an welch hohem Maßstab sich alles, was sie tun, messen lassen muss, wird ihnen oft ein pampiges »Du bist eine Person des öffentlichen Lebens, das hast du dir doch selbst ausgesucht, also komm damit klar!« entgegengeschleudert. Hasskommentare, sinnlose Hetze und pures Mobbing werden unter dem Deckmantel von »konstruktiver Kritik« oder viel häufiger noch als »Ich darf doch wohl noch meine Meinung sagen« abgetan. Nein, Sönke. Nicht, wenn deine »Meinung« Hassreden, Beleidigungen und erniedrigende Äußerungen beinhaltet. Denn dann ist sie vielleicht lediglich Ausdruck deines Frusts darüber, dass du auch nach dem vierten ungefragt gesendeten Schwanzbild keine Antwort erhalten hast, den du durch erniedrigende Nachrichten an eine Person herauszulassen versuchst, die nicht einmal weiß, dass du existierst. Wie auch immer.

Fakt ist, dass die Öffentlichkeit und Zugänglichkeit von sozialen Plattformen, auf denen sowohl Normalbürger*innen als auch Personen des öffentlichen Lebens aktiv sind, dazu geführt haben, dass nun auch Personen, die der Öffentlichkeit eigentlich keine Perfektion schuldig sind, dafür beschimpft und gedemütigt werden, wenn sie gewissen »Social-Media-Maßstäben« nicht entsprechen. Jeder Fehltritt und jede Abweichung von diesen Maßstäben kann mit nur einem Screenshot für immer dokumentiert werden. Doch es ist zu einfach, die Schuld dafür in der puren Existenz der sozialen Medien zu suchen. Dass öffentliche Hetze nicht mehr nur eine auserwählte Gruppe von Menschen, nämlich Personen des öffentlichen Lebens, betreffen kann, ist auch das Resultat eines Lernprozesses, der von den Klatschmedien selbst ausging. Sie haben das ungefragte Lästern über und Verhöhnen von fremden Körpern und Lebenswegen doch zum legitimen Business-Modell gemacht. Sie haben uns daran gewöhnt, dass so etwas in Ordnung ist. Jetzt einem neuen Medium die Schuld am moralischen Verfall der Gesellschaft zu geben, von dem man selbst jahrzehntelang profitiert hat, ist mehr als nur ein bisschen scheinheilig.

Klar, wären Social-Media-Plattformen, gerade die neueren, besser reguliert, würde es ihren Nutzer*innen auch nicht so leicht fallen, zu bodyshamen, zu cybermobben oder Hassreden zu verbreiten. Hätten Dinge, die online gesagt oder geschrieben werden, dieselben rechtlichen Konsequenzen wie Dinge, die offline gesagt werden, sähe das Netz sicher anders aus. Aber Social Media zeigt auch einfach nur auf, wie eine Gesellschaft sich verhält, sobald sie die Möglichkeit hat, anonym und ohne rechtliche Konsequenzen zu tun und zu lassen, was sie will. Es ist ein bisschen wie bei

»The Purge«. Man kann vielleicht niemanden konsequenzlos umbringen, aber man kann definitiv problemlos jemandes Mutter beleidigen und auch die eine oder andere Morddrohung versenden, ohne dass man um die Unversehrtheit des eigenen Vorstrafenregisters bangen muss. Solange man bloß nicht in der nicht digitalen Welt zu zweit auf einem E-Scooter fährt oder aus Toilettenmangel in eine Seitenstraße pinkelt, muss man sich keine Sorgen darüber machen, dass der Arbeitgeber oder die Arbeitgeberin jemals erfährt, was für ein*e stinkige*r kleine*r Online-Krieger*in man ist.

Während eine Überholung der bisher spärlichen Regulationen auf Social Media ohne Frage dringend nötig ist, finde ich trotzdem, dass man den Ratschlag »Lass dich nicht von Social Media beeinflussen« überdenken sollte. Nicht, weil er fundamental unzutreffend wäre, sondern weil er so unglaublich naiv ist. Die einzige Wahl, die man wirklich hätte, um sich konsequent dem Einfluss sozialer Medien zu entziehen, wäre eine Social-Media-Abstinenz. Aber das kann ja schlecht die Lösung sein. Im 21. Jahrhundert ist ein Leben ohne Internet und soziale Medien nahezu unmöglich, da sie mittlerweile schon fast unabdingbar für alltägliche gesellschaftliche Interaktionen und für viele Arbeitsverhältnisse geworden sind. Und ach ja, weil man in dem Fall ohne Memes leben müsste, und wer will das schon.

Der »Wenn du dich nicht von Social Media beeinflussen lassen willst, sei halt nicht auf Social Media«-Ansatz würde außerdem die eigentlichen Opfer zurückdrängen, statt die Probleme anzugehen: »Wenn du gemobbt wirst, dann geh doch einfach weg.« »Wenn es in dem Stadtteil, in dem du wohnst, so viel Kriminalität gibt, dann zieh doch einfach um.« »Wenn du Heuschnupfen hast, dann atme doch einfach nur die Luft ein und lass die Pollen weg.«

Es gibt den sehr postbaren und angemessenerweise auch sehr oft geposteten Spruch, dass wir nicht nur unseren Töchtern beibringen sollten, wie sie sich vor zudringlichen Männern schützen können, sondern vielleicht auch mal unseren Söhnen erklären müssten, keine Arschlöcher zu sein. Genauso verhält es sich mit den sozialen Medien. Menschen zu raten, sich bei Problemen aus einem öffentlichen Raum zurückzuziehen, anstatt die Probleme anzugehen, ist einfach nur kontraproduktiv. Man schiebt so die Probleme mit einem gelangweilten »Sie haben leider nicht alle Unterlagen dabei, deswegen kann ich das jetzt nicht für Sie bearbeiten« über den Schreibtisch der Gleichgültigkeit zu den Opfern zurück und lacht sich dann ein paar Stunden später darüber schlapp, dass jemand Deutschlands letzte »The Voice of Germany«-Gewinnerin in ihren Kommentaren als nichtsnutzige Steuergeldverschwendung beleidigt.

Zusätzlich lässt man außen vor, dass diese sozialen Plattformen fraglos auch positive Seiten haben, von denen man sich ruhig beeinflussen lassen kann, ohne sich gleich für eine Langzeittherapie anmelden zu müssen.

Wäre es also nicht angemessener, den Ratschlag zu geben, das eigene Verhalten sowie das seiner Freund*innen und Familie auf Social Media infrage zu stellen? Klar, am Ende will es wieder keine*r gewesen sein, aber trotzige Nachrichten, miese Kommentare, jämmerliche Pimmelbilder, detaillierte Morddrohungen und Stories, in denen Leute öffentlich durch den Dreck gezogen werden, posten sich nun mal nicht von selbst. Wenn diese Dinge nicht existieren würden, dann wäre Social Media sicher auch kein Ort mehr, von dessen Einfluss einem abgeraten werden müsste.

Den Teil mit dem Kapitalismus auf Social Media werden wir wohl nicht mit legalen Maßnahmen oder sozialer Erziehung wegargumentieren können. Aber Kapitalismus ist erst recht kein plattform-spezifisches Problem. Deswegen schlage ich vor, dass wir erst einmal an unserem e-Umgang miteinander feilen (und einige Richtlinien für diesen e-Umgang miteinander auch gesetzlich verankern), bevor wir uns an die Zerstörung des Kapitalismus machen. Nur damit ihr schon mal Bescheid wisst: Es wird keinen strikten Dresscode für den Kapitalismus-Zerstörungs-Walk geben, aber vielleicht könnten wir so ein »Destiny's Child«-Ding machen, bei dem wir alle Outfits anziehen, die sich gegenseitig ergänzen? Und ja, nehmt gerne Plakate und Schilder und so was mit. Und zieht gemütliche Schuhe an, den Kapitalismus zu Fall zu bringen könnte ein paar Jahr(hundert)e dauern!

Sei natürlich

Ich weiß gar nicht, wo ich anfangen soll zu erklären, was mich an dem Ratschlag »Sei natürlich« alles stört. Vielleicht sollte ich also zuerst mal erklären, was mich an diesem Ratschlag nicht stört: *nichts*. Absolut *nichts* stört mich *nicht* an diesem Ratschlag. Dieser Ratschlag ist so scheinheilig, wie ein Ratschlag nur sein kann. Aber bevor ich ganz ausführlich darlege, warum *genau* mich dieser Ratschlag kettenrauchen lässt, wäre es wohl gut herauszufinden, was mit »natürlich« überhaupt gemeint sein soll.

Die viel gerühmte »natürliche Schönheit« steht trotz eines kleinen Aussetzers in den 2000ern wieder hoch im Kurs. Ob diese »Natürlichkeit« wirklich so natürlich ist, wie behauptet wird, oder ob sehr viel Arbeit für den perfekten »No Make-up«-Make-up-Look im Spiel ist, tut dabei nichts zur Sache. Es geht darum, nicht zu (offensichtlich) geschminkt zu sein, nicht zu schrill zu sein, nicht zu (offensichtlich) operiert zu sein, nicht zu laut und nicht zu raumgreifend zu sein. »Natürlichkeit« ist dementsprechend gar keine Kategorie, die bewertet, wie naturgegeben etwas wirklich ist, sondern sie misst viel eher, wie gut sich jemand an die gesellschaftlichen Vorstellungen in Sachen Optik und Verhalten angepasst hat. Wer aus diesem Muster ausbricht, ist automatisch »unnatürlich«, was per Definition ja schon gar nichts Gutes oder auch nur Neutrales sein kann.

Was mit »Sei natürlich« also wirklich gemeint ist: »Mich stört irgendetwas an dir, das potenziell eher etwas mit mir als mit dir zu tun hat, aber trotzdem nehme ich es mir heraus, zu behaupten, dass es daran liegt, dass du auf irgendeine Art und Weise unnatürlich bist.«

Die Liste dessen, was möglicherweise alles »nicht richtig« auf dem Weg zur optimalen »Natürlichkeit« sein kann, ist lang und betrifft sowohl Äußerlichkeiten als auch das Verhalten einer Person. Vor allem Make-up, Klamotten, Schönheitsprozeduren und das allgemeine Auftreten können dem Urteil der »Unnatürlichkeit« zum Opfer fallen. Das Make-up soll dezent sein, denn es soll ja keine*r denken, dass man eitel sei und Wert aufs eigene Äußere lege. Die Kleidung soll *angemessen* und nicht zu freizügig sein, denn es soll ja keine*r denken, dass man sich für materielle Dinge interessiere oder den eigenen Körper »zur Schau stellen« wolle. Das Verhalten soll ruhig und zurückhaltend sein, denn es soll ja keine*r denken, dass man emotional oder unprofessionell sei. Und das Lachen soll leise sein, am besten nur ein Kichern, denn es soll ja keine*r denken, dass man dumm und inkompetent sei oder irgendwelche als feminin assoziierten Eigenschaften habe – was im Endeffekt aber eigentlich genau dasselbe ist.

Der Ratschlag »Sei natürlich« kommt daher nicht nur in dieser wortwörtlichen Form vor. »Sei natürlich« und seine asozialen Partyfreunde »Warum bist du so angezogen?« und »Versuch doch mal, dich ein bisschen zurückzuhalten« verdreschen dich um 5:00 Uhr morgens auf dem McDonald's-Parkplatz, weil ihnen dein Minirock nicht gefällt. Angefeuert werden sie dabei von »Findest du das nicht übertrieben?«, »Oh mein Gott, hast du dir etwa die Lippen aufspritzen lassen?« und »Ohne Make-up bist du viel hübscher!«.

Der oder die Ratschlaggebende selbst entpuppt sich nicht selten als eingeschüchterter Mann mit Schrumpfeiern oder gebrainwashte Frau mit Minderwertigkeitskomplexen, die beide unter dem Deckmantel eines *nett gemeinten* Tipps altbackene und sexistische Ideologien unter die Menge jubeln.

Die Opfer dieser ungebetenen Hilfestellung vereint in der Regel, dass sie »zu auffällig« aussehen oder sich »zu auffällig« verhalten, um einfach ignoriert werden zu können. Das schüchtert die meist mit sich selbst unzufriedenen Ratschlaggebenden ein und rüttelt unangenehm an ihren tief sitzenden Vorurteilen darüber, wie ein Mensch auszusehen und sich zu verhalten hat. Da ist »einfach mal die Fresse halten« anscheinend keine Option. Durch vordergründig freundliche *Empfehlungen,* die in Wirklichkeit nur haltlose und irreführende Argumente sind (»Du wirst nicht ernst genommen werden, wenn du so viel Make-up trägst« oder »Wenn du so rumläufst, brauchst du dich nicht zu wundern, dass dich niemand respektiert«), soll die beratschlagte Person letztlich dazu bewegt werden, sich zu verändern, sich anzupassen und *natürlicher* zu sein, damit die *andere* Person weniger Probleme mit ihr (oder vielleicht auch mit sich selbst) hat.

Ich denke, ich lehne mich nicht zu weit aus meinem Feminismustürmchen, wenn ich behaupte, dass vor allem von Frauen auf diese Art und Weise nicht nur an ihrem Arbeitsplatz, sondern auch an allen anderen erdenklichen Orten gefordert wird, diese »Natürlichkeit« zu verkörpern. Und obwohl man es im ersten Moment denken könnte, handelt es sich dabei nicht um irgendeine feministische Liberations-Bewegung, die Frauen dazu ermutigt, tatsächlich das zu tun, was für sie persönlich natürlich wäre. Vielmehr geht es darum, sie weiterhin in ihrem Alltag durch altbackene Rollenbilder und vermeintlich relevante Kleiderordnungen und Verhaltensregeln in ihrer Selbstbestimmung einzuschränken, indem ihnen diktiert wird, was angeblich als *natürlich* gilt. Denn wenn Frauen, zumindest in einigen Teilen der Welt, schon die Möglichkeit bekommen haben, ihr eigenes Geld zu verdienen, in gut bezahlten Jobs (für etwas weniger Gehalt als ihre männlichen Kollegen) zu arbeiten und (teilweise) auch selbst über ihren Körper bestimmen zu dürfen, dann muss selbstverständlich dafür gesorgt werden, dass sie auf anderen Wegen kleingehalten und in ihrer Autonomie limitiert werden. Frauen dafür an den Pranger zu stellen, wie sie aussehen, wie sie sich kleiden und wie sie sich verhalten, hat sich als effektives Mittel genau hierfür erwiesen. Und so kommt es, dass auch im 21. Jahrhundert, auch in einem eigentlich so fortschrittlichen Land wie Deutschland, Frauen mit bestürzender Häufigkeit vor die Wahl zwischen selbstbestimmtem Aussehen und Respekt gestellt werden.

Dass Frauen, die sich gerne ein wenig, viel oder auffällig schminken oder sich »extravagant« kleiden, ihre Intelligenz und auch all ihre anderen Qualitäten und Kompetenzen abgesprochen werden, ist für die meisten von ihnen ein schmerzlicher, aber alltäglicher Standard geworden. Wir alle kennen mindestens eine, aber höchstwahrscheinlich deutlich mehr als eine Handvoll Frauen, denen in der Schule, an der Uni, im Job oder auch an der Bushaltestelle schon einmal nahegelegt wurde, sich weniger auffällig zu kleiden oder zu präsentieren, um ernst genommen zu werden und überhaupt einen Funken grundlegenden Respekts zu verdienen. Egal, ob es um die Aufmachung am Arbeitsplatz oder in der Freizeit geht: Je offensichtlicher die Mühe ist, die eine Frau in ihr Make-up, ihre Haare und auch ihre Kleidung steckt, desto eher werden ihr vermeintliche Charakterschwächen wie Eitelkeit, Oberflächlichkeit und Arroganz unterstellt. Denn sich selbstbestimmt anzuziehen, zu schminken und vor allem zu verhalten, das hat, so wird es uns zumindest vermittelt, nichts mit dem zu tun, wie Frauen von Natur aus sein sollten.

Das Paradoxe daran ist, dass man den Spieß nicht einfach umdrehen kann. Einer Frau, die sich offensichtlich wenig Mühe mit ihrem Äußeren gibt (sprich: die eigentlich wirklich natürlich ist), werden nicht im Umkehrschluss Kompetenz und Fähigkeit zugesprochen, sondern Nachlässigkeit, Bitterkeit und potenziell sogar Faulheit. Denn eine Frau *soll* sich ja Mühe geben, und sie *soll* gefallen, aber eben nicht *zu* sehr und auf keinen Fall nach ihren eigenen Maßstäben.

Dabei sind selbstverständlich auch die männlichen Kollegen in der Lage, einiges an Wochenstunden in intensive Körperpflege und Styling zu stecken, um einigermaßen vorzeigbar auszusehen. Doch trotz der Tatsache, dass die meisten von ihnen ohne einen regelmäßigen Haarschnitt und eine tägliche Nassrasur (von einem schönen Augenbrauen-Trimming und einer Nasenhaar-Zupf-Session ganz zu schweigen) binnen kürzester Zeit aussehen würden wie Räuber Hotzenplotz, habe ich so gut wie noch nie von einer Situation gehört, in der ein (Hetero-Cis-)Mann bei der Arbeit darauf angesprochen wurde, dass sein Bart zu aufreizend gestutzt sei, dass zu wenige Nasenhaare aus seinem Riechorgan herauslugen oder dass seine Augenbraue(n) etwas zu wenig nach der McDonald's-Möwe aussehen würden.

Erst wenn Männer sich »zu weiblich« präsentieren, also selbst Make-up tragen, sich vermeintlich feminin bewegen, kleiden oder sprechen, ereilt auch sie das Schicksal, nicht »natürlich« (aka rollenstereotyp und erwartungskonform) genug zu sein. Es sind also wieder hauptsächlich weiblich gedeutete Eigenschaften, die diesen Stempel aufgedrückt bekommen.

Freundliche Unterstützung erhält die Forderung nach mehr Natürlichkeit von einem Phänomen, das sich »Pretty Privilege« nennt. Gemeint sind hiermit Privilegien, die mit dem Umstand einhergehen, dass man allen möglichen eurozentrischen Schönheitsidealen entspricht. Dazu gehören unter anderem weiße, reine Haut, eine schlanke Figur, eine kleine Nase, ein generell jugendliches Ausse-hen, ein symmetrisches Gesicht und nach außen sichtbare körperli-che Gesundheit/Unversehrtheit. Wer Pretty Privilege besitzt, der kann damit rechnen, bessere Chancen auf bessere Positionen in besser bezahlten Jobs zu bekommen und grundsätzlich besser be-handelt zu werden. Menschen mit diesem Privileg werden oftmals als intelligenter, organisierter, fähiger, kreativer und sozialer einge-schätzt, ohne dass sich diese Annahmen auf etwas anderes als ihre Attraktivität stützen würden.

Dummerweise wird Schönheit nun aber nicht allen Menschen schon von Geburt an mitgegeben. Sie zu besitzen erweist sich aller-dings als dermaßen großer Vorteil, dass es naheliegend erscheint, den eigenen naturgegebenen Grundlagen etwas auf die Sprünge zu helfen. Damit tappt man aber nicht nur wieder in die Unnatürlich-keitsfalle (denn was ist ein Privileg schon wert, wenn man so leicht drankommen kann wie an einen schottischen Adelstitel?), sondern bekommt den eigenen Makel der Unnatürlichkeit auch noch stän-dig unter die (teuer verkleinerte) Nase gerieben. Sätze wie »Natural girls stay winning«, die gerne mal von dem einen oder der anderen Gehirn-Expat in den Social-Media-Gulli geschissen werden, lassen keinen Zweifel daran, dass man sich in das Hoheitsgebiet der natür-lich Schönen gefälligst nicht reinzuschummeln habe. Man kann so sehr versuchen, wie man will, sich den Normen der *natürlichen* Schönheit anzupassen, man kann sich noch so sehr daran abarbei-ten, um etwas vom Kuchen der *natürlichen* Schönheit abzubekom-men – die Gewinner*innen des Lebens sind am Ende nur diejeni-gen, die gottgegebene natürliche Schönheit bereits in die Wiege gelegt bekommen haben.

Wann immer also eine Person den vollkommen zufälligen Um-stand, den sexistischen, rassistischen, cisnormativen und ageistischen Schönheitsstandards der westlichen Welt zu entsprechen, als eine Art Verdienst darstellt, mit dem die »unnatural girls« niemals werden mithalten können, möchte ich am liebsten eine Sprachnachricht mit folgenden Worten an die betreffende Person schicken:

»Sage mir, meine Tochter/mein Sohn. Welcher Hirnschiss hat dich, als offensichtlich mit allen möglichen Schönheitsaspekten gesegnete Person, dazu verleitet, so einen verbalen Haufen Müll im Internet abzuladen? Hast du dich zufälligerweise auf dem Weg zum Atommüllendlager verlaufen und bist an der Kreuzung zwischen Sinnvolle-Kommentare-die-die-Welt-braucht und Anmerkungen-die-auch-gut-und-gerne-in-deinem-Gulli-Gehirn-bleiben-können falsch abgebogen? Ist dir bewusst, dass alles an dir, deine Hautfarbe, dein Körpertyp, der physische Zustand deines Körpers und sogar deine porenlose Mininase, nichts ist, was du dir hart erarbeitet hast, sondern etwas, das dir bei der Geburtstombola zugelost wurde? Ist dir bewusst, dass dein gesellschaftlich anerkanntes Aussehen, das dir das Privileg gibt, auch ›natürlich‹ immer noch zu hundert Prozent in ein westliches Schönheitsspektrum hineinzupassen, auf Normen basiert, die irgendwann mal irgendwelche alten weißen Männer aufgestellt haben? Bitte suhle dich in deinem Privileg der Schönheit, wir alle gönnen es dir sehr. Aber bevor du dich das nächste Mal an die Arbeit machst, andere dafür zu shamen, dass sie sich aus welchen Gründen auch immer dazu entschieden haben

- sich einer Schönheits-OP zu unterziehen,
- sich ein wenig oder auch bis in die Unkenntlichkeit zu schminken oder
- auf irgendeine andere Weise das eigene Aussehen zu verändern,

bitte erinnere dich daran, dass nur eine zufällige Begegnung deiner tendenziell auch perfekt in das westliche Schönheitsbild passenden Eltern der Grund ist, warum du überhaupt in der Position bist, dir so einen engstirnigen Kommentar aus den Tiefen deines verkorksten Bewusstseins zu ziehen.«

Dabei sollen die natural girls ja gerne winnen dürfen. Die unnatural girls aber eben auch. Ich will zur Party kommen können, auch wenn bei meiner genetischen Lotterie nicht alles von Haus aus auf westliche Schönheitsnormen hin geschüttelt wurde. Wenn »Natural girls stay winning« die Devise ist, dann bliebe mir nichts anderes übrig, als mich im Loser-Museum als repräsentative Kunstfigur des 21. Jahrhunderts ausstellen lassen. Um zu demonstrieren, wie viele – teilweise völlig banale – Dinge nämlich theoretisch unter den Aspekt »nicht natürlich sein« fallen, habe ich hier eine Liste mit Situationen zusammengestellt, in denen ich nicht natürlich geblieben bin:

Liste der Situationen, in denen ich nicht natürlich geblieben bin

- Als ich angefangen habe, mir meine Monobraue zu zupfen
- Als ich angefangen habe, mir die Beine zu rasieren
- Als ich mit 13 Jahren angefangen habe, Make-up zu benutzen
- Als ich zum ersten Mal einen Push-up-BH getragen habe
- Als ich mir mit 19 Jahren Brustimplantate habe einsetzen lassen
- Als ich mir meine ersten Spanx zugelegt habe
- Als ich mir Invisaligns zugelegt habe

- Als ich mir meine Zähne habe bleichen lassen
- Als ich mir lange Acrylnägel habe ankleben lassen
- Als ich angefangen habe, Selbstbräuner zu benutzen
- Als ich mir für den Bambi die Brüste mit Paketband hoch-getaped habe
- Jedes Mal, wenn ich mehr als eine Primärfarbe gleichzeitig getragen habe
- Jedes Mal, wenn ich »komische« Schuhe anhatte
- Jedes Mal, wenn ich einen Filter auf Instagram oder Snapchat benutzt habe

Als ich angefangen habe, mir meine Monobraue zu zupfen

Wer jemals ein Bild von mir als präpubertäre Windelpupserin ge-sehen hat, wird eindringlich nickend der Aussage zustimmen, dass das Zupfen *meiner* Monobraue mehr als nötig war. Auch wenn Monobrauen selbstverständlich ihre Berechtigung in der Welt ha-ben. Aber meine hatte sie halt nicht. Nicht einmal Henriette, 65, aus Marzahn-Hellersdorf, die der Meinung ist, dass Frauen, die länger als dreißig Sekunden am Tag vor dem Spiegel verbringen, eingebildete Eierrollen sind, würde mir da widersprechen, denn sogar sie weiß, dass meine Monobraue definitiv ein Fall von Ge-fährdung öffentlicher Sicherheit war. Manch eine*r würde be-haupten, dass es eher unter »Körperpflege« als unter »Schön-heitsprozedur« fällt, sich die Augenbrauen zu zupfen, aber wenn es hier schon darum geht, aufzuzeigen, wie oft ich mich dem Rat-schlag »Sei natürlich« widersetzt habe, dann will ich es auch gründlich machen.

Als ich angefangen habe, mir die Beine zu rasieren

Wie alle von uns, die Wurzeln im Nahen Osten haben, habe ich schon ein bisschen früher als meine deutschen Klassenkamerad*innen Bekanntschaft mit Rasierern und Haarentfernungscremes gemacht. Tatsächlich haben mir jene deutschen Klassenkamerad*innen schon in der vierten Klasse nach dem Schwimmunterricht nahegelegt, mir mal die Beine zu rasieren, weil ich aussehen würde wie ein Bonobo, obwohl ich zu dem Zeitpunkt noch nicht einmal wusste, was ein Rasierer ist. Offensichtlich schert sich keine Sau darum, wenn sich ein Mann die Beine nicht rasiert, während Frauen und sogar Mädchen als absonderlich und unhygienisch abgestempelt werden, wenn sie es nicht tun (wobei sich das mit Blick auf Social Media ja glücklicherweise gerade zu ändern scheint). Und das liegt nicht etwa daran, dass der weibliche Körper auf irgendeine Weise tatsächlich gesundheitlich von Haarlosigkeit profitiert, sondern daran, dass irgendwann mal irgendein Typ beschlossen hat, dass Frauen nun mal haarlos zu sein haben. Welche Motivation hinter dem Beschluss jenes Typen stand, das weiß nur der liebe Gott (und wahrscheinlich irgendein armer Nacktmull).

Als ich mit 13 Jahren angefangen habe, Make-up zu benutzen

Ich war in einer klassischen »New environment, new me«-Situation und wollte meinen ersten Schultag an der neuen Schule mit einem *erwachsenen,* mascarabeschmierten Augenaufschlag beginnen. Das ist jetzt keine große Story oder so, es gab keine bemerkenswerten Konsequenzen oder lebensverändernde Begegnungen, die auf meine erstmalige Benutzung von Mascara zurückzuführen wären. Aber auch mein Einstieg in die Gesellschaft als hirnlose, oberflächliche, inkompetente Bratze musste in dieser Liste mal festgehalten werden, immerhin fängt jede*r mal klein an.

Das erste Mal, dass mir nahegelegt wurde, mich *weniger* zu schminken, war in der achten Klasse. Damals kam eine (vermeintliche) Freundin in der Pause auf mich zu, um mir zu erklären, dass eine ihre Klassenkameradinnen sich über die Menge an Puder beschwert hätte, die ich im Gesicht trug. Dass ich das Mädchen, das sich anscheinend so intensiv mit meiner Gesichtspflege beschäftigte, kaum kannte, machte das Ganze noch befremdlicher. Außerdem war es 2011, und *alle* trugen zu viel Puder, diese Popkulturbanausin hatte also offensichtlich keine Ahnung von aktuellen Make-up-Trends.

Obwohl ich mir damals schon dachte, dass sie sich wirklich mal ins Knie ficken kann, habe ich, anstatt die Mitschülerin zu fragen, was bei ihrer Erziehung falsch gelaufen sei, für den Rest meiner dreimonatigen Karriere an jener Schule penibel darauf geachtet, weniger Puder zu verwenden. Ich würde meine komplette Pudersammlung darauf verwetten, dass diese Person bis heute Frauen in ihrer Umgebung dafür piesackt, wie sie sich schminken und anziehen.

Nur ein Jahr später habe ich eine ähnliche Erfahrung gemacht, als wieder eine – diesmal andere – (vermeintliche) Freundin berichtete, dass eine – noch mal andere – (vermeintliche) Freundin sich bei ihr beschwert hätte, dass ich meine Augenbrauen zu stark nachmalen würde. Außerdem fände sie es seltsam, dass ich mir gerne falsche Wimpern aufkleben würde. Ich, die ja wirklich (offensichtlich) zu allem eine Meinung hat, war aufrichtig schockiert darüber, dass Leute sich so von der Aufmachung anderer den Tag ruinieren lassen konnten. Und darüber, dass manche Menschen ihren eigenen Weg, etwas zu tun, für den einzig richtigen hielten. Diesmal ließ ich mich weder in puncto Augenbrauen-Make-up noch bezüglich meiner Klebewimpern beirren und stolzierte so lange und so vehement mit (angeblich) zu dick bemalten Augenbrauen und (angeblich) zu vielen aufgeklebten Wimpern durch die Gegend, bis die Beschwerdeerheberin mich ein paar Monate später fragte, ob ich ihr zeigen könne, wie man falsche Wimpern aufklebt.

Als ich zum ersten Mal einen Push-up-BH getragen habe

Ach ja, mein erstes Outing als »aufmerksamkeitsgeile Schlampe«. Also zumindest wurde mir mal gesagt, dass einen Push-up-BH zu tragen genau das aus mir machen würde. Mit dem Wissen durch die Welt zu laufen, dass ein einziges Kleidungsstück, das sogar noch *unter* meiner eigentlichen Kleidung getragen wird, so viel über meine vermeintlichen Charakterschwächen auszusagen scheint, ist schon fast empowernd.

Als ich mir mit 19 Jahren Brustimplantate habe einsetzen lassen

Wenn einen Push-up-BH zu tragen eine »aufmerksamkeitsgeile Schlampe« aus mir machte, wozu transformierten mich dann meine Brustimplantate? Vielleicht zu einer silikongepolsterten Mätresse? Einer gummilastigen Liebesdienerin? Einer aufgetunten Konkubine? Keine Ahnung, da müsste ich noch mal die Person vom vorherigen Absatz fragen. Meine Motivation für die Brustaugmentation jedenfalls rührte eher von jahrelangem InTouch-Gelese als von meiner Liebe zur Natürlichkeit her. Ich kann nicht sagen, ob ich diese Entscheidung bei zufälliger Erfindung einer Zeitmaschine immer wieder so treffen würde. Aber eines kann ich sagen: Die Dinger stehen wie 'ne Eins. Und wenn meine Respektabilität in den Augen der »Sei natürlich«-Vertreter*innen seit meiner neu eingeläuteten Große-Titten-Ära eher auf einer Null steht, dann war es das schon deswegen wert.

Als ich mir meine ersten Spanx zugelegt habe

Nichts schreit so sehr *Natürlichkeit,* wie den gesamten Bauch- und Hüftspeck mitsamt aller Organe in ein eigens für diesen Zweck gefertigtes Folterinstrument zu quetschen. Nicht besonders gemütlich, nicht besonders würdevoll, nicht einmal besonders politisch korrekt, aber manchmal der einzige Weg, ein Strickkleid mit (gespieltem) Selbstbewusstsein zu tragen.

Als ich mir Invisaligns zugelegt habe

Sich die Zähne richten zu lassen gilt ja allgemein gar nicht mehr so richtig als Schönheitsprozedur. Eine Zahnspange hat mittlerweile, zumindest in der ersten Welt, eher den Stellenwert von Stützrädern oder Krücken: Wer sie braucht, braucht sie halt. Sieht zwar erst mal scheiße aus, aber rentiert sich meist am Ende. Und Gott (oder wer auch immer) weiß: Ich habe sie gebraucht und verdammt, es hat sich rentiert. Denn: Meine *natürlichen* Zähne hatten nun mal leider die Angewohnheit, sich so in Stellung zu bringen, als wollten sie sich gegenseitig besuchen kommen. Seltsamerweise war die Reaktion darauf selten, dass ich ja so ein schön natürliches Lächeln hätte.

Was man hier erkennt, ist eine nicht selten auftauchende Lücke im deutschen gesellschaftlichen »Natürlichkeitsgrundsatz«. Der einzige Unterschied zwischen einer (aus ästhetischen Gründen eingesetzten) Zahnspange und anderen Schönheitseingriffen ist, dass Zahnspangen (hier) allgemein anerkannt werden, und all das nur, weil schon wieder irgendwer irgendwann beschlossen hat, dass die Geradheit der Zähne ein Teil des Erscheinungsbildes ist, um das man sich Gedanken machen darf, ohne dass man sofort als dumm oder oberflächlich abgestempelt wird. Wenn sich jemand eine Zahnspange zulegt, wird außerdem nicht als Erstes gefragt, ob die Entscheidung aus medizinischen oder ästhetischen Gründen getroffen wurde. Die Leute hinterfragen die Notwendigkeit nicht, weil es nun mal gesellschaftlich völlig etabliert ist, gerade Zähne haben zu wollen.

Wenn sich jemand wiederum dafür entscheidet, sich die Nase operieren zu lassen, wird die Person, egal, ob sie es aus medizinischen oder ästhetischen Gründen tut, in beiden Fällen verurteilt. Wenn sie einfach eine kleinere/geradere Nase haben möchte, dann ist sie oberflächlich, wenn sie sagt, sie habe sich aus medizinischen Gründen dazu entschlossen, dann glaubt ihr sowieso niemand. Der Maßstab bei der Beurteilung der Legitimität einer Entscheidung ist nämlich nicht, wie oberflächlich oder rational die Person einen Eingriff begründet, sondern wie sehr er gesellschaftlich akzeptiert ist. Damit, wie »natürlich« oder nicht natürlich er ist, hat das Ganze am Ende nichts zu tun.

Als ich mir meine Zähne habe bleichen lassen

Die Helligkeit der eigenen Zähne zu verändern ist im Gegensatz zur Korrektur ihrer Stellung etwas, das auch gut und gerne mal verurteilt wird. Dafür hat dieser Eingriff in die *Natürlichkeit* eines Menschen einfach *zu viel* mit purer Ästhetik und *zu wenig* mit medizinischer Notwendigkeit zu tun. Aber sobald etwas gesellschaftlich verurteilt wird, macht es das Ganze natürlich noch zehnmal verlockender für mich. Drum sehet und staunet, wenn mein Lächeln die dunkle Nacht in einen blendenden Sonnenaufgang verwandelt!

Als ich mir lange Acrylnägel habe ankleben lassen

Nichts verleiht einem guten Beziehungsstreit so viel Würze wie ein schönes, langes Set Acrylnägel. Glaubt mir, wenn ich euch sage, dass Handgesten locker dreimal so expressiv sind und locker zwanzigmal so viel Spaß machen, wenn man bunte, aggressiv aussehende Verlängerungen an den Fingern hängen hat. Hält einen definitiv davon ab, natürlich zu bleiben, hält einen aber definitiv nicht davon ab, regelmäßiger zu streiten.

Als ich angefangen habe, Selbstbräuner zu benutzen

Wer, wie ich, die Hautfarbe von Harzer Roller hat, hat sicherlich auch schon mindestens einmal darüber nachgedacht, sich selbst mithilfe von ein paar Tipps und Tricks ein kleines bisschen sonnengeküsster aussehen zu lassen. Selbstbräuner mag der Weg für uns Harzer-Roller-Farbene in Richtung sommerliches Aussehen sein, ist aber defini-

tiv nicht das Mittel, welches uns Käse-Kolorierte in Richtung Natürlichkeit katapultieren wird. Dafür bleiben jedoch die ständigen Fragen
aus, ob man im Keller lebe oder eine schreckliche Krankheit habe.

Als ich mir für den Bambi die Brüste mit Paketband hochgetaped habe

Eins kann ich euch sagen: Es hat zwar eine halbe Packung Paketband
gebraucht, aber meine Brüste waren so stabil hochgetaped, dass sie
locker auch als schusssichere Weste hätten dienen können. *Natürlich* sah das Ganze jetzt nicht gerade aus, aber wenn ich schon so viel
Klebeband verschwende, möchte ich auch, dass meine Brüste wie
pralle Wassermelonen und nicht wie natürliche Brüste aussehen.

Jedes Mal, wenn ich mehr als eine Primärfarbe gleichzeitig getragen habe

Das hier wird nicht das erste oder letzte Mal in diesem Buch sein,
dass ich meine Abneigung gegen neutrale Farben, aber besonders
gegen *Beige* thematisiere. Dafür ist diese Abneigung einfach viel zu
berechtigt. Wer profitiert davon, sich anzuziehen wie eine Haferflo-
cke? Wer rühmt sich damit, in einer Farbe herumzulaufen, die panisch »Mir sind die Gewürze ausgegangen!« ruft? Was genau fühlt
sich natürlich daran an, sich problemlos in einem Sandkasten verstecken zu können? Beige ist das Camouflage der vom Leben Über-
sättigten, und keine*r kann mir etwas anderes erzählen.

Beige und all seine neutralen Freunde zählen nicht ohne Grund
zu den »naturnahen« Farben, ihre Pigmentarmut orientiert sich

immerhin an so aufregenden Dingen wie *Holz* und *Erde* – es ist also kein Wunder, dass sich Freund*innen der *Natürlichkeit* so wohl in ihnen fühlen, aber beim Anblick von mehr als einer Regenbogenfarbe gleichzeitig einen Brechreiz bekommen.

So wie ich mich (berechtigterweise) über Beige aufrege, kann so manche*r Natürlichkeitsliebhaber*in wohl nicht anders, als sich (unberechtigterweise) das Maul darüber zu zerreißen, dass ich farbtechnisch hin und wieder aussehe wie das Massengrab einer Bande Teletubbys. Sorry, dass mich bunte Farben glücklich machen. Wer kann, der kann, wer nicht, trägt Beige (die Farbe von Babykotze).

Jedes Mal, wenn ich »komische« Schuhe anhatte

Meine »komischen« Schuhe und ich sind für manche eine unendliche Liebesgeschichte und für andere eine Tragödie, die »Romeo und Julia« so harmlos aussehen lässt wie das Frühstücksprogramm bei KiKA. Seltsamerweise gehören auch komische Schuhe zu den Dingen, die eine Person *unnatürlich* machen, denn *ungewöhnlich* und *unnatürlich* gehen bei Befürworter*innen des Ratschlages »Sei natürlich« Hand in Hand. Und so begab es sich, dass auch meine Neigung zu surrealistischem Schuhwerk mich als Mitglied im Club der *nicht Natürlichen* qualifizierte.

Jedes Mal, wenn ich einen Filter auf Instagram oder Snapchat benutzt habe

Kennt ihr diese Menschen, die glauben, dass sie ein gottgesandter Messias seien, nur weil sie keinen Instagram- oder Snapchat-Filter brauchen, um nach einer durchzechten Nacht mit 1,6 Promille im Blut nicht wie ein von Wölfen aufgezogenes Findelkind auszusehen? Dazu kann ich nur Folgendes sagen: »Ich möchte dir hiermit meine herzlichen Glückwünsche aussprechen, dass du auch voll alkoholisiert und halb schlafend noch aussiehst wie etwas, das genau so das Cover des ›GQ Magazins‹ zieren könnte. Jedoch möchte ich dich daran erinnern, dass der normalsterbliche Rest von uns im selben Zustand eher aussieht wie das innere eines Großstadtabflussrohres. Bevor du uns mittelmäßig Schöne also das nächste Mal in deinen Instagram Stories dafür verurteilst, dass wir versuchen, durch hilfreiche Technologien auch mal ein Stück vom Schönheitskuchen abzubekommen, frag dich doch mal, ob du immer noch so vorlaut wärst, wenn du Poren der Größe von Mondkratern und eine Nase so groß wie Tschetschenien hättest.«

Wer mit erhobenem Zeigefinger den Einsatz von Filtern bemeckert, nimmt das eigentliche Gesamtproblem dahinter nicht wahr. Es braucht nur einen Blick ins ungefilterte Gesicht der Wahrheit, um zu erkennen, dass in der Gesellschaft niemand *wirklich* einen Fick auf Natürlichkeit gibt. Weder im Fernsehen noch in Zeitschriften oder den sozialen Medien möchte jemand *wirklich* natürliche, normale, augenberingte Menschen mit Cellulite sehen, denn nur *die* Natürlichkeit, die rein zufällig auch jede gesellschaftliche Erwartung an Attraktivität und Perfektion erfüllt, soll auch öffentlich zur Schau gestellt werden.

Klar sind Filter an sich ein Problem – aber nicht nur, weil sie die Lippen vergrößern, die Nase verkleinern und die Augenfarbe verändern, sondern vor allem, weil unser Bild davon, was wir unter »Natürlichkeit« verstehen, so absurd weit weg von Natürlichkeit ist, dass wir ohne künstliche Mittel dort gar nicht mehr hinkommen können.

Es gab also Unmengen von Situationen, in denen ich mich mehr oder weniger freiwillig, teils unter offensichtlichem Druck der Gesellschaft (Beine rasieren, Spanx, Invisaligns) und teils unter eher verschleiertem Druck der Gesellschaft (Monobraue zupfen, Push-up-BH, Brustimplantate, Zähne bleichen, Selbstbräuner, Brüste mit Paketband hochtapen, Instagram-/Snapchat-Filter), genau der Gesellschaft, die von mir Natürlichkeit einfordert, durch »Unnatürlichkeit« angepasst habe.

Die Veränderungen aber, die ich aus völlig freiem Willen vorgenommen habe (aufwendiges Make-up, auffällige Kleidung, Acrylnägel), bringen dieselbe Gesellschaft dazu, mich als oberflächliche Hohlfritte abzustempeln, die nichts kann, außer sich um ihr Aussehen zu kümmern.

Die gesellschaftliche Forderung nach Natürlichkeit hat also absolut nichts damit zu tun, wie natürlich eine Person tatsächlich ist, sondern nur damit, ob die von ihr gewählten Anpassungen akzeptiert genug sind, um noch als natürlich zu gelten.

Es gibt nur eine kleine Sammlung von Schönheitsprozeduren, die, zumindest in unserer Gesellschaft, in die Kategorie »natürlich genug, um gesellschaftlich akzeptiert zu sein« (oder eher »gesellschaftlich akzeptiert genug, um als natürlich zu gelten«) fallen. Außerdem ist der Grat zwischen »nicht zu aufgebrezelt« und »nicht zu leger«, auf dem man als Frau in Bezug auf das eigene Aussehen und die damit verbundenen Assoziationen bezüglich Kompetenzen und Qualifikationen herumbalancieren muss, schmaler als Christina Aguileras Augenbrauen in den 2000ern.

Dabei ist es ja theoretisch ganz einfach: Natural girls stay winning! Man muss als Frau einfach von Natur aus so schön sein, dass man den meisten Menschen gefällt, ohne sie einzuschüchtern. Man muss weiter die perfekte Balance zwischen »gepflegt genug, damit sich die Kolleg*innen bei der Arbeit im Vorbeigehen nicht die Nase zuhalten müssen« und »nicht so zurechtgemacht, dass einem maximal fünfeinhalb Gehirnzellen zugetraut werden« finden. Es gilt, den perfekten Punkt zwischen »attraktiv« und »nicht so attraktiv, dass einem nur noch erigierte Penisse Respekt zollen« zu treffen. Darüber hinaus sollte diese angenehme Erscheinung durch ein höflich-elegantes, halbwegs durchsetzungsstarkes, aber niemals lautes oder gar herrisches Wesen komplettiert werden, um fragile Egos nicht zu sehr zu ängstigen, selbst wenn oder gerade weil sie sich komplett irrational verhalten. Und wenn man all das geschafft hat, kann man sich endlich zurücklehnen und sich wieder darauf konzentrieren, bei der Arbeit von anderen, weniger qualifizierten Kollegen erklärt zu bekommen, wie etwas, auf das man spezialisiert ist, *eigentlich* zu tun sei.

Oder liegt die Lösung, um endlich respektiert zu werden, eventuell einfach darin, sich zu kleiden und zu verhalten wie ein Mann, sodass die männlichen Kollegen einen mit etwas Glück für Ihresgleichen halten und unabsichtlich respektvoll behandeln?

Auch hier: Falsch gedacht! Denn man darf als Frau auch nicht *zu* männlich und *zu* leger aussehen und sich bloß nicht männlich verhalten, denn das ist ebenso unnatürlich und könnte wieder dazu führen, dass man von den Kollegen als nicht attraktiv genug befunden und dann im Gegenzug genauso wenig respektiert wird, wie wenn man sich dafür entscheidet, sich einfach so zu schminken und zu kleiden, wie man es als passend empfindet.

Man kann anscheinend, sollte man nicht zufällig in die vorgefertigte Schablone einer natürlichen, aber vor allem natürlich perfekten Person passen, eigentlich nur alles falsch machen. Und wenn man es eh nicht richtig machen kann, warum nicht gleich komplett reinscheißen? Warum darüber aufregen, dass der Chef findet, dass dein neuer Bleistiftrock drei Zentimeter zu kurz ist, wenn du auch gleich im Mini-Jeansrock von Miss Sixty aufkreuzen kannst? Wozu sich darüber ärgern, dass die Kollegin sagt, dein neuer Lidschatten ließe dich aussehen, als hätte dir jemand ins Gesicht geschlagen, wenn du ihr stattdessen gleich selbst ins Gesicht schlagen kannst (ist natürlich nur Spaß ... (?))? Wieso sich Mühe geben, Leute zu beeindrucken, die dich auch ohne Grund schon scheiße finden und alles, was du machst, wie du aussiehst und wie du dich anziehst, als Vorwand nutzen, um sich in ihren Vorurteilen bestätigt zu fühlen?

Die vermeintliche äußerliche *Unnatürlichkeit* einer Person macht sie nicht zu einem schlechteren, dümmeren, inkompetenteren oder unfreundlicheren Menschen. Ebenso macht die vermeintliche äußerliche *Natürlichkeit* einer Person sie nicht zu einem besseren, schlaueren, kompetenteren oder netteren Menschen. Viel eher sind diejenigen, die glauben, dass die Charaktereigenschaften und Qualitäten eines Menschen (und wenn wir ehrlich sind, vor allem einer Frau) an der äußerlichen Aufmachung und einem diffusen Level von *Natürlichkeit* festgemacht werden könnten, wahrscheinlich auch gleichzeitig diejenigen, bei denen man ganz stark davon ausgehen kann, dass all ihre Kompetenzen und Qualitäten – ganz nebenbei völlig gerechtfertigt – ihr Leben lang davon überschattet werden, dass sie Arschlöcher sind.

Daher ist es an der Zeit, den Push-up-BH aus der letzten Schublade zu kramen, sich den kleinsten Tanga der Welt anzuziehen und sich mit gereckten Mittelfingern, einer (metaphorischen) Axt im Kofferraum und null Ficks im Gepäck auf den Weg zu machen, um auf veraltete gesellschaftliche Konventionen zu scheißen. Allein schon damit die nächste Generation nicht mehr behaupten muss, dass die (rein ästhetische) Nasen-OP medizinisch notwendig gewesen sei.

Sei ein gutes Vorbild

Es sind grundsätzlich viele Sachen zu beachten, wenn man im Gewinnerlicht der Gesellschaft stehen will: Man muss ein rundum einwandfreier Familienmensch sein, der sich und seine Bedürfnisse erst einmal hintenanstellt. Man muss soziale Fähigkeiten haben, die selbst Oprah wie eine wortkarge Schlunze wirken lassen. Und man muss bei jeder Entscheidung verantwortungsvoller und selbstloser handeln als alle Mitglieder von Amnesty International zusammen (jaja, bestimmt sind die Leute bei Amnesty International auch böse Kapitalistenschweine). Gleichzeitig soll man die emotionale und geistige Ausgeglichenheit dieses einen Mönches haben, dessen mumifiziertes Skelett man in meditierender Pose in einer Buddha-Statue gefunden hat, und dabei weder die eigene physische Gesundheit noch das Liebesleben, das eigene Äußere oder die Verpflichtungen gegenüber Vater Staat vernachlässigen. Man soll zu jeder Zeit des Tages und in jeder Krise immer die eine einzig wahre, richtige Entscheidung treffen, wobei das Urteil über die Richtigkeit dieser Entscheidung nicht einem selbst überlassen ist, sondern jeder beliebigen Person im eigenen Umfeld, die irgendetwas oder auch gar nichts zu melden hat.

Da wären die Ratschläge unserer Freund*innen und Familien, die bei jeder unserer Entscheidungen, wie klein sie auch sein mögen, umsichtig abzuwägen oder am liebsten kompromisslos zu berücksichtigen sind. Soll ich einen Master anfangen, oder mich lieber schon mal für einen Vollzeitjob bewerben? Soll ich mit meinem Partner zusammenbleiben, der wirklich ganz lieb und nett ist, aber auf intellektueller Ebene mit Hein Blöd auf einer Stufe steht, oder soll ich im Sinne meiner geistigen Bedürfnisse ein Arschloch sein und ihm das Herz brechen? Soll ich den günstigen Weißwein kaufen, um Geld zu sparen, das ich dann in Aktienfonds investieren kann, oder soll ich zwanzig Euro auf den Kopf hauen, um den Fakt zu feiern, dass meine beste Freundin es jetzt schon drei Tage in Folge geschafft hat, ihren toxischen Ex-Freund nicht betrunken anzurufen?

Aber auch die Meinungen der Gesellschaft und die der selbst ernannten modernen Anstandsdamen sind in alle noch so persönlichen Entscheidungsprozesse zu integrieren. Unsere auserwählten und/oder geduldeten Mitmenschen beschmeißen uns konstant mit Normen, Vorschriften, Maßstäben und jeder Menge Druck und stehen dabei permanent händefuchtelnd und Predigen runterbetend bei jeder wichtigen (und weniger wichtigen) Entscheidung vor uns herum – immer überzeugt davon, dass jeder Schritt in die »falsche« Richtung ein sicherer Sturz in die bodenlosen Tiefen des gesellschaftlichen Zerfalls bedeutet.

All das ist nicht gerade hilfreich, wenn man eh schon von den Kleinigkeiten des Lebens überfordert ist: Hausschlüssel mitnehmen, Katzenklo putzen, diese eine E-Mail beantworten, Pizza nicht im Ofen vergessen, sich für einen Beruf, dem man den Rest seines Lebens nachgehen soll, entscheiden, festlegen, ob man versuchen soll, sich dem Kapitalismus zu entziehen, oder doch lieber von ihm profitieren will, damit man seinem potenziellen Nachwuchs ein gutes Leben bieten kann, definieren, ob man überhaupt Nachwuchs möchte und ob es überhaupt ethisch vertretbar ist, sich fortpflanzen zu wollen, wenn die Welt brennt und nur ein Laborexperiment von dem Untergang entfernt ist.

Aber die Kirsche auf dem Sahnehäubchen kommt erst noch. Das umfangreiche Lexikon der Erwartungen und Ratschläge, das einem metaphorisch mit den Worten »Hier, lern den Scheiß auswendig« auf den Tisch geklatscht wird, sobald man gelernt hat nicht mehr ins Bett zu pinkeln, hat ein letztes Kapitel, das selbst die Enthusias- tischsten und Normkonformsten unter uns zu Zyniker*innen wer- den lässt: Sei ein gutes Vorbild.

Ein Vorbild zu sein wird mit derselben Vehemenz von mir gefor- dert, mit der ich es ablehne, dieser Forderung nachzukommen. Ich hätte nichts dagegen, mich rein zufällig und ohne große Anstren- gung vorbildlich zu verhalten. Im Großen und Ganzen würde ich so- gar behaupten, darauf zu achten, andere nicht durch mein Verhal- ten dazu anzustiften, sich in riskante Situationen zu begeben, die friedlichen Tiere des Waldes zu überfahren oder sich selbst, die eigene Wohnung oder den Ford Fiesta der Nachbarn in Brand zu stecken. Aber wäre mit »Sei ein gutes Vorbild« nur gemeint, man solle sich nicht wie ein*e selbstsüchtige*r, Enten (oder Enteriche) schlagende*r Barbar*in aufführen, dann wäre die Sache ja gegessen und dieses Kapitel würde nicht existieren.

Was »Sei ein gutes Vorbild« stattdessen viel eher impliziert, ist eine Forderung mit dermaßen weitreichenden Konsequenzen, dass niemand bei klarem Verstand sie je unterschreiben würde: »Mach bloß keine Fehler, denn jemand (für dessen Erziehung du nicht zu- ständig bist, aber egal) könnte sonst denken, dass es in Ordnung ist, dieselben oder ähnliche oder schlimmere oder überhaupt Fehler zu machen.«

Dabei ist es übrigens ganz egal, ob diese Fehler bewusst oder un- bewusst gemacht wurden. Als (unfreiwilliges) Vorbild muss man anscheinend allwissend und hellsehend vorausahnen können, wen und auf welche Art die eigenen Handlungen oder Aussagen dazu animieren könnten, denselben oder ähnlichen Scheiß zu machen. Es wird in jedem Fall so getan werden, als würde man fehlerhafte

Entscheidungen mit voller Absicht treffen, um dadurch bewusst (hier Person/Firma/Objekt/Weltanschauung einfügen) zu schaden, obwohl man es heimlich hinter verschlossenen Türen eigentlich viel besser weiß. Und das macht einen wohl ganz zu Recht zu einem schlechten Vorbild und damit zu einem Geschwür der Gesellschaft. (Wenn ihr jetzt gerade denkt: »Die Alte übertreibt doch«, wart ihr wohl noch nie im Internet, dem Ort, an dem selbst die Wahl meiner Blumenvasen zum Anlass genommen wird, um mir ein absichtlich mangelhaftes Ausleben meiner Vorbildfunktion zu attestieren.)

Der Ratschlag »Sei ein gutes Vorbild« sieht einfach schnippisch darüber hinweg, dass es schon schwer genug ist, die richtigen Entscheidungen *für sich selbst* zu treffen, ohne die Gefühle von Mama und Papa zu verletzen oder aus dem Testament des Großonkels gestrichen zu werden. Zusätzlich soll auch noch darauf geachtet werden, dass alle Entscheidungen, die man trifft, so allgemeingültig *perfekt* sind, dass man allen Menschen um einen herum in jeder erdenklichen Situation als tadelloses Beispiel dienen kann. Man soll ein gutes Vorbild sein für die Schwester, den Bruder, die Nachbarskinder, die Klassenkamerad*innen, die Arbeitskolleg*innen, die Kommiliton*innen, die Cousins und Cousinen, das kleine Mädchen an der Ampel, den sabbernden Jungen, der hinter einem an der Kasse steht – und für ausnahmslos alle Menschen auf Social Media, auch die, die man gar nicht kennt und mit denen man absolut nichts zu tun hat (oder haben will).

Das ist mir, so leid es mir tut, ein bisschen zu viel Verantwortung. Ich möchte auch ganz offen sagen: Ich nehme diesen Preis nicht an. Dass ich mich für den Vorbildsposten nämlich denkbar schlecht eigne, veranschaulicht die folgende Liste der Situationen, in denen ich ein schlechtes Vorbild bin, ganz wunderbar:

Liste der Situationen, in denen ich ein schlechtes Vorbild bin

- Immer, wenn ich eine schlechte Freundin bin
- Immer, wenn ich nicht eingehend prüfe, wen ich date
- Immer, wenn ich ein Arschloch bin und jemandem das Herz breche
- Immer, wenn ich mir das Herz brechen lasse
- Immer, wenn ich mich nicht rarmache
- Immer, wenn ich Geld für (angeblich) unvernünftige Sachen ausgebe
- Immer, wenn ich mich weigere, meine Zukunft wie eine Erwachsene zu planen
- Immer, wenn ich mich von meinem Ego leiten lasse
- Immer, wenn ich selbstbewusster tue, als ich es eigentlich bin
- Immer, wenn ich meine Träume nicht zielstrebig verfolge
- Immer, wenn ich nicht offen für Neues bin
- Immer, wenn ich im Internet nicht real bin
- Immer, wenn ich einen Fick auf mein Verhältnis zu Ernährung und Sport gebe
- Immer, wenn ich mich von Social Media beeinflussen lasse
- Immer, wenn ich nicht natürlich bin
- Immer, wenn ich Ratschläge gebe, die ich selbst niemals befolgen würde, oder Ratschläge bekomme, die ich ignoriere, obwohl ich sie befolgen sollte

Die Liste der Situationen, in denen ich ein schlechtes Vorbild war (und immer noch bin), scheint endlos und liest sich wie ein schlechtes, von der Schule des Lebens ausgestelltes (Armuts-)Zeugnis:

Pati ist im Unterricht unaufmerksam und lässt sich schnell ablenken. Sie kippelt oft, erscheint unvorbereitet zu angekündigten Klassenarbeiten und hat Probleme damit, die Spielregeln im Sportunterricht zu verstehen. Obwohl sie sich zeitweilig viel Mühe zu geben scheint, den verpassten Unterrichtsstoff aufzuholen, wirkt sie im Gegensatz zu ihren Klassenkameradinnen und -kameraden häufig verwirrt und geistesabwesend. Auch kleine Aufgaben bereiten ihr Schwierigkeiten, und in Diskussionsrunden gibt sie sich häufig aufmüpfig, schnippisch und uneinsichtig. Wir empfehlen ihr, einen Nachhilfekurs zu besuchen, in dem Pati hoffentlich lernt, dass man auf gut gemeinte Hinweise und Anregungen auch mit Verständnis und Dankbarkeit statt nur mit Trotz reagieren kann.

Sollte man sich, wie ich, trotz aller Schande, die damit einhergeht, Fehler zu machen, mal dafür entschieden haben, sich von seinem Ego leiten zu lassen, ab und zu mal nicht zielstrebig seine Träume zu verfolgen oder hin und wieder doch mal die mittelmäßigste Version seiner selbst zu sein, ist das eigentlich kein Problem, denn in Deutschland ist es bisher noch keine Straftat, ein grenzwertig unperfekter Mensch zu sein. Man kann sich aber mit Sicherheit schon einmal auf einen (metaphorischen) dicken gelben Brief einstellen, in dem in etwa Folgendes geschrieben steht:

Sehr geehrte/r Frau/Herr Fehlerhaft,

wir müssen Ihnen hiermit leider mitteilen, dass wir Ihnen keinen Platz an der »Schule der vorbildlich guten Vorbilder« anbieten können. Sie wurden in der zweiten Bewerbungsrunde disqualifiziert, unter anderem weil Sie die Frage zu Ihrem allergrößten Lebenstraum mit ›Kostenlose Verfügbarkeit aller jemals erschienenen Barbie-Filme auf jegli-

chen Streaming-Plattformen‹ beantwortet haben. Zusätzlich haben Sie bei der Frage nach Ihren besten Qualitäten ›Ich kann ziemlich lange die Luft anhalten‹ angegeben. Nur um Ihnen hier für eine eventuelle zukünftige Bewerbung eine Hilfestellung anzubieten: Mögliche Antworten zur ersten Frage wären ›Ein komplett kompostierbares Raketenabwehrsystem‹, ›Eine ultimativ nachhaltige Lösung für Atommüllendlagerung‹ oder ›Weltfrieden‹ gewesen. Zur zweiten Frage hätten wir uns eine Antwort wie ›Unbeirrbare Zielstrebigkeit‹, ›Kompromisslose Ausdauer‹ oder ›Die Fähigkeit, in dreißig Sekunden einen druckfähigen Slogan für ein Protestplakat niederzukritzeln‹ gewünscht.

Wir, die Vorstandsvorsitzenden der Schule der vorbildlich guten Vorbilder, haben nicht das Gefühl, dass Sie Ihre Rolle als gutes Vorbild ausreichend ernst nehmen, und raten Ihnen daher, über eine Karriere an der Fachhochschule für schlechte Vorbilder nachzudenken. An der Fachhochschule für schlechte Vorbilder wird ständig nach neuen jungen Talenten gesucht, und wir haben selten so viel Potenzial zum schlechten Vorbild feststellen dürfen wie bei Ihnen.

Wir wünschen Ihnen für die Zukunft alles Gute.

Mit freundlichen Grüßen
Olaf Ohnefehl, Pablo Problemfrei und Tessa von und zu Tadellos

Es ist also noch nicht alles verloren! Denn eine Zukunft als allgemeingültig *gutes Vorbild* ist möglicherweise gar nicht so realistisch, nötig oder begehrenswert für jede*n Einzelne*n von uns! Nicht umsonst sind die meisten meiner Kindheitsheld*innen nicht gerade die Ausgeburt von Perfektion. Guckt euch mal Spider-Man an! Der musste erst zusehen, wie sein Onkel Ben von einem Räuber, den er selbst nicht aufgehalten hat, umgebracht wurde, um zu verstehen, was Onkel Ben mit dem Satz »Mit großer Macht kommt große Verantwortung« gemeint hatte. Und wenn wir ehrlich sind, hat Spider-Man auch echt lange gebraucht, um zu Potte zu kommen und Mary Jane klarzumachen. Und seine Arbeit als journalistischer Fotograf hat ihm auch nie einen Pulitzer-Preis eingebracht. Die sieben Zwerge waren die personifizierte Lasterhaftigkeit, der eine war so wenig selbstbewusst, dass er nur Müll gebrabbelt hat, und der andere hatte konstant mit seinen Aggressionsproblemen zu kämpfen. Von Schneewittchen möchte ich gar nicht erst anfangen, die hat es ja nicht mal gebacken gekriegt, die grundlegendste Kleinkindlektion umzusetzen und sich kein Essen von fremden Leuten in den Mund zu stopfen. Kim Possible ist mit ihrem »Täglich die Welt retten und gleichzeitig Cheerleaderin sein und Vollzeit zur Schule gehen«-Lifestyle nur wegen ihrer steinreichen Wissenschaftlereltern durchgekommen und musste sich deswegen nicht darum kümmern, ob sie mit der Kohle für einen verhinderten Bankraub ihre Miete würde zahlen können. Und sogar Harry Potter war ein Eierkopf, denn selbst nach sechs vollen Jahren Bösewichtgeschnappe zusammen mit Ron und Hermine dachte er immer noch bei jeder neuen Mission, dass er krass genug sei, um den dunklen Lord ganz alleine zu besiegen.

Wenn es also nicht mal unsere fiktiven Held*innen geschafft haben, einwandfrei *gute* Vorbilder zu sein, warum sollten wir uns dann den Kopf darüber zerbrechen, dass wir nicht perfekt sind? Ich wage sogar zu behaupten, dass es 1. in Ordnung ist, fehlerhaft zu sein, und dass es 2. sogar, Gott behüte, ganz witzig ist, ein schlechtes Vorbild zu sein. Denn habt ihr schon mal Batman euphorisch lachen hören, während er gegen den Joker gekämpft hat? Ich glaube nicht. Auch Harry Potter hat sich über alle sieben Bücher hinweg kein einziges Mal auch nur ein Kichern herauskitzeln lassen, wenn er sich mit Lord Voldemort duelliert hat, während der dunkle Lord mehr als nur ein bisschen Spaß dabei gehabt zu haben scheint.

Ich will damit jetzt nicht sagen »Werdet zum Bösewicht, der die Weltherrschaft an sich reißen will« (obwohl man manchmal das Gefühl hat, dass *nicht perfekt sein* das moderne Äquivalent genau dazu ist). Viel eher möchte ich sagen, dass niemand von euch verlangen kann, euer Leben so fehlerfrei zu gestalten, dass es für jeden Holzkopf nachahmenswert wird. Wenn andere Fehler machen oder machen möchten, könnt ihr euch ruhig und ohne schlechtes Gewissen zurücklehnen und weiter Piña Coladas schlürfen. Denn ihr seid nicht die Erziehungsberechtigten der Nation, die durch ihr Verhalten dafür Sorge tragen müssen, dass sich der Nachwuchs nicht selbst eliminiert. Ihr tragt die Konsequenzen eures Handelns ja auch alleine. Wer von euch verlangt, ein gutes Vorbild zu sein, sagt damit eigentlich nur aus, selbst keinen Bock zu haben, eigenverantwortlich zu leben, und stattdessen irgendeinen Sündenbock für seine eigenen oder die Fehler anderer haben zu wollen.

Lasst euch also nicht von dem Gedanken, dass ihr angeblich für irgendwen irgendwas darstellen müsst, verrückt machen. Es ist eben nicht so einfach, immer daran zu denken, rechtzeitig die Steuererklärung einzureichen (was in Deutschland fast so schlimm ist, wie einen Jutebeutel voll mit Golden-Retriever-Welpen in die Spree zu schmeißen), an den Geburtstag aller Facebook-Freund*innen zu denken, all seine Nespresso-Kapseln fachgerecht und umweltschonend zu entsorgen und gleichzeitig einen bewundernswerten beruflichen Werdegang hinzulegen, der steiler ist als die Hürden bei »Takeshi's Castle«. Dabei keine Fehler zu machen, würde einen zwar potenziell zum besten guten Vorbild der Welt machen, aber definitiv nicht zu einer Person, mit der man gerne die spaßige Welt der Unvollkommenheit erkunden will.

Das Schöne daran, ein schlechtes Vorbild zu sein, ist, dass niemand Perfektion von einem verlangt. Ganz im Gegenteil: Fehltritte werden händereibend erwartet, schlechte Entscheidungen nägelknabbernd herbeigewünscht und gesellschaftliche Missetaten heimlich jubelnd antizipiert. Der Tag, an dem man zum *schlechten Vorbild* gekrönt wird, ist einer, an dem man feiern und den man nutzen sollte, um endlich mal, ganz ohne fremdes Reingequatsche und öffentliches Angeprangere, all die vermeintlichen Fehler zu machen, die man schon immer mal machen wollte. Denn sollten sie sich tatsächlich als Fehler entpuppen, gibt es niemanden, der darüber enttäuscht sein könnte, denn es wurde ja nichts anderes erwartet.

Sollten sich die vermeintlichen Fehler aber als das genaue Gegenteil erweisen, hat man wieder einmal gelernt, dass Entscheidungen, die von der Umgebung, von der Gesellschaft oder von irgendeinem Arschgesicht mit Stressfalten als falsch verurteilt werden, manchmal die Entscheidungen sind, die einen dort hinbringen, wo man irgendwann sein möchte. Na ja, das – oder eben in einen fetten Haufen Kacke. Muss man dann halt herausfinden. Hauptsache, die Vibes sind gut.

Welcher Ratschlaggeber*innen-Typ bist du?

Im Folgenden hast du die Möglichkeit, zu testen, welcher Ratschlaggeber*innen-Typ du bist, um besser einschätzen zu können, wo die Stärken und Schwächen deiner Ratschläge liegen und warum deine Freund*innen sie lieben, manchmal tolerieren oder beizeiten auch ignorieren.

Dass du zu hundert Prozent genau einer Kategorie entsprichst, muss natürlich nicht gegeben sein, denn Ratschlaggeber*innen-Hybride sind, aufgrund von wankenden Gefühlswelten und rotierenden Freundeskreisen, nichts Ungewöhnliches.

Vergiss nicht, auch deine Freund*innen auf ihre Ratschlaggeber*innen-Typen zu überprüfen, um in einem Ratschlagnotfall genau zu wissen, wen du im Freundeskreis im Interesse des Ratschlages, den du gerade am liebsten hören würdest, am besten konsultieren oder meiden solltest.

Die Sanftmütigen

Als Erstes hätten wir die endlos optimistischen, nervenaufreibend entspannten und glücklich vergebenen Sanftmütigen. Sie leben vegan, schauen sich Dokus über Korruption in der Milchindustrie an, um sich emotional zu erden, und studieren Deutsch und Musik auf Lehramt. Die Sanftmütigen haben sich mit 17 in den süßen Typen beziehungsweise das süße Mädchen aus der Parallelklasse verliebt, und noch bevor sie legal in den USA einen Moscow Mule bestellen konnten, waren sie verheiratet und hatten eine Lebensversicherung abgeschlossen.

Die Sanftmütigen kennen sich mit allem aus, was vernünftig ist, lange hält (gilt für Ehen wie für Tupperware), und übernehmen häufig die Mutter- oder Vaterrolle in der Freundschaftsgruppe. Schon im ersten Uni-Jahr haben sie nach jeder durchzechten Nacht zunächst sichergestellt, dass alle gut zu Hause angekommen sind, bevor sie sich selbst in ihrem fair produzierten Anti-Milben-Pyjama schlafen gelegt haben.

Jedes Mal, wenn jemand das Herz gebrochen bekommt oder sich darüber aufregt, mit was für Dummschlümpfen man sich die Welt teilen muss, erklären die Sanftmütigen mit *sanfter* Stimme, dass alles gut werden wird, wenn man nur niemals aufhört, ganz fest daran zu glauben. Dann backen sie einen Korb voller glutenfreier Kekse und überreichen ihn der trauernden Person mitsamt einer Broschüre vom evangelischen Speed-Dating, denn sie wissen, dass gesunde Ernährung und Liebe unser aller Leben retten werden.

Wer also etwas Zuspruch braucht, verhätschelt werden oder sich ein extrem sparsames, klimaneutrales und familienfreundliches Auto kaufen will, sollte Ratschlaggeber*innen dieser Kategorie um Rat fragen. Denn sie werden sowohl mit moralischen Wegweisern als auch mit Unmengen von Backwaren aufwarten. Wer allerdings hören will, dass die Kolleg*innen als Kinder zu nah an der Wand geschaukelt haben und Beziehungen toxische Konstrukte sind, denen man am besten sofort und für immer abschwören sollte, ist bei ihnen falsch.

Denkst du dir gerade: »Moment, gibt denn nicht *jede*r* Ratschläge auf diese einzig vernünftige und einfühlsame Weise?« Dann kann ich dich nur beglückwünschen, denn du fällst, verdienterweise, in die bei vielen äußerst beliebte Ratschlaggeber*innen-Kategorie »Die Sanftmütigen«.

Stärken der Sanftmütigen:
- Ideal für Wandtattoo-Lebensratschläge
- Können backen
- Geben Ratschläge meist mit einer gesunden Mischung aus Optimismus und Vernunft
- Bewahren andere des Öfteren vor dem kompletten moralischen Absturz

Schwächen der Sanftmütigen:
- Romantisieren Dinge, die nicht romantisiert werden sollten
- Verstehen den Reiz einer schönen Zankerei nicht
- Schlechte Wahl, wenn mal so richtig über jemanden hergezogen werden soll

Die Pessimist*innen

Ratschlaggebende des Typs »Pessimist*in« sind Karrieremenschen, die sich nehmen, was sie wollen, und in so ziemlich jeder Lebenslage souverän sind – außer wenn es um zwischenmenschliche Beziehungen geht. Obwohl sie bei der Arbeit tonangebend sind, sich niemand trauen würde, ihnen zu sagen, dass Crop Tops oder anzügliche Socken gegen den Büro-Dresscode verstoßen, und der Barista im lokalen Starbucks solchen Schiss vor ihnen hat, dass er ihren morgendlichen Kaffee fertig hat, bevor sie um Punkt 7:10 Uhr in den Laden stolzieren, erinnert ihr Privatleben, vor allem in Liebesdingen, an die 99-Cent-Bar an einem Mittwochabend: gefüllt mit trübseligen, nach Verzweiflung riechenden Kreaturen mit Alkoholproblem. Die Pessimist*innen mögen Menschen einfach nicht besonders, weil sie sie nicht verstehen, und ihre Dating-Biografie liest sich wie ein schauriger Stephen-King-Roman, denn die Protagonist*innen darin lassen einen an der menschlichen Spezies zweifeln.

Obwohl die Pessimist*innen überdurchschnittlich intelligent und nicht selten unglaublich attraktiv sind, scheint Amor jedes Mal, wenn sie an der Reihe wären, einen Liebespfeil in den Arsch geschossen zu bekommen, gerade Mittagspause zu haben und einen fetten Joint an der Ecke Olymp/Menschenwelt zu rauchen. Folglich verlieren sie zunehmend den Glauben an die Menschheit im Allgemeinen und die Liebeswelt im Speziellen und werden gefühlskalt, was sie aber lieber »rational« nennen. Die einzige Ausnahme in ihrem emotionalen Einsiedlertum bilden wenige, handverlesene Freund*innen, die ihnen allerdings manchmal genauso sehr auf den Sack gehen wie alle anderen auch.

Wer sich also einfach nur über ein missglücktes Date oder die ungerechten Vorgesetzten beschweren und sich hinterher aufs Übelste besaufen möchte, ist bei den Pessimist*innen richtig. Sie werden jede*n potenzielle*n Partner*in so herunterargumentieren, dass man sich hinterher fragt, warum man in erster Linie überhaupt jemals mit einer Person des anderen Geschlechts gesprochen hat. Gleiches machen sie mit dummen Entscheidungen, die andere zu treffen beabsichtigen, und schlechten Investitionen, die jemand tätigen will.

Dabei handeln die Pessimist*innen ziemlich konsequent. Wenn eine Idee oder ein Mensch einmal bei ihnen durchgefallen ist, wollen sie nie wieder ein Sterbenswörtchen davon hören. Bei Beschwerden zu On-off-Beziehungen dem Job, der erneut vergeigten Fitness-

Routine oder anderen, immer wiederkehrenden Problemen sollte man sich daher an eine andere Adresse wenden.

Falls du dich selbst in diesem Verhaltensmuster wiedererkennst, dann kann ich dich zu dem Ratschlaggeber*innen-Titel »Pessimist*in« beglückwünschen.

Stärken der Pessimist*innen:
- Ideal für Business- und Finanztipps sowie alle Ratschläge, die bloßer Vernunft bedürfen
- Sehr loyal
- Haben coole Klamotten
- Gehen gerne feiern
- Konsequent
- Haben den besten schwarzen Humor

Schwächen der Pessimist*innen:
- Nennen Pessimismus »Realismus«
- Zeigen Zuneigung durch Beleidigungen
- Trinken zu viel
- Schlechte Wahl für unvoreingenommene Ratschläge bezüglich Liebesfragen

Die Romantiker*innen

Bei Romantiker*innen dreht sich das Leben hauptsächlich um die Liebe. Sie haben vielleicht auch zu anderen Bereichen etwas beizutragen, werden diese allerdings durch dieselbe naive rosarote Brille betrachten. Auch bei diesem Ratschlaggeber*innen-Typ läuft es liebestechnisch oft eher flussabwärts, aber im Gegensatz zu den Pessimist*innen geben sie die Hoffnung auf eine »Twilight«-ähnliche Romanze einfach nicht auf. Sie verlieben sich in gefühlt 2,5 Sekunden und außerdem in jeden Menschen des präferierten Geschlechts, der aus Versehen in der U-Bahn Blickkontakt mit ihnen aufnimmt. Für sie gleicht der obligatorische Smiley auf einem To-go-Kaffeebecher einem Heiratsantrag. Für sie ist das Lächeln des Busfahrers im 173er Richtung Bramfelder Dorfplatz der Anfang einer holprigen Erotikfantasie. Und für sie ist das zufällige Händestreifen mit dem Lieferando-Boten der Beginn einer Liebesgeschichte à la Jojo Moyes. Für jedes flüchtige Techtelmechtel haben sie sich bereits einen romantischen Anfangs-, Mittel- und Endteil überlegt und sind jedes Mal aufs Neue am Boden zerstört, wenn die Geschichte nicht so verläuft, wie sie es sich erhofft haben.

Auch wenn ihr hoffnungsvoller Optimismus langsam Verzweiflung, Augenlidzucken und einer gefährlichen Tendenz zur Spielsucht weicht, blühen sie bei der Aussicht auf ein romantisches Picknick mit einem Schwarm schnell wieder auf. Wer in einer langjährigen On-off-Beziehung mit einem wundervollen, aber leider schockierend unreifen Menschen steckt und sich zwar ausheulen möchte, aber keinesfalls bereit ist, der Wahrheit ins Auge zu blicken und sein Liebesparadies fortan besser wieder allein zu bewohnen, kann sich vertrauensvoll an die Romantiker*innen wenden. Sie werden all die wundervollen Erinnerungen aufleben lassen, die jede vergangene Beziehung vorzuweisen hat, und die Fehler, die notorischen Lügen und sonstigen Probleme der Partner*innen wie charmante, verzeihliche Ausrutscher aussehen lassen.

Romantiker*innen sind unabdingbar für diejenigen, die einfach nur hören möchten, dass es mit dem schnieken Kerl aus der PR-Abteilung oder der schnieken Freundin aus Kindertagen vielleicht doch noch etwas werden könnte. Wer jedoch wirklich eine absolut unvoreingenommene, objektive, unverzerrte Meinung hören möchte, sollte woanders suchen.

Na, kommt dir dieses Verhalten seltsam bekannt und ziemlich angebracht vor? Herzlichen Glückwunsch, du kannst in deinem Lebenslauf unter dem Punkt »Persönliche Qualitäten« »Romantische*r Ratschlaggeber*in« kritzeln!

Stärken der Romantiker*innen:
- Verurteilen überstürzte Entscheidungen nicht
- Perfekt für Spontantrips
- Sagen dir, wenn du richtig fragst, genau das, was du hören möchtest
- Haben immer ein offenes Ohr, egal wie schwachsinnig das Problem ist

Schwächen der Romantiker*innen:
- Kennen, wenn es um Liebesdinge geht, keine Vernunft und handeln rein emotional und impulsiv
- Weinen häufig auf der Clubtoilette
- Würden alles hinschmeißen und ans Ende der Welt fliegen, nur um für einen kurzen Moment eine Romanze ausleben zu können
- Sind manchmal monatelang nicht zu erreichen

»Jo, Peace, Digga, ich halt mich da raus«

Die »Jo, Peace, Digga, ich halt mich da raus«-Partei ist tiefenentspannt, lässt sich von nichts aus der Ruhe bringen und hört lieber zu, als selbst zu reden. Wenn in einer Freundesgruppe Drama herrscht, lehnen sich Vertreter*innen von »Jo, Peace, Digga, ich halt mich da raus« lieber zurück und spielen Candy Crush, bis der Sturm vorbeigezogen ist. Werden sie explizit nach ihrer Meinung zu einem blödsinnigen Streit gefragt, ist die Antwort oft »Jo, Peace, Digga, ich halt mich da raus«, denn so haben sie sich ihren Namen verdient.

Wer jedoch ein ernstes Problem hat und wirklich bereit ist, einen schmerzhaft ehrlichen und unerbittlich sachlichen Rat zu hören, für den- oder diejenige ist die »Jo, Peace, Digga, ich halt mich da raus«-Flotte unersetzbar. Ihr fallen Details auf, die andere über Alkohol, rosarote Brillen und Tierschutzaktivismus hinweg übersehen, die sich aber oft als entscheidend für die Lösung des Problems entpuppen. Auch wenn Mitglieder dieses Ratschlaggeber*innen-Typs oft abwesend und häufig emotionslos wirken, absorbieren sie jede Information und wissen über das meiste Bescheid, präferieren es jedoch trotzdem, ihre Meinung für sich zu behalten, bis sie gefragt werden. »Jo, Peace, Digga, ich halt mich da raus«-Fans sind Personen, denen man ihre Meinung mühevoll aus dem Arsch ziehen muss, aber am Ende lohnt es sich jedes Mal, denn sie sind die Einzigen in der Freundesgruppe, die absolut rationale und logische Entscheidungen treffen können.

Hast du diesen Absatz gelesen und hast dir bloß gedacht »Jo, Peace, Digga, ich halt mich da raus«? Na, dann herzlichen Glückwunsch, du bist ein*e waschechte*r Ratschlaggeber*in des Typs »Jo, Peace, Digga, ich halt mich da raus«!

Stärken der »Jo, Peace, Digga, ich halt mich da raus«-Vertreter*innen:

- Halten sich raus
- Kennen trotzdem und als Einzige den ganzen Gossip

- Sind fähig, rationale Ratschläge zu geben und logische Entscheidungen zu treffen
- Sind, nach Abzug der Unfähigkeit, irgendetwas zur Diskussion beizutragen, die idealen Personen für Lösungsfindungen

Schwächen der »Jo, Peace, Digga, ich halt mich da raus«-Vertreter*innen:

- Sagen sehr häufig »Jo, Peace, Digga«
- Rauchen zu viel Weed
- Sagen immer, unabhängig von den Umständen, dass »alles ok« sei
- Zeigen keine Emotionen
- Reden erst über die eigenen Probleme, wenn sie schon komplett am Ende sind

Diejenigen, die viel zu radikale Ratschläge geben, die sie niemals selbst befolgen würden

Oh hey, was machst du denn hier? Und warum guckst du mich so vorwurfsvoll an? Okay. Ja. Das ist eine seltsam spezifische Kategorie. Hier ist von Menschen wie mir die Rede. Wie unangenehm. Die wahrscheinlich bemerkenswertesten Eigenschaften dieses Typs von Ratschlaggeber*innen sind: Radikalität, Schonungslosigkeit, unterdurchschnittliche Rationalität und der Fakt, dass sie sich niemals selbst an ihre eigenen Ratschläge halten würden.

Um diese angeblich so problematische Herangehensweise derjenigen, die viel zu radikale Ratschläge geben, die sie niemals selbst befolgen würden, an Problemlösungen zu veranschaulichen, hier ein paar Beispiele:

»Dir gefällt dein Job nicht? Kündige.«

»Die Stadt, in der du lebst, nervt dich? Wandere aus.«

»Dein*e Freund*in hat dein letztes Instagram-Bild nicht gelikt? Mach Schluss.«

Was für Außenstehende radikal wirkt, nennen diese Ratschlaggeber*innen konsequent. Vielleicht liegt der Grund, warum sie solche Ratschläge überhaupt erst geben, aber auch einfach darin, dass sie keinerlei Verantwortungsbewusstsein besitzen. Doch auch wenn überstürzt kündigen oder von jetzt auf gleich auswandern definitiv Dinge sind, die sie, ohne zweimal darüber nachzudenken, tun würden, sind sie bei Liebesfragen dem vorlauten Ratschlag zum Trotz selbst die größten Waschlappen, wenn es um aktives Handeln geht.

Alle, wirklich *alle* Ratschlaggeber*innen-Typen sind auf irgendeine Weise besser als diejenigen, die viel zu radikale Ratschläge geben, die sie niemals selbst befolgen würden. Dafür haben sie aber Verständnis für jeden Fehler und Fauxpas, den du dir erlaubst. Denn sie haben wahrscheinlich jeden davon schon mal selbst gemacht. Ihr Lebensmotto, das sie mit völliger Überzeugung und entgegen der Bedeutung des eigentlichen Sprichwortes ausleben, lautet, dass man absolut mal den Finger in die Kacke stecken muss, um sicher zu wissen, dass es Kacke *ist*.

Wenn du an den letzten von dir gegebenen Ratschlag zurückdenkst und feststellst, dass er unter Umständen in die Kategorie »völlig überzogen« fallen könnte und du dich schwer damit tun würdest, ihn selbst in die Tat umzusetzen, kann ich nur sagen: Du hast den absoluten Jackpot geknackt und besitzt jetzt offiziell die Lizenz, dich als eine*r von denjenigen zu bezeichnen, die viel zu radikale Ratschläge geben, die sie niemals selbst befolgen würden.

Stärken derer, die viel zu radikale Ratschläge geben, die sie niemals selbst befolgen würden:

- Animieren immer dazu, neue Dinge auszuprobieren
- Haben einen »Tu es einfach«-Ansatz, wenn es um Lebensentscheidungen geht
- Verurteilen Impulsentscheidungen nicht
- Sind sehr ehrlich
- Haben grundsätzlich, aber nur bei emotionaler Stabilität, die Fähigkeit, Ratschläge mit einer guten Mischung aus Sympathie und einem Klacks Vernunft zu geben

Schwächen derer, die viel zu radikale Ratschläge geben, die sie niemals selbst befolgen würden:

- Sind sich der Überzogenheit ihrer Ratschläge selten bewusst
- Verstehen nicht, dass andere häufig bloß nach Ratschlägen fragen, weil sie sich unterhalten wollen, und nicht, weil sie wirklich hören wollen, was sie zu tun haben
- Sind inkonsequent
- Verlieren häufig Handy, Portemonnaie oder Ausweisdokumente
- Haben eine Schwäche für mitternächtliche Snacks

Danke

Ich nehme den Teil im Vorwort, in dem ich »Ihr wart mir alle keine Hilfe. Danke für nichts« gesagt habe, zurück und muss mich jetzt doch noch bei ein paar Leuten bedanken.

Danke, Mama, dass du jede meiner teils mittelmäßigen Ideen immer genial findest, und danke, dass du mir jedes Mal sagst, dass ich sowieso alles, was ich mir vornehme, schaffen werde. Und danke dafür, dass du hinterher immer »Ich habe dir doch gesagt, dass du es schaffst« sagst.

Danke, Babsi, dass du mich immer wieder daran erinnerst, dass auf »Kleinigkeiten« zu bestehen keine nervige Charakterschwäche, sondern die Voraussetzung dafür ist, dass man am Ende ein perfektes Ergebnis bekommt. Und danke dafür, dass du existierst.

Danke, Tanti, dass du mich mit deiner Rationalität immer wieder davor bewahrst, endgültig das Handtuch zu schmeißen, wenn ich zum hundertsten Mal komplett davon überzeugt bin, dass ich einfach gar nichts kann. Und danke dafür, dass du mich in die Welt der Duftkerzen eingeführt hast.

Danke, Taban, dass du es warst, der auf die Idee gekommen ist, dass es doch ganz cool wäre, wenn ich mal ein Buch schreiben würde, und danke, dass du die Fetzereien im Hintergrund immer so austrägst, dass am Ende doch noch alle Beteiligten mit einem Lächeln auf den Lippen herausgehen. Und danke, dass du so oft die Katzen fütterst.

Danke, Kathi, dass du dich so oft mit mir zum »Arbeiten« in Cafés verabredet hast, nur damit wir am Ende bloß Karottenkuchen fressen und dumme Listen für dieses Buch zusammenstellen konnten. Und danke, dass du mich immer wieder auf den Boden der Tatsachen zurückbringst und meine schlaue Freundin bist.

Danke, Javier, dass ich zwei Jahre lang dein Sofa einnehmen und mich darauf in meinem eigenen (meist schwer nachvollziehbaren) Leid suhlen durfte. Danke, dass du immer wieder so getan hast, als wäre es völlig legitim, mich über meine eigentlich ziemlich privilegierte Situation zu beschweren, nur um mich danach, wenn ich mich wieder beruhigt hatte, an mein Privileg zu erinnern. Und danke, dass du nicht komplett ausgerastet bist, obwohl ich meine Sachen immer überall herumliegen lassen habe.

Danke, Katrin und Zissi, dafür, dass ihr euch immer ganz genau an jeden Scheiß, den wir jemals so gebaut haben, erinnern könnt, und dafür, dass ihr meine Zurechnungsfähigkeit nicht infrage gestellt habt, wenn ich um 4:00 Uhr morgens »Was sind gute Beispiele für Muttersöhnchen in Film und Literatur?« in unsere WhatsApp-Gruppe gelallt habe. Und danke für die Gewissheit, dass wir drei uns immer noch über dieselben dummen Witze schlapplachen werden, wenn wir 200 Jahre alt und schrumpelig sind und (mindestens) eine von uns eine künstliche Blase hat.

Danke, Mirka, dass du mir in den ganzen zwei Jahren, in denen wir zusammengearbeitet haben, kein einziges Mal »Hast du schon mal

316

darüber nachgedacht, dass du vielleicht einfach *kein* Buch schreiben solltest?« gesagt hast, und danke dafür, dass du mich am Ende tatsächlich nicht dafür umgebracht hast, dass ich unfassbar gerne Sätze schreibe, die über zehn Zeilen lang gehen, und danke, dass du mich auch nicht dafür angeschrien hast, dass ich immer wieder ignoriert habe, wenn du mir gesagt hast, dass es »potenziell« und nicht »potentiell« geschrieben wird.

Danke, Marco, dass du dieses unglaubliche Cover designt hast, niemand hätte es so perfekt machen können wie du. Und danke, dass du meine Nase ein kleines bisschen kleiner gemalt hast, als sie wirklich ist. Ich rechne es dir hoch an.

Und danke an meine lustige, kreative, hotte Community dafür, dass ihr lustig, kreativ und hot seid, und danke dafür, dass ihr es mir nicht böse nehmt, wenn ich mal wieder ein schlechtes Vorbild bin.

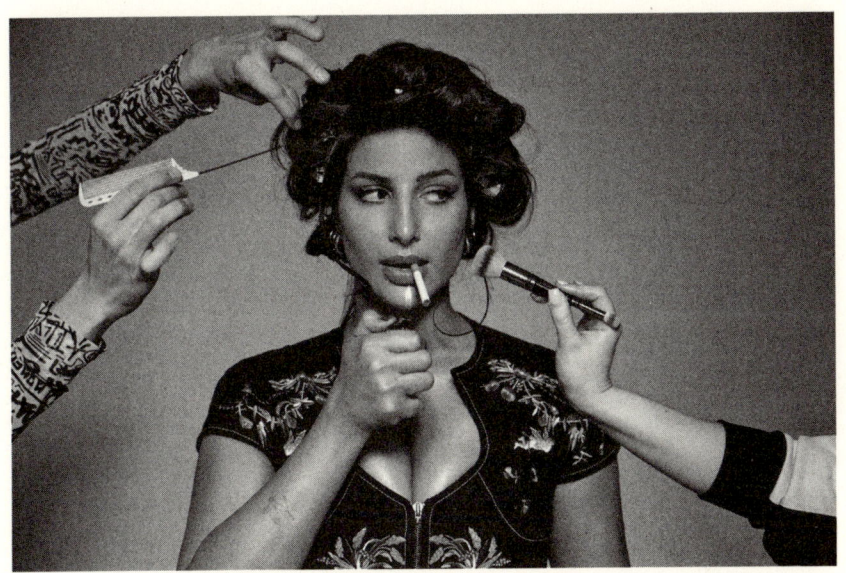

Pati Valpati wurde 1996 geboren und schlägt ihre litauisch-iranischen Wurzeln aktuell in Berlin. Zuvor studierte sie Medien- und Kommunikationswissenschaften in London, worin sie einen Master mit Auszeichnung abstaubte. Neben ihrer beeindruckenden akademischen Laufbahn, dem Umstand, dass sie etwa 27 Instrumente erlernt hat (von denen sie noch mindestens 2 ½ beherrscht), und ihrem Talent für das Malen winzig kleiner Naturlandschaftsbilder, ist sie ebenfalls als offiziell zertifiziertes schlechtes Vorbild, Instagram-Caption-Virtuosin und Katzentrainerin aktiv.